DONNA JACKSON NAKAZAWA

Wenn die Kindheit krank macht

GOLDMANN

Buch

Unsere Biographie schlägt sich in unserer Gesundheit nieder: Wer als Kind vernachlässigt oder missbraucht wurde, leidet im Erwachsenenalter häufiger unter Erkrankungen. Das verdeutlicht die größte und wichtigste Studie zu diesem Thema: die ACE-Studie. Sie zeigt einen klaren wissenschaftlichen Zusammenhang zwischen Belastungsfaktoren in der Kindheit und dem Ausbruch körperlicher Erkrankungen und seelischer Störungen bei Erwachsenen. Doch mit Donna Jackson Nakazawas Resilienz-Programm lassen sich die biologischen Folgen von frühem toxischen Stress beseitigen und Traumata heilen.

Autorin

Donna Jackson Nakazawa ist eine renommierte Gesundheitsjournalistin und schreibt über Themen aus den Bereichen Medizin, Integrative Gastroenterologie und Autoimmunerkrankungen. Neben Büchern verfasst sie regelmäßig Beiträge für *Psychology Today* oder die *Washington Post*. Die Autorin lebt mit ihrer Familie in Maryland, USA.

Donna Jackson Nakazawa

Wenn die Kindheit krank macht

Frühe seelische Verletzungen –
die wahre Ursache für Übergewicht,
Herz-Kreislauf-Erkrankungen und Co.

Aus dem amerikanischen Englisch
von Andrea Panster

GOLDMANN

Die amerikanische Originalausgabe erschien 2016
unter dem Titel »Childhood Disrupted. How Your Biography Becomes Your Biology, and How You Can Heal« bei Atria, einem Imprint von Simon & Schuster, Inc., in New York, USA.

MIX
Papier | Fördert gute Waldnutzung
FSC® C014496

Penguin Random House Verlagsgruppe FSC® N001967

3. Auflage
Deutsche Erstausgabe April 2019

Neumarkter Str. 28, 81673 München
produktsicherheit@penguinrandomhouse.de
(Vorstehende Angaben sind zugleich
Pflichtinformationen nach GPSR)

Umschlaggestaltung: UNO Werbeagentur GmbH, München
Umschlagmotiv: © Getty Images/Martin Barraud
Lektorat: Judith Mark, Freiburg
JG · Herstellung: cb
Satz: Uhl + Massopust, Aalen
Druck und Bindung: GGP Media GmbH, Pößneck
Printed in Germany
ISBN 978-3-442-22248-3

www.goldmann-verlag.de

Für Christian und Claire

Inhalt

Einführung

Dieses Buch untersucht, wie wir von den Erfahrungen in unserer Kindheit geprägt und zu den Erwachsenen gemacht werden, die wir dann später einmal sind. Neueste Forschungen zeigen: Was uns nicht umbringt, macht uns nicht zwangsläufig stärker. Viel häufiger ist das Gegenteil der Fall: Die frühen chronischen Stressoren, Verluste und Belastungen, mit denen wir als Kinder konfrontiert werden, beeinflussen unsere Biologie auf eine Weise, die später über unsere Gesundheit bestimmt. Diese frühe biologische Entwicklung bestimmt unsere Tendenz zu so schwerwiegenden Krankheiten wie Herzerkrankungen, Krebs, Autoimmunerkrankungen, Fibromyalgie und Depressionen, wenn wir erwachsen sind. Sie bildet auch die Grundlage dafür, wie wir mit anderen in Beziehung treten, wie erfolgreich wir in Liebesangelegenheiten sind und wie gut es uns gelingt, für unsere eigenen Kinder zu sorgen und sie zu erziehen.

Ich begann, den Zusammenhang zwischen belastenden Erfahrungen in der Kindheit und dem Gesundheitszustand des Erwachsenen zu erforschen, nachdem ich mich ein gutes Dutzend Jahre lang mit mehreren Autoimmunerkrankungen herumgeschlagen hatte. Sie schränkten mein Leben ein, während meine Kinder klein waren und ich als Journalistin arbeitete. Als ich zwischen 40 und 50 war, wurde ich zweimal von einer Autoimmunerkrankung namens Guillain-Barré-Syndrom außer Gefecht gesetzt. Die Krankheit ähnelt der Multiplen Sklerose, setzt aber unvermittelter ein. Ich litt unter Muskelschwäche und allgemeinen Taubheitsgefühlen. Ich hatte einen Herzschrittmacher wegen vasovagaler Synkopen, bei denen es zu Bewusstlosigkeit und Krämpfen kommt. Die Anzahl meiner weißen und roten Blutkörperchen war so gering, dass meine Ärztin vermutete, in meinem Knochenmark würde sich etwas zusammenbrauen. Hinzu kam eine Schilddrüsenerkrankung.

Trotz alledem wusste ich, dass ich Glück hatte, am Leben zu sein, und war fest entschlossen, mein Leben voll auszukosten. Wenn die Muskeln in meinen Händen nicht mitspielten, umklammerte ich mit der Faust einen überdimensionalen Bleistift, um zu schreiben. Wenn ich die Treppe nicht hinaufkam, weil sich meine Beine sträubten, setzte ich mich auf halbem Wege hin und ruhte mich aus. Ich quälte mich durch Tage, an denen ich mit einer grippeartigen Erschöpfung kämpfte – und die Ängste verdrängte, was meinem Körper wohl als Nächstes zustoßen würde. Ich mogelte mich durch berufliche Telefonate, bei denen ich rücklings auf dem Boden lag. Ich sparte meine Energie für die Zeit mit meinen Kindern, meinem Mann und unser Familienleben auf. Ich tat, als könnte ich mit dieser Art von »Normalität« leben. Das musste ich, denn eine Alternative war nicht in Sicht.

Meine Fähigkeiten als Wissenschaftsjournalistin setzte ich immer mehr dafür ein, Frauen mit chronischen Erkrankungen zu helfen und über die Schnittstelle zwischen Neurowissenschaft, Immunsystem und den innersten Regungen des menschlichen Herzens zu berichten. Ich untersuchte die vielen verschiedenen Krankheitsauslöser, berichtete über Chemikalien in unserer Umwelt und unserer Nahrung, über die Gene und darüber, wie entzündungsfördernder Stress die Gesundheit schwächt. Ich informierte darüber, wie uns ein umweltbewusstes Leben, eine gesunde Ernährung mit naturbelassenen Lebensmitteln sowie Techniken wie die Geist-Körper-Meditation helfen können, wieder zu Kräften zu kommen und gesund zu werden. Auf Konferenzen hielt ich Vorträge für Patienten, Ärzte und Wissenschaftler. Es wurde meine Mission, alles in meiner Macht Stehende zu tun, um den Leserinnen und Lesern, die in einem chronischen Kreislauf aus Leiden, Entzündungen oder Schmerzen gefangen waren, zu einem gesünderen und besseren Leben zu verhelfen.

Im Zuge dieser Bemühungen stieß ich im Jahr 2012 auf eine wachsende Zahl wissenschaftlicher Untersuchungen, die sich auf eine bahnbrechende Studie zur Bevölkerungsgesundheit stützten: die Adverse Childhood Experiences Study (dt. »Studie zu belastenden Kindheitserfahrungen«) oder ACE-Studie. Sie zeigt einen klaren wissenschaftlichen Zusammenhang zwischen verschiedenen Belastungsfaktoren in der Kindheit und dem Ausbruch körperlicher Erkrankungen und seelischer Störungen beim Erwachsenen. Zu diesen Traumata zählen verbale Demütigung und Herabsetzung; emotionale oder physische Vernachlässigung; körperliche oder sexuelle Misshandlung; wenn ein im Haushalt lebender Elternteil unter Depressionen oder psychischen Störungen leidet, alkoholabhängig ist oder unter einer anderen Suchterkrankung leidet; wenn das Kind die Misshandlung der Mutter mit ansehen muss; wenn es einen Elternteil aufgrund von Trennung oder Scheidung verliert. Die ACE-Studie untersuchte zehn Belastungsfaktoren,[1] aber neuen Forschungen zufolge können sich auch andere Kindheitstraumata – wie der Tod eines Elternteils, Gewalt in der Nachbarschaft, Aufwachsen in Armut, wenn das Kind die Misshandlung von Geschwistern oder die Misshandlung des Vaters durch die Mutter mit ansehen muss sowie Schikanen durch einen Klassenkameraden oder Lehrer – langfristig auswirken.

Chronische Belastungen dieser Art verändern die Struktur des kindlichen Gehirns und die Expression von Genen, die den Ausstoß von Stresshormonen kontrollieren. Damit verursachen sie eine lebenslang überschießende entzündungsfördernde Stressreaktion und machen den späteren Erwachsenen anfällig für Erkrankungen. Die ACE-Forschung zeigt, dass 64 Prozent der Erwachsenen in ihrer Kindheit einem Belastungsfaktor, 40 Prozent zwei oder mehr Belastungsfaktoren ausgesetzt waren.

Meine Ärztin der Johns Hopkins University äußerte die Vermutung, dass mein Körper und mein Gehirn in Anbetracht der chronischen Belastungen meiner Kindheit wohl mein ganzes bisheriges Leben lang geradezu getränkt mit entzündungsfördernden toxischen Substanzen waren – was mich anfällig für die Erkrankungen machte, denen ich mich nun gegenübersah.

Meine Geschichte ist von Verlust geprägt. Ich war noch ein kleines Mädchen, als mein Vater plötzlich starb. Meine Familie musste kämpfen und entfremdete sich von der weitläufigen Verwandtschaft, mit der sie bis dahin eng verbunden gewesen war. Ich hatte meinem Vater außergewöhnlich nahegestanden. Er hatte mir das Gefühl gegeben, dass die Welt sicher und gut war und ich wertgeschätzt wurde. Er hat auf allen Familienfotos die Arme um mich gelegt, und ich lächle. Mit seinem Tod war meine Kindheit mit einem Schlag quasi über Nacht zu Ende. Wenn ich ehrlich bin, habe ich von jenem Tag an keine einzige »glückliche« Kindheitserinnerung mehr. Und niemand war schuld daran. Es war einfach so. Ich dachte auch nicht weiter darüber nach. In meinen Augen waren Menschen, die ständig in ihrer Vergangenheit und besonders in ihrer Kindheit wühlten, irgendwie suspekt.

Ich machte tapfer weiter. Die Zeit raste dahin. Ich baute mir ein gutes Leben auf, setzte mich in meiner Arbeit als Wissenschaftsjournalistin stark für wichtige Themen ein, heiratete einen wunderbaren Mann und zog Kinder groß, die ich über alles liebte – und für die ich alles tat, um am Leben zu bleiben. Aber wenn ich nicht gerade die Höhepunkte meines hart erkämpften Familienlebens genoss oder Zeit mit guten Freunden verbrachte, rang ich mit dem Schmerz. Ich fühlte mich wie eine Fremde auf dem Fest des Lebens. Mein Körper ließ mich niemals vergessen, dass ich im Inneren schon seit sehr langer Zeit einen großen Verlust kaschierte – da konnte ich mich noch so sehr bemühen. Ich hatte das Gefühl, »nicht so zu sein wie die anderen«.

Angesichts des neuen Forschungszweigs, der sich mit belastenden Kindheitserfahrungen beschäftigte, schien es plötzlich beinahe absehbar, dass sich mit Anfang 40 mein Gesundheitszustand verschlechtern und mich in die Knie zwingen würde – was in meinem Fall durchaus wörtlich zu verstehen war.

Wie so viele Menschen war ich überrascht und hatte sogar meine Zweifel, als ich von den Belastungsfaktoren erfuhr und hörte, dass vieles von dem, was uns als Erwachsenen widerfährt, untrennbar mit unseren Kindheitserfahrungen verbunden ist. Ich zählte mich nicht zu den Menschen, die in ihrer Kindheit belastende Erfahrungen gemacht hatten. Aber als ich den ACE-Fragebogen ausfüllte und meinen ACE-Wert errechnete, ergab meine Geschichte allmählich viel mehr Sinn. Diese wissenschaftlichen Erkenntnisse waren ganz neu. Sie stützten aber auch alte Vorstellungen, die wir schon lange für wahr halten:

»Das Kind ist der Vater des Mannes«, besagt eine Redensart – unsere Kindheitserfahrungen bestimmen zu einem guten Teil, wie wir als Erwachsene sind. Die Forschungen zeigten mir darüber hinaus, dass wir mit unserem Leid nicht allein sind.

133 Millionen US-Amerikaner leiden an chronischen Erkrankungen, 116 Millionen haben chronische Schmerzen. Die Erkenntnisse über den Zusammenhang zwischen Belastungen in der Kindheit und Erkrankungen beim Erwachsenen können unsere gesamten Genesungsbemühungen beeinflussen. Mit diesem Wissen gerüstet können Ärzte und Therapeuten, Psychologen und Psychiater ihre Patienten besser verstehen und neue Erkenntnisse gewinnen, um ihnen zu helfen. Dieses neue Wissen wird uns auch helfen sicherzustellen, dass die Kinder in unserem Leben – deren Eltern, Mentoren, Lehrer oder Trainer wir sind – nicht unter den Langzeitfolgen derartiger Belastungen zu leiden haben.

Ich wollte so viel wie möglich über dieses Thema in Erfahrung bringen und interviewte zwei Jahre lang die führenden Wissenschaftler, die die Auswirkungen von belastenden Kindheitserfahrungen und toxischem Stress in der Kindheit erforschen und analysieren. Ich durchforstete die 70 Forschungsarbeiten der ACE-Studie und mehrere hundert weitere Studien der besten amerikanischen Forschungseinrichtungen, die diese Ergebnisse bestätigen und ergänzen. Darüber hinaus begleitete ich 13 Menschen, die frühen Belastungen ausgesetzt waren, als Erwachsene mit gesundheitlichen Problemen zu kämpfen hatten, und denen es gelang, sich einen eigenen lebensverändernden Weg körperlicher und emotionaler Heilung zu bahnen.

In diesem Buch untersuche ich, wie belastende Kindheitserfahrungen Gehirn und Körper schädigen können; wie diese unsichtbaren Veränderungen zur Entstehung von Krankheiten – darunter auch Autoimmunerkrankungen – beitragen können, die erst in späteren Jahren auftreten; warum manche Menschen besonders anfällig für die Folgen früher Belastungen sind; warum Mädchen und Frauen stärker betroffen sind als Männer; und wie sich frühe Belastungen auf unsere Fähigkeit auswirken, zu lieben und selbst Kinder großzuziehen.

Ebenso wichtig ist mir die Frage, wie wir die biologischen Folgen von frühem toxischem Stress beseitigen und wieder zu den Menschen werden können, die wir eigentlich sind. Ich hoffe, ich kann den Leserinnen und Lesern helfen, die Zeit zu verkürzen, in der sie in ihren Schmerzen gefangen sind.

Bitte behalten Sie bei der Lektüre dieses Buches Folgendes im Hinterkopf:

- Belastende Kindheitserfahrungen haben nichts mit den unvermeidlichen kleinen Herausforderungen zu tun, die Kindern Resilienz (psychische Widerstandsfähigkeit) verleihen. In einer glücklichen Kindheit gibt es viele ganz normale Momente, in denen es nicht so läuft, wie ein Kind sich das vorstellt; in denen Eltern ausrasten und sich dafür entschuldigen; in denen Kinder scheitern und lernen, es noch einmal zu versuchen. Belastende Kindheitserfahrungen sind etwas ganz anderes, nämlich beängstigende, wiederholt auftretende, unvorhersehbare Stressoren – und oft fehlt einem Kind die nötige Unterstützung durch Erwachsene, um sie unbeschadet zu überstehen.
- Es besteht ein Zusammenhang zwischen belastenden Kindheitserfahrungen und einem deutlich höheren Risiko, als Erwachsener krank zu werden. Aber sie sind nicht der ein-

zige Faktor. Krankheiten sind immer multifaktoriell. Auch die Gene sowie die Gefährdung durch Giftstoffe und Krankheitserreger spielen eine Rolle. Allerdings wiegen weitere krankheitsfördernde Faktoren bei Personen, die belastende Kindheitserfahrungen gemacht und toxischen Stress erlebt haben, erheblich schwerer. Ich werde dies mit einem einfachen Bild verdeutlichen: Stellen Sie sich vor, Ihr Immunsystem wäre ein Fass. Wenn Sie aufgrund von Chemikalien, Viren, Infektionen, einer schlechten Ernährung mit industriell verarbeiteten Nahrungsmitteln sowie chronischen oder akuten Stressoren in Ihrem Leben mit zu vielen Umweltgiften in Berührung kommen, füllt sich das Fass allmählich. Und irgendwann geschieht etwas, das es wie der berühmte letzte Tropfen zum Überlaufen bringt und Sie krank macht. Wenn man dem chronischen unvorhersehbaren Stress belastender Kindheitserfahrungen ausgesetzt war, ist das in etwa so, als würde man schon mit einem halb vollen Fass ins Leben starten. Kindheitsbelastungen sind nicht der einzige Faktor, der darüber entscheidet, wer später einmal krank wird. Aber sie erhöhen die Wahrscheinlichkeit.

- Die ACE-Forschung überschneidet sich in einigen Bereichen mit den Forschungen zur posttraumatischen Belastungsstörung (PTBS). Kindheitsbelastungen können eine erheblich größere Bandbreite an Folgen für die körperliche und emotionale Gesundheit haben als die offensichtlichen Symptome einer posttraumatischen Belastung. Sie sind nicht identisch.
- Auf Kindheitsbelastungen wie bittere Armut und Gewalt in der Nachbarschaft wird in den ursprünglichen Forschungen nicht gesondert eingegangen. Aber Kinder, die in einer gefährlichen Gegend mit Armut und Bandenkriminalität oder

irgendwo auf der Welt in einem Kriegsgebiet aufwachsen, sind dadurch zweifellos toxischem Stress ausgesetzt. Inzwischen werden auch diese Zusammenhänge genauer untersucht. Es handelt sich um einen wichtigen Forschungsbereich. Ich werde an dieser Stelle allerdings nicht versuchen, darauf einzugehen; dazu bedarf es eines weiteren – aber gleichermaßen wichtigen – Buches.

- Belastende Kindheitserfahrungen sind keine Entschuldigung für haarsträubendes Benehmen. Sie sind kein Freibrief, um alles auf die Kindheit zu schieben. Die Forschung eröffnet uns die Möglichkeit, echte dauerhafte körperliche und emotionale Veränderungen auf eine völlig neue Weise anzugehen. Dabei geht es keineswegs darum, sich in Ausreden zu flüchten.
- Die Forschungen sind keine Aufforderung, den Eltern die Schuld zu geben. Kindheitsbelastungen werden oft über Generationen weitergegeben, und die Ursprünge der Muster von Vernachlässigung, Misshandlung und Not liegen fast immer viele Generationen zurück.

Die neuen Forschungen, die sich mit belastenden Kindheitserfahrungen und toxischem Stress beschäftigen, bieten uns eine neue Möglichkeit, die Geschichte des Menschen zu verstehen: warum wir leiden; wie wir unsere Kinder großziehen, erziehen und fördern; wie wir im Rahmen unseres Gesundheitssystems mehr für die Vorbeugung und Behandlung von Krankheiten tun können und wie wir eine sehr viel tiefere Heilung erzielen können, als wir bislang für möglich hielten.

Dieser letzte Punkt ist auch der beste. Das Gehirn, das in der Kindheit besonders veränderbar ist, bleibt ein Leben lang formbar. Inzwischen haben Forscher in aller Welt eine Reihe erfolgreicher Möglichkeiten entdeckt, um die Schäden zu beheben, die belastende Kindheitserfahrungen Gehirn und Körper zufügen. Unabhängig davon, wie alt Sie oder Ihre Kinder sein mögen, gibt es relativ einfache, wissenschaftlich untermauerte Schritte, um das Gehirn gewissermaßen neu zu starten, neue und heilende Nervenbahnen anzulegen und der Mensch zu werden, der Sie sein sollen.

Um festzustellen, welchen Belastungsfaktoren Sie möglicherweise in der Kindheit oder Jugend ausgesetzt waren und wie hoch Ihr ACE-Wert ist, füllen Sie bitte den ACE-Fragebogen auf der nächsten Seite aus.

Füllen Sie den ACE-Fragebogen aus

Vielleicht haben Sie zu diesem Buch gegriffen, weil Sie eine schmerzliche oder traumatische Kindheit hatten. Vielleicht haben Sie den Verdacht, dass Ihre Vergangenheit etwas mit Ihren aktuellen Gesundheitsproblemen, Ihren Depressionen oder Ängsten zu tun haben könnte. Oder Sie lesen dieses Buch, weil Sie sich um die Gesundheit eines Ehe- oder Lebenspartners, Freundes, Elternteils oder gar eines eigenen Kindes sorgen, das traumatisiert wurde oder belastende Erfahrungen gemacht hat. Um einschätzen zu können, wie hoch die Wahrscheinlichkeit ist, dass eine belastende Kindheitserfahrung Ihre Gesundheit oder die Gesundheit eines geliebten Menschen beeinflusst, nehmen Sie sich vor der weiteren Lektüre bitte einen Augenblick Zeit, um den folgenden Fragebogen auszufüllen.

Fragebogen zu belastenden Kindheitserfahrungen

Vor Ihrem 18. Geburtstag:

1. Hat ein Elternteil oder ein anderer Erwachsener in Ihrem Haushalt Sie *oft oder sehr oft*... beschimpft, beleidigt, erniedrigt oder gedemütigt? *Oder* so gehandelt, dass Sie Angst hatten, Sie könnten körperlich verletzt werden?

   Ja ☐ **Nein** ☐

   Falls Sie die Frage bejaht haben, tragen Sie hier bitte die Zahl 1 ein _____

2. Hat ein Elternteil oder ein anderer Erwachsener in Ihrem Haushalt Sie *oft oder sehr oft*... gestoßen, gepackt, geschlagen oder etwas nach Ihnen geworfen? *Oder* Sie jemals so stark geschlagen, dass Sie Spuren davon aufwiesen oder verletzt wurden?

   Ja ☐ **Nein** ☐

   Falls Sie die Frage bejaht haben, tragen Sie hier bitte die Zahl 1 ein _____

3. Hat ein Erwachsener oder eine Person, die mindestens fünf Jahre älter war, Sie *jemals*... auf sexuelle Art und Weise angefasst oder gestreichelt oder Sie veranlasst, deren Körper in sexueller Art und Weise zu berühren? *Oder* oralen, analen oder vaginalen Geschlechtsver-

kehr versucht mit Ihnen zu haben oder tatsächlich gehabt?

Ja ☐ **Nein** ☐

Falls Sie die Frage bejaht haben, tragen Sie hier bitte die Zahl 1 ein _____

4. Haben Sie *oft oder sehr oft* empfunden, dass ... niemand in Ihrer Familie Sie liebte oder dachte, Sie seien wichtig oder etwas Besonderes? *Oder* Ihre Familienangehörigen nicht aufeinander aufpassten, sich einander nicht nahe fühlten oder sich gegenseitig nicht unterstützten?

Ja ☐ **Nein** ☐

Falls Sie die Frage bejaht haben, tragen Sie hier bitte die Zahl 1 ein _____

5. Haben Sie *oft oder sehr oft* empfunden, dass ... Sie nicht genug zu essen hatten, Sie schmutzige Kleidung tragen mussten und niemanden hatten, der Sie beschützte? *Oder* Ihre Eltern zu betrunken oder »high« waren, um sich um Sie zu kümmern oder Sie zum Arzt zu bringen, wenn Sie es benötigten?

Ja ☐ **Nein** ☐

Falls Sie die Frage bejaht haben, tragen Sie hier bitte die Zahl 1 ein _____

6. Verloren Sie *jemals* ein biologisches Elternteil durch Scheidung, dadurch, dass es Sie verlassen hat, oder aus anderen Gründen?

   Ja ☐ **Nein** ☐

   Falls Sie die Frage bejaht haben, tragen Sie hier bitte die Zahl 1 ein _____

7. Wurde Ihre Mutter oder Stiefmutter *oft oder sehr oft* gestoßen, gepackt, geschlagen oder wurde etwas nach ihr geworfen? *Oder manchmal, oft oder sehr oft* getreten, gebissen, mit der Faust oder mit einem harten Gegenstand geschlagen? *Oder jemals* über mindestens einige Minuten wiederholt geschlagen oder mit einer Pistole oder einem Messer bedroht?

   Ja ☐ **Nein** ☐

   Falls Sie die Frage bejaht haben, tragen Sie hier bitte die Zahl 1 ein _____

8. Haben Sie mit jemandem zusammengelebt, der Alkoholprobleme hatte, alkoholabhängig war oder Drogen konsumierte?

   Ja ☐ **Nein** ☐

   Falls Sie die Frage bejaht haben, tragen Sie hier bitte die Zahl 1 ein _____

9. War ein Mitglied Ihres Haushalts depressiv oder psychisch krank oder hat ein Mitglied Ihres Haushalts einen Selbstmordversuch unternommen?

   Ja ☐ **Nein** ☐

   Falls Sie die Frage bejaht haben, tragen Sie hier bitte die Zahl 1 ein _____

10. War ein Mitglied Ihres Haushalts im Gefängnis?

   Ja ☐ **Nein** ☐

   Falls Sie die Frage bejaht haben, tragen Sie hier bitte die Zahl 1 ein _____

(nach: Ingo Schäfer, Katja Wingenfeld und Carsten Spitzer [2009] ACE-D; Deutsche Version des »Adverse Childhood Experiences Questionnaire [ACE]«, Universität Hamburg.)

Addieren Sie alle Punkte (also alle Antworten, die Sie mit »Ja« beantwortet haben): _____. Dies ist Ihr ACE-Wert.

Nehmen Sie sich kurz Zeit und überlegen Sie, wie sich Ihre Erfahrungen auf Ihr körperliches, emotionales und geistiges Wohlbefinden auswirken könnten. Wäre es möglich, dass belastende Kindheitserfahrungen einen Menschen beeinflussen, den Sie lieben? Befinden sich Ihnen anvertraute Kinder oder Jugendliche derzeit in einer belastenden Situation?

Behalten Sie, während Sie sich mit den folgenden Geschichten und wissenschaftlichen Informationen beschäftigen, Ihren ACE-Wert im Hinterkopf – genau wie Ihre eigenen Erfahrungen und die Erfahrungen der Menschen, die Sie lieben. Unter Umständen werden sich die wissenschaftlichen Erkenntnisse als das fehlende Glied in der Kette erweisen und Ihnen verraten, weshalb Sie selbst oder ein geliebter Mensch gesundheitliche Probleme haben. Dieses fehlende Glied wird Ihnen auch den Weg zu den Informationen weisen, die Sie für Ihre Genesung benötigen.

TEIL I

WARUM WIR WERDEN, WIE WIR SIND

Kapitel 1

Jeder Erwachsene war einmal ein Kind

Wenn Sie Laura auf der Straße in New York City träfen, wo sie heute lebt, sähen Sie eine gut gekleidete 46-Jährige mit kastanienbraunem Haar und grünen Augen, die das Gefühl vermittelt: »Ich spiele hier eine wichtige Rolle.« Sie wirkt, als hätte sie ihr Leben voll im Griff – solange Sie die kleinen Geister nicht bemerken, die sie verfolgen.

Als Laura ein Kind war, litt ihre Mutter an einer bipolaren Störung. Lauras Mutter hatte ihre guten Momente. Dann half sie Laura bei Schulprojekten, flocht ihr Zöpfe und brachte ihr die Namen aller Vögel am Futterhäuschen bei. Aber während ihrer depressiven Phasen schloss Lauras Mutter sich stundenlang in ihrem Zimmer ein. Ein anderes Mal war sie wieder manisch und überkritisch, was die Menschen in ihrer Umgebung stark belastete. Lauras Vater war Gefäßchirurg. Er war gut zu ihr, aber nur selten zu Hause. Er kam, wie sie sagt, »abends spät heim und ging morgens früh aus dem Haus – und irgendwann ging er dann ganz«.

Laura erinnert sich an einen Familienausflug zum Grand Canyon, als sie zehn war. Es gibt ein Foto davon, auf dem Laura und ihre Eltern in ihrer hellen Sommerkleidung auf einer Bank sitzen. Der Himmel ist blau und wolkenlos, und hinter ihnen erstrecken sich weit und tief die dunklen Streifen des Canyons. Es ist ein perfekter Sommertag.

»An jenem Nachmittag zeigte mir Mama, woran man eine Gelb-Kiefer erkennt«, erinnert sich Laura. »Wenn uns jemand gesehen hätte, hätte er uns für eine ganz normale, liebevolle Familie gehalten.« Doch dann schien sich die Atmosphäre zu verändern, wie es von Zeit zu Zeit geschah. Lauras Eltern gerieten über die Frage in Streit, wo das Stativ für das Familienfoto stehen sollte. Als die Familie auf der Bank Platz nahm, sprachen Lauras Eltern schon nicht mehr miteinander. Während sie ein künstliches Lächeln für die Kamera aufsetzten, kniff Lauras Mutter ihre Tochter plötzlich von hinten in die Taille und sagte, sie solle aufhören, »Löcher in die Luft zu starren«. Dann kniff sie noch einmal zu: »Kein Wunder, dass du moppelig wirst. Du hast gestern Abend so viel Käsekuchen gegessen, dass dir jetzt der Bauch über die Hose hängt!«

Wenn man Lauras Gesicht auf dem Foto genau betrachtet, kann man sehen, dass sie nicht in die Sonne Arizonas blinzelt, sondern die Tränen zurückhält.

Als Laura 15 war, zog ihr Vater mit seiner neuen zukünftigen Ehefrau so weit weg, dass drei Bundesstaaten zwischen ihnen lagen. Er schickte Karten und Geld, aber seine Anrufe wurden immer seltener. Die unbehandelte bipolare Störung ihrer Mutter verschlimmerte sich. Lauras Tage waren gespickt mit herabsetzenden Bemerkungen, die sie völlig unvorbereitet trafen, wenn sie das Wohnzimmer durchquerte. »Meine Mutter fauchte Sätze wie: ›Du hast einen Hintern wie ein Brauereipferd! Falls du dich fragst, warum niemand mit dir ausgehen will – das ist der Grund dafür!‹« Einer ihrer Lieblingssprüche war: »Du warst so ein hübsches Baby. Ich habe keine Ahnung, was passiert ist.« Manchmal, sagt Laura, »erging sich meine Mutter in hasserfüllten Tiraden gegen meinen Vater, bis sie

Schaum vor dem Mund hatte. Ich stand da und versuchte, nicht zuzuhören, während sie immer weiter schimpfte, und zitterte innerlich am ganzen Körper.« Laura lud niemals Freunde nach Hause ein – aus Angst, sie könnten hinter ihr Geheimnis kommen: dass ihre Mutter »nicht so war wie andere Mütter«.

Ungefähr 30 Jahre später hat Laura das Gefühl: »In mancher Hinsicht lebe ich noch immer im Haus meiner Mutter – ganz egal, wohin ich gehe oder was ich tue.« Sie sagt: »Wenn ein Wagen unvermittelt einen Schlenker macht und auf meine Spur gerät, wenn eine Lebensmittelverkäuferin unhöflich ist, wenn mein Mann und ich streiten oder mein Chef mich zu sich bittet, um ein Problem durchzusprechen, dann spüre ich, wie etwas in mir kippt. Es ist, als stünde ein Streichholz zu nah an einer offenen Flamme und würde beim leisesten Windhauch Feuer fangen.« Irgendetwas, so Laura, »fühlt sich seltsam an. Die Dinge erscheinen mir gewichtiger, als sie eigentlich sein sollten. Manchmal ist es, als säße ich in einem emotionalen Ghettoblaster – und die Lautstärke ist zu stark aufgedreht«.

Wer Laura sieht, käme niemals auf die Idee, dass sie immer ganz leicht zittert, »ganz tief in mir drin, aber man kann es nicht sehen«.

Das Gefühl, dass mit ihr etwas nicht stimmt, spiegelt sich in Lauras Gesundheitszustand. Ab Mitte 30 litt sie so stark unter Migräne, dass sie manchmal tagelang das Bett hüten musste. Mit 40 kam eine Autoimmunerkrankung der Schilddrüse hinzu. Als Laura 44 Jahre alt war, entdeckte der Arzt bei einer Routineuntersuchung, dass ihr Herz sich nicht gut anhörte. Das EKG zeigte Herzrhythmusstörungen. Die Echokardiographie offenbarte eine sogenannte dilatative Kardiomyopathie. Bei dieser Erkrankung ist der Herzmuskel erweitert, besonders die linke Herzkammer. Lauras linke Herzkammer war schwach; der Herzmuskel hatte Schwierigkeiten, das Blut in den Körper zu pumpen. Ehe Laura sich versah, war sie Herzpatientin und musste sich einer Operation unterziehen. Heute ist ein Kardioverter-Defibrillator in der linken Seite ihrer Brust implantiert. Er soll verhindern, dass ihr Herz versagt. Die fünf Zentimeter lange Operationsnarbe ist trügerisch klein.

Johns Eltern lernten sich in Asien kennen, als sein Vater als Offizier der US-Army dort stationiert war. Sie hatten eine stürmische Romanze, heirateten und gingen in die Vereinigten Staaten. Solange er denken kann, sagt John, »war die Ehe meiner Eltern sehr schwierig, genau wie meine Beziehung zu meinem Vater. Im Grunde wurde ich von meiner Mutter und ihrer Mutter großgezogen. Ich sehnte mich nach tieferer Verbundenheit mit meinem Vater, aber da war einfach nichts. Er konnte nicht auf diese Weise aus sich herausgehen.«

John fährt sich gelegentlich mit den Fingern durch die kurzen blonden Haare, während er die richtigen Worte sucht. »Mein Vater regte sich über Kleinigkeiten furchtbar auf. Er wurde stocksauer. Er behauptete irgendwelche Dinge, von denen wir alle wussten, dass sie nicht stimmten, und diskutierte einfach immer weiter.« Wenn Johns Vater behauptete, die Hauptstadt des US-Bundesstaates New York sei New York City, brachte es nichts, wenn John ihm zeigte, dass die Hauptstadt eigentlich Albany war. »Er bat mich, in der Werkstatt zu helfen, und eine Zeit lang machte ich alles richtig. Doch wenn ich dann nach einer halben Stunde den Schraubenzieher an den falschen Platz legte, brüllte er los und hörte nicht mehr auf. Lob gab es nie. Und selbst wenn er einen Fehler gemacht hatte, war es am Ende immer irgendwie meine Schuld. Er konnte sich einfach nicht irren.«

Als John älter wurde, fand er es falsch, dass sein Vater »meinen Bruder und mich auf alle unsere Fehler aufmerksam machte, ohne je einen eigenen Fehler einzuräumen«. Sein Vater übte ständig Kritik an seiner Mutter, die jedoch, wie John sagt, »freundlicher und selbstbewusster« war.

Als Zwölfjähriger ging John bei den Auseinandersetzungen seiner Eltern dazwischen. Eines Heiligabends – er war inzwischen 15 – wachte er auf und hörte »einen Schrei und einen Tumult. Mir wurde klar, dass meine Mutter schrie. Ich sprang aus dem Bett, lief ins Schlafzimmer meiner Eltern und rief: ›Was zum Teufel ist hier los?‹ Meine Mutter röchelte: ›Er drückt mir die Luft ab!‹ Mein Vater hatte die Hände um ihren Hals gelegt. Ich schrie ihn an: ›Du bleibst hier! Rühr dich ja nicht vom Fleck! Mama kommt mit mir!‹ Ich bin mit ihr nach unten gegangen. Sie schluchzte. Ich versuchte zu verstehen, was geschehen war – versuchte, in dieser Situation der Erwachsene zu sein.«

Später am Weihnachtsmorgen kam sein Vater hinunter ins Wohnzimmer, wo John und seine Mutter schliefen. »Sie haben mir nicht erklärt, was geschehen war«, sagt er. »Dann kam mein kleiner Bruder hinunter, und wir verbrachten den Weihnachtsmorgen, als ob nichts passiert wäre.«

Bald darauf starb überraschend Johns Großmutter, »die für Mama und mich ein so großer Quell der Liebe gewesen war«. John sagt: »Es war ein furchtbarer Schock und Verlust für uns beide. Mein Vater war nicht in der Lage, meiner Mutter oder mir in unserer Trauer zu helfen. Er sagte zu ihr: ›Finde dich damit ab!‹ Er war der Inbegriff des Narzissten. Wenn es nicht um ihn ging, war es nicht wichtig, und dann tat sich auch nichts.«

Inzwischen ist John 40 Jahre alt. Er sieht immer noch aus wie ein Junge, hat warme haselnussbraune Augen und ein breites, freundliches Grinsen, dem man sich nur schwer entziehen kann. Doch hinter seinem lässigen Auftreten verbirgt sich sein Kampf mit einer Reihe chronischer Erkrankungen.

Mit 33 hatte er einen für sein Alter erschreckend hohen Blutdruck. Es gab Phasen, in denen er unter stechenden Bauchschmerzen und Durchfall litt, und er hatte oft Blut im Stuhl. Diese Schübe wurden immer häufiger. Er hatte jeden Tag Kopfschmerzen. Mit 34 litt er unter chronischer Erschöpfung und war so entkräftet, dass es manchmal schwierig für ihn war, einen ganzen Arbeitstag zu überstehen.

John war jahrelang leidenschaftlich gern gewandert, um Stress abzubauen, aber mit 35 fehlte ihm die körperliche Kraft dazu. »Eines Tages wurde mir klar: ›Ich bin zwar noch ein junger Mann, aber ich werde nie mehr wandern gehen.‹«

Wie Johns Körper waren auch seine Beziehungen nie ganz gesund. Er erinnert sich daran, wie er sich mit Anfang 30 unsterblich verliebte. Als er ein Jahr mit seiner Freundin zusammen war, lud sie ihn in ihr Elternhaus ein, um ihn der Familie vorzustellen. Während dieses Besuchs, erzählt John, »wurde mir schmerzlich bewusst, wie sehr ich mich von anderen Kindern unterschied, die ohne die Scham und die Schuldzuweisungen aufgewachsen waren, die ich erduldet hatte«. Eines Abends beschloss seine Freundin, mit ihren Schwestern und deren Freunden zum Tanzen zu gehen. »Sie saßen beim Abendessen um den Tisch und planten den weiteren Verlauf. Ich weiß noch, wie ich mir ihre Familie angesehen habe und nur eines denken konnte: ›Ich habe hier *nichts* verloren.‹ Sie wirkten alle so normal und glücklich. Ich erschrak bei der Vorstellung, dass ich versuchte, mitzuspielen und so zu tun, als ob ich wüsste, wie man Teil einer glücklichen Familie ist.«

John gab vor, »hundemüde zu sein. Meine Freundin war ganz lieb und blieb bei mir daheim. Sie fragte immer wieder, was denn los sei, und irgendwann brach ich in Tränen aus und konnte nicht mehr aufhören zu heulen. Sie wollte helfen, aber statt ihr zu sagen, wie unsicher ich war, oder mich ihrer Zuneigung zu versichern, behauptete ich, ich würde weinen, weil ich sie nicht liebte.«

Wie John sagt, war seine Freundin »am Boden zerstört«. Noch in der gleichen Nacht brachte sie ihn in ein Hotel. »Sie und ihre Familie waren bestürzt. Niemand verstand, was passiert war.« Obwohl John bis über beide Ohren verliebt war, siegte seine Angst. »Ich konnte nicht zulassen, dass sie erfuhr, wie sehr mich die Scham und die Trauer in meinem Inneren lähmten.«

Johns Darm war entzündet und blutete, eine chronische Erschöpfung raubte ihm die Kraft, bohrende Kopfschmerzen schwächten ihn und lenkten ihn ab, die Arbeit war oft eine Qual, und in Beziehungen konnte er sich nicht entspannen. Er war in einem Universum aus Schmerz und Einsamkeit gefangen und konnte sich nicht daraus befreien.

Georgia scheint eine deutlich bessere Kindheit gehabt zu haben als viele andere Menschen: Beide Elternteile waren am Leben, blieben in guten wie in schlechten Zeiten zusammen und wohnten in einem fantastischen Haus, dessen Wände die Diplome von Eliteuniversitäten zierten. Ihr Vater hatte in Yale studiert und war ein angesehener Investmentbanker. Ihre Mutter war Hausfrau und kümmerte sich um Georgia und ihre beiden jüngeren Schwestern. Auf Fotos wirken die fünf wie eine Bilderbuchfamilie.

In ihrer Kindheit und Jugend *schien* alles wunderbar, geradezu perfekt zu sein.

»Aber ich spürte schon früh, dass bei uns irgendetwas nicht stimmte und dass niemand darüber sprach«, sagt Georgia. »Im Haus herrschte eine Atmosphäre ständigen Unbehagens. Woran das lag, war schwer zu sagen, aber es war da.«

Georgia erinnert sich, dass ihre Mutter »kühl und herrisch« war. »Wenn ich etwas sagte oder tat, das ihr missfiel, erstarrte sie vor meinen Augen zu Stein. Früher dachte ich, dass sie zu einer Art Statue wurde, die sich bewegen konnte. Sie sah aus wie meine Mutter, aber sie sah mich nicht an und sprach nicht mit mir.« Am schwierigsten war, dass Georgia nie wusste, was sie falsch gemacht hatte. »Ich wusste nur, ich war aus ihrer Welt ausgeschlossen, bis ich es ihrer Ansicht nach verdient hatte, dass sie wieder mit mir sprach.«

Es kam zum Beispiel vor, dass Georgias Mutter »mir und meinen Schwestern einen winzigen Esslöffel Eiscreme gab und sagte: ›Den werdet ihr drei euch teilen müssen.‹ Wir hüteten uns davor, uns zu beklagen. Wenn wir es taten, hielt sie uns vor, wie undankbar wir seien und sprach plötzlich nicht mehr mit uns.«

Georgias Vater war an der Grenze zum Alkoholiker und »explodierte manchmal wegen Nichtigkeiten«, wie sie sagt. »Einmal zerbrach die Glühbirne beim Wechseln, und er fing an zu toben und zu fluchen. Seine Wutausbrüche waren unberechenbar.« Sie waren selten, aber Georgia vergaß sie nicht. Manchmal war sie völlig verängstigt: »Dann lief ich wie ein Hund mit eingezogenem Schwanz davon und versteckte mich, bis die Gefahr vorüber war und ich mich wieder hervorwagen konnte.«

Georgia reagierte »so sensibel auf Veränderungen der Schwingungen zu Hause, dass ich noch vor meinem Vater wusste, wenn er kurz vor der Explosion stand. Die Atmosphäre wurde drückend, und ich wusste, dass es wieder passieren würde.« Das Schlimmste aber war: »Wir mussten so tun, als ob es Vaters Ausbrüche nicht gäbe. Er schrie wegen irgendeiner Kleinigkeit herum, und anschließend legte er sich hin und machte ein Nickerchen. Oder man konnte ihn im Hobbyraum auf seiner Gitarre zupfen hören.«

Angesichts des strafenden Schweigens ihrer Mutter und der Tiraden ihres Vaters verbrachte Georgia als Kind viel Zeit damit zu versuchen, die Wut ihrer Eltern vorauszuahnen und ihr aus dem Weg zu gehen. Sie hatte bereits mit neun oder zehn Jahren das Gefühl, »dass sich ihr Zorn gegeneinander richtete. Sie stritten nicht, aber es herrschte immer eine unterschwellige Feindseligkeit zwischen ihnen. Manchmal hatte es den Anschein, als ob sie einander zutiefst hassten.« Einmal nahm Georgia sogar die Autoschlüssel an sich und wollte sie nicht herausgeben, weil sie Angst hatte, ihr angetrunkener Vater würde nach einem Streit mit ihrer Mutter einen Unfall bauen.

Heute, mit 49 Jahren, denkt Georgia viel über ihre Kindheit nach. »Ich habe all diese Emotionen verinnerlicht, die zu Hause um mich herum tobten. Es ist beinahe so, als hätte ich diese ganze äußere Angst mein Leben lang in mir getragen.« Dieser Schmerz forderte im Laufe der Jahre einen hohen Tribut. »Am Anfang war der körperliche Schmerz nur ein leises Flüstern in meinem Körper.« Aber dann begann Georgia, an der Columbia University ihre Doktorarbeit in Altphilologie zu schreiben: »Ich bekam massive Probleme mit dem Rücken. Die Schmerzen waren so stark, dass ich nicht mehr sitzen konnte. Ich musste im Liegen lernen.« Mit 26 wurde bei Georgia eine Degeneration der Bandscheiben diagnostiziert. »Mein Körper fing einfach an, seinen Schmerz hinauszuschreien.«

In den darauffolgenden Jahren kamen weitere Diagnosen hinzu: schwere Depressionen, Nebennierenschwäche – und schließlich Fibromyalgie. »Seit ich erwachsen bin, verbringe ich mein ganzes Leben in Arztpraxen und damit, verschiedene Medikamente gegen meine Schmerzen auszuprobieren«, sagt Georgia. »Aber eine Linderung ist nicht in Sicht.«

□

Die Lebensgeschichten von Laura, John und Georgia zeigen, dass wir als Erwachsene körperlich für Belastungen in unserer Kindheit bezahlen. In jüngster Zeit offenbaren neurowissenschaftliche, psychologische und medizinische Erkenntnisse sehr genau, welche dauerhaften Veränderungen Kindheitsbelastungen verursachen. Dank dieser bahnbrechenden Forschungen wissen wir, dass die Konsequenzen der emotionalen Traumatisierung in der Kindheit oder Jugend sehr viel weiter reichen, als wir möglicherweise ahnen. Belastende Kindheitserfahrungen verändern die Struktur des Gehirns und beeinflussen die Funktion des Immunsystems; sie verursachen dauerhafte Entzündungsprozesse im Körper und im Gehirn, und sie beeinflussen unseren Gesundheitszustand und unsere Lebenserwartung auch dann noch, wenn wir längst erwachsen sind. Diese körperlichen Veränderungen bestimmen ihrerseits, wie wir auf unsere Umwelt reagieren und wie gut wir im Laufe unseres Erwachsenenlebens in der Lage sein werden, zu arbeiten, Kinder großzuziehen, Freunde zu finden und andere Menschen zu lieben.

Dies gilt zum einen, wenn unsere Kindheit tiefe traumatische Wunden hinterlassen hat, weil wir wie John Gewalt in der Familie mit ansehen mussten. Es gilt aber auch, wenn wir wie Laura zu Hause eher chronische Demütigungen oder wie Georgia eher versteckte, aber alles durchdringende familiäre Probleme erdulden mussten.

Belastende Kindheitserfahrungen können tiefgreifende biophysikalische Veränderungen bei einem Kind verursachen. Sie verändern das in der Entwicklung befindliche Gehirn und Immunsystem auf eine Weise, die auch die Gesundheit des Erwachsenen beeinflusst, zu dem dieses Kind sich später entwickeln wird.

Dass die Wissenschaft Kenntnis von den alarmierenden Zusammenhängen zwischen Kindheitsbelastungen und späteren körperlichen Erkrankungen erlangte, haben wir in erster Linie der Arbeit zweier Menschen zu verdanken: eines engagierten Arztes aus San Diego und eines entschlossenen Epidemiologen der dem US-Gesundheitsministerium unterstellten Centers for Disease Control and Prevention (CDC; dt. »Zentren für Krankheitskontrolle und Prävention«). Gemeinsam deckten die beiden Forscher in den 1980er- und 1990er-Jahren – also genau in der Zeit, als Laura, John und Georgia aufwuchsen – nach und nach die verblüffenden Zusammenhänge zwischen belastenden Erfahrungen in der Kindheit einerseits und körperlichen und neurologischen Entzündungsprozessen sowie lebensverändernden Konsequenzen für die Gesundheit des Erwachsenen andererseits auf.

Ärzte erweitern ihren Blickwinkel

Im Jahr 1985 entdeckte der Arzt und Wissenschaftler Vincent J. Felitti, Leiter einer revolutionären Vorsorgeinitiative des US-Krankenversicherers Kaiser Permanente in San Diego, ein erstaunliches Muster: Fettleibige erwachsene Patienten erwähnten häufig traumatische Ereignisse in ihrer Kindheit.

Felitti bemerkte es beinahe zufällig.[1] Mitte der 1980er-Jahre verlor eine beträchtliche Zahl von Patientinnen und Patienten, die am Kaiser-Permanente-Programm zur Bekämpfung von Übergewicht teilnahmen, mit Unterstützung von Felitti, seinen Schwestern und Pflegern und ohne einen operativen Eingriff erfolgreich hunderte von Kilos im Jahr. Eine bemerkenswerte Leistung! Das Programm schien ein durchschlagender Erfolg zu sein – bis viele Teilnehmer trotz hoher Gewichtsverluste ausstiegen. Das ergab keinen Sinn, und Felitti war fest entschlossen herauszufinden, was vor sich ging. Er sprach mit 286 Patienten. In diesen persönlichen Gesprächen vertrauten ihm auffallend viele von ihnen an, dass sie als Kinder traumatische Erfahrungen gemacht hatten; viele waren sexuell missbraucht worden. Für diese Menschen war Essen eine Lösung: Es linderte die Unruhe, die Angst und die Depressionen, die sie jahrzehntelang tief in ihrem Inneren verborgen hatten. Außerdem schützte ihr Übergewicht diese Menschen vor unerwünschter sexueller Aufmerksamkeit – und diesen Schutz wollten sie nicht aufgeben.

Die Gespräche mit einer so großen Gruppe von Patienten erlaubten es Felitti, ein Muster zu entdecken, das anderen Ärzten schlicht entging. Darüber hinaus entwickelte er eine neue Sicht auf Gesundheit und Wohlbefinden des Menschen. Ihm wurde klar, dass das Übergewicht seiner Patienten »zwar ein klares körperliches Signal«, aber ebenso wenig das behandlungsbedürftige Kernproblem war, »wie Rauch das behandlungsbedürftige Kernproblem bei einem Wohnungsbrand ist«.[2]

Im Jahr 1990 präsentierte Felitti die Ergebnisse seiner Untersuchungen auf einer Konferenz zum Thema Übergewicht in den Vereinigten Staaten. Er erklärte den versammelten Ärzten, dass er glaube, die Ursachen mancher »hartnäckiger volksgesundheitlicher Probleme« seien verborgen hinter »Scham, Verschwiegenheit und sozialen Tabus in Bezug auf bestimmte Bereiche der Lebenserfahrung«.

Felittis Kollegen übten harsche Kritik an seinem Vortrag. Einer der Zuhörer stand sogar auf und warf ihm vor, »Entschuldigungen« für die »gescheiterte Existenz« von Patienten vorzubringen. Aber Felitti ließ sich davon nicht beirren. Auf dieser Konferenz erklärte ihm ein Kollege und Epidemiologe der Centers for Disease Control and Prevention: Wenn die Dinge, die er gesagt hatte, den Tatsachen entsprächen, wäre dies von enormer Bedeutung für die gesamte Medizin. Er legte Felitti nahe, eine Studie mit mehreren tausend Patienten zusammenzustellen, die an ganz verschiedensten Krankheiten litten – nicht nur an Übergewicht.[3] Felitti willigte ein. Er vermutete, dass eine breit angelegte Studie ein größeres gesellschaftliches Muster in Sachen Gesundheit offenbaren würde: einen Zusammenhang zwischen verschiedenen Belastungsfaktoren in der Kindheit und der Wahrscheinlichkeit, dass Menschen als Erwachsene eine Reihe massiver Gesundheitsprobleme entwickelten.

Felitti schloss sich mit den Centers for Disease Control and Prevention zusammen. Zur damaligen Zeit ermöglichte die Abteilung für Präventivmedizin der Kaiser Permanente pro Jahr 58 000 Erwachsenen ungewöhnlich umfassende medizinische Untersuchungen und Check-ups. Robert Anda, einer der Epidemiologen der Centers for Disease Control and Prevention, untersuchte damals den Zusammenhang zwischen koronarer Herzkrankheit und Depressionen und stattete der Klinik in San Diego einen Besuch ab. Er empfahl Felitti, sie in ein landesweites epidemiologisches Labor zu verwandeln. Bei einer so großen Patientenkohorte würde es ihnen vielleicht gelingen herauszufinden, ob Patienten, die als Kinder belastende Erfahrungen verschiedener Art gemacht hatten, als Erwachsene häufiger an Krankheiten wie Herz-, Autoimmunerkrankungen und Krebs litten.

Felitti sagt, er und Anda hätten 26 000 Patientinnen und Patienten gefragt, die in dieser Abteilung untersucht wurden, »ob sie uns helfen würden zu verstehen, wie sich Ereignisse in der Kindheit auf die Gesundheit des Erwachsenen auswirkten«. Über 17 000 von ihnen erklärten sich dazu bereit.

Anda entwickelte auf der Grundlage der ersten 286 Patientengespräche Felittis eine neue Studie und erweiterte den bestehenden Fragenkatalog. Im Mittelpunkt dieser Fragen standen zehn verschiedene Belastungsfaktoren oder belastende Kindheitserfahrungen, und sie durchleuchteten die Kindheit und Jugend der Patientinnen und Patienten.

Die ersten fünf Fragen waren persönlicher Natur. Sie behandelten die körperlichen und seelischen Stressoren, denen eine

Patientin oder ein Patient als Kind oder Jugendlicher möglicherweise ausgesetzt war. Dazu zählte unter anderem, wenn ein Elternteil das Kind beleidigt, gedemütigt oder emotional verängstigt hatte; es geschlagen, gestoßen oder geohrfeigt hatte oder es sexuell angefasst hatte. In diese Kategorie fielen auch das Gefühl, niemandem in der Familie wichtig zu sein oder dass die Familienmitglieder nicht aufeinander aufpassten; das Gefühl, dass niemand sie beschützte, oder wenn sie so stark vernachlässigt worden waren, dass sie keine saubere Kleidung oder nicht genug zu essen hatten oder niemand mit ihnen zum Arzt ging, wenn sie krank waren.

Die nächsten fünf Fragen erkundigten sich nach anderen Familienmitgliedern – nach der häuslichen Situation der heranwachsenden Patienten: ob sie einen Elternteil durch Trennung oder Scheidung verloren hatten; ob sie mit ansehen mussten, wie die eigene Mutter geschlagen, gepackt, bedroht oder verprügelt worden war; ob ein Mitglied des Haushalts Alkoholprobleme gehabt oder andere Drogen konsumiert hatte; ob ein Mitglied des Haushalts depressiv oder psychisch krank gewesen war, andere Verhaltensprobleme hatte oder selbstmordgefährdet war oder ob ein Familienmitglied im Gefängnis gewesen war. Nach dem Gespräch wurde allen Studienteilnehmern von Felitti und Anda ein ACE-Wert zugewiesen. Er entsprach der Anzahl der Belastungsfaktoren oder unterschiedlichen traumatischen Ereignissen, die er oder sie als junger Mensch erlebt hatte.[4]

Alle zehn Fragen deuten in irgendeiner Form auf gestörte Familienverhältnisse hin.

Mit diesen zehn Fragen war die ACE-Studie geboren.

Wenn auch Sie den ACE-Fragebogen ausgefüllt haben, wäre jetzt ein guter Zeitpunkt, um noch einmal einen Blick darauf zu werfen. Es könnte Ihnen helfen, ein tieferes Verständnis für sich und Ihre Gesundheit zu gewinnen.

Die Zeit heilt nicht alle Wunden

Die von Felitti und Anda befragten Patientinnen und Patienten waren weder Problemfälle noch sozial benachteiligt. Sie waren im Durchschnitt 57 Jahre alt, gebildet, meist weiß, stammten aus der Mittelschicht, waren krankenversichert und hatten einen festen Arbeitsplatz. Die Wissenschaftler gingen davon aus, dass die ACE-Werte eher niedrig ausfallen würden.

Wie sich herausstellte, waren sie erheblich höher als vermutet. Zwei Drittel – 64 Prozent – der Teilnehmer beantworteten die Fragen zu einem oder mehreren Belastungsfaktoren mit Ja. Sie hatten also vor ihrem 18. Geburtstag belastende Erfahrungen in mindestens einem dieser Bereiche gemacht. 87 Prozent derjenigen, die einmal mit Ja geantwortet hatten, hatten noch weitere belastende Kindheitserfahrungen gemacht.[5] 40 Prozent hatten zweimal oder häufiger mit Ja geantwortet[6], und 12,5 Prozent hatten einen ACE-Wert von 4 oder höher.

Nur bei einem Drittel der Teilnehmer war der ACE-Wert 0.

Felitti und Anda wollten herausfinden, ob ein Zusammenhang zwischen der Anzahl der belastenden Faktoren in der Kindheit und der Anzahl der Erkrankungen und körperlichen Leiden bestand, die ein Mensch als Erwachsener entwickelte.

Die Korrelation war so klar, dass Anda »sprachlos« und zutiefst ergriffen war.

»Ich habe geweint«, sagt Anda. »Ich habe gesehen, wie sehr diese Menschen gelitten haben, und habe geweint.«

Auch Felitti war zutiefst betroffen. »Die Ergebnisse übertrafen alle unsere Vermutungen. Die Korrelation zwischen einer schweren Kindheit und Erkrankungen beim Erwachsenen ermöglichte es uns, Gesundheit und Krankheit des Menschen aus einer völlig neuen Perspektive zu betrachten.«

Dies, so Felitti, »war das fehlende Puzzleteil, das uns verriet, was einen so großen Teil unseres unausgesprochenen menschlichen Leids verursachte«.[7]

□

Anhand der Anzahl der Belastungsfaktoren, mit denen Patienten in ihrer Kindheit in Berührung gekommen waren, ließ sich recht gut vorhersagen, wie viel medizinische Behandlung sie als Erwachsene benötigen würden: Je höher ihr ACE-Wert, desto häufiger waren sie im vergangenen Jahr beim Arzt gewesen und desto mehr ungeklärte körperliche Symptome hatten sie.

Bei Menschen mit einem ACE-Wert von 4 war die Wahrscheinlichkeit einer Krebsdiagnose doppelt so hoch wie bei Menschen mit einem ACE-Wert von 0.[8] Jeder Belastungsfaktor erhöhte die Wahrscheinlichkeit, dass der Betreffende als Erwachsener wegen einer Autoimmunerkrankung stationär behandelt werden musste, um 20 Prozent. Menschen mit einem ACE-Wert von 4 hatten ein um 460 Prozent höheres Risiko, an Depressionen zu erkranken, als Menschen mit einem ACE-Wert von 0.

ACE-Werte von 6 und mehr verkürzten das Leben eines Menschen um beinahe 20 Jahre.[9]

Felitti und Anda überlegten, ob die von ihnen festgestellte klare Korrelation daher rührte, dass in der Kindheit traumatisierte Menschen eher dazu neigten, Rauchen, Trinken und überreichliches Essen als eine Art Strategie zur Bewältigung ihrer chronischen Angst einzusetzen – was ihre Gesundheitsprobleme erklärt hätte. Diese ungesunden Bewältigungsmechanismen waren zwar weit verbreitet, aber sie waren keineswegs der wichtigste Faktor. So war zum Beispiel auch bei Menschen mit einem ACE-Wert von 7 oder mehr, die weder tranken noch rauchten, weder Übergewicht noch Diabetes oder hohe Cholesterinwerte hatten, das Risiko einer Herzerkrankung um 360 Prozent höher als das von Menschen mit einem ACE-Wert von 0.

Der chronische Stress der emotionalen oder körperlichen Belastungen, die diese Menschen in jungen Jahren erlebt hatten, machte sie Jahrzehnte später krank – trotz ihrer guten Gewohnheiten und ihres gesunden Lebensstils. Wissenschaftler sollten erst einige Jahre später entdecken, wie aus frühen Belastungen biomedizinische Erkrankungen werden (wie wir in Kapitel 2 sehen werden). Aber das allgemeine Muster war nicht von der Hand zu weisen.

»Die Zeit heilt nicht alle Wunden«, sagt Felitti. »Man ›verwindet‹ Dinge nicht einfach so – auch nicht nach 50 Jahren.« Der Mechanismus sei ein anderer: »Die Zeit überdeckt die Ereignisse, und die Menschen verwandeln die emotional traumatischen Erfahrungen der Kindheit später in organische Krankheiten.«

Diese Krankheiten sind oft chronisch und bleiben ein Leben lang bestehen. Autoimmunerkrankungen. Herzerkrankungen. Chronische Darmerkrankungen. Migräne. Anhaltende Depressionen. Sie geben den Ärzten auch heute noch Rätsel auf: Warum sind sie so häufig? Wieso sind manche Patienten besonders anfällig dafür? Und warum sind sie so schwer zu behandeln?

Mit 79 Jahren hat Felitti volles silbergraues Haar, grau melierte Augenbrauen – und mit Anda auf der Grundlage der ACE-Studie 74 weitere wissenschaftliche Arbeiten verfasst. Er und Anda gelten allgemein als die geistigen Väter einer großen Anzahl von Forschungsarbeiten, die weltweit ein Verständnis dafür geschaffen haben, dass belastende Ereignisse in der Kindheit biologische Veränderungen hervorrufen und im Laufe des Lebens chronische Erkrankungen verursachen und negative Auswirkungen auf die Gesundheit haben können. Heute werden die Ergebnisse der ACE-Forschung in über 1500 Studien zitiert, und die Weltgesundheitsorganisation (WHO) setzt den ACE-Fragebogen in 14 Ländern ein, um die Menschen auf möglicherweise gesundheitsschädigende emotionale Belastungen und Traumata hin zu untersuchen. In den Vereinigten Staaten nutzen 29 Bundesstaten sowie Washington, D.C., den ACE-Fragebogen, um die Gesundheit der Bevölkerung zu verbessern.

Je mehr die Wissenschaft forscht, desto mehr Details wird sie über die tiefgreifenden Zusammenhänge zwischen belastenden Erfahrungen in der Kindheit und Erkrankungen beim Erwachsenen zutage fördern. Wissenschaftler der Duke University, der University of California in San Francisco und der Brown University zeigen, dass negative Kindheitserfahrungen unsere Zellen schädigen, sie vorzeitig altern lassen und unsere

Lebensdauer beeinflussen. Erwachsene, die frühen Belastungen ausgesetzt waren, zeigen eine stärkere Verkürzung der sogenannten Telomere, die wie Schutzkappen auf den Enden der DNS-Stränge sitzen und dafür sorgen, dass die DNS gesund und intakt bleibt.[10] Wenn unsere Telomere kürzer werden, altern wir schneller und werden eher krank. Wenn unsere Telomere altern und verschwinden, sterben unsere Zellen – und irgendwann sterben auch wir.

Die Forscher sehen auch einen Zusammenhang zwischen bestimmten Belastungsfaktoren und einer Reihe von Erkrankungen. So ist zum Beispiel bei Kindern, deren Eltern sterben, die emotional oder körperlich misshandelt, vernachlässigt oder Zeugen der Streitigkeiten zwischen ihren Eltern werden, die Wahrscheinlichkeit größer, dass sie als Erwachsene Herz-Kreislauf-Erkrankungen, Lungenkrankheiten, Diabetes, Kopfschmerzen, Multiple Sklerose oder Lupus erythematodes bekommen.[11] Sie erkranken eher an Krebs oder erleiden eher einen Schlaganfall.[12] Schwierige Umstände in der Kindheit erhöhen die Gefahr eines chronischen Erschöpfungssyndroms – auch myalgische Enzephalomyelitis genannt – beim Erwachsenen.[13] Kinder, die einen Elternteil verlieren, leiden als Erwachsene dreimal so oft an Depressionen.[14] Kinder, deren Eltern sich scheiden lassen, haben ein doppelt so hohes Risiko wie normal, irgendwann in ihrem Leben einen Schlaganfall zu erleiden.[15]

Der Körper vergisst nicht – und erzählt seine Geschichte

Kat war fünf Jahre alt, als ihre Mutter ihren Vater verließ. Ihre Mutter hatte gute Gründe, die Ehe zu beenden. Kat erinnert sich an einen Streit zwischen ihren Eltern: »Mein Vater riss meiner Mutter die Brille vom Gesicht, warf sie auf den Boden und zerstampfte sie mit seinem Absatz.«

Eines Tages fuhren Kat und ihre Mutter zu der Teppichreinigung ihres Vaters. Dort angekommen bat ihre Mutter sie, »ganz weit hinten« in dem mit Holz verkleideten Kombi zu warten. »Ich muss mit deinem Vater reden«, sagte sie zu ihrer fünfjährigen Tochter. »Ich bin gleich wieder da.« Kat erinnert sich daran, dass sie zufrieden im Wagen lag und in einem Malbuch malte. Irgendwann glaubte sie, einen Schrei zu hören. Erschrocken sah sie auf und merkte, dass ihre Mutter noch nicht zurück war. Sie wusste nicht, wie viel Zeit vergangen war, aber ihr war heiß, sie hatte Hunger, und sie wollte zu ihrer Mutter. Sie kletterte aus dem Wagen und ging zum Haus. Weil die Haustür abgeschlossen war, lief Kat zu dem Fenster an der Seite und stellte sich auf die Zehenspitzen, um einen Blick auf ihre Mutter oder ihren Vater zu erhaschen.

Am hinteren Ende der Empfangshalle befand sich die Glastür zum Büro ihres Vaters. Durch die Tür konnte sie die Füße und Fußgelenke ihrer Mutter auf dem Boden erkennen – »als würde sie mit dem Gesicht nach unten auf dem Teppich liegen. Sie bewegte sich nicht. Ich habe versucht, die Tür aufzumachen, aber sie war abgesperrt. Ich habe es noch einmal versucht. Aber niemand hat mich gehört. Niemand kam. Ich bin zum Wagen zurückgelaufen und habe mich eingeschlossen.«

Ein paar Minuten später kam ihr Vater und sagte: »Deine Mama telefoniert noch, Kitty.« Er lächelte und fuhr fort: »Ich nehme dich mit zu mir.« Kat stieg aus dem Kombi und zu ihrem Vater in den Wagen. »Während wir zu seinem Haus in der Stadt fuhren, lächelte er mich immer wieder an, als ob alles bestens wäre.«

Kat hat die Ausschnitte der Zeitungs- und Fernsehberichte von damals aufgehoben: Die Polizei verdächtigte ihren Vater, ihre Mutter getötet zu haben, aber es gab keine Leiche. Als der Kombi ihrer Mutter am anderen Ende der Stadt gefunden wurde, waren die Sitze picobello – genau wie der Teppich im Büro ihres Vaters.

Die Kriminalbeamten baten Kat, die Szene mit Barbie und Ken nachzuspielen. Außerdem musste sie vor Gericht aussagen, was sie gesehen hatte. Kat erzählt, wie sie in den Zeugenstand geklettert ist: »Ich habe mein Glücksbärchi fest umklammert und alle Fragen beantwortet. Mein Vater warf mir durch den Gerichtssaal Dackelhundeblicke zu, als wollte er sagen: ›Du weißt doch, Kitty, dass ich keiner Menschenseele etwas zuleide tun könnte.‹« Aber dann, sagt Kat, »erinnerte ich mich an den Augenblick, als ich die Füße meiner Mutter dort hatte liegen sehen. Ich erinnerte mich daran, dass sie sich nicht bewegt hatte, dass sie nicht zurückgekommen war – und ich wusste, dass etwas Furchtbares geschehen war.«

Kats Aussage überzeugte die Geschworenen, und ihr Vater kam ins Gefängnis.

Kat war acht Jahre alt, als ihr Vater aus dem Gefängnis an die *Washington Post* schrieb. In dem Brief gestand er das Verbrechen und schilderte viele grausame Details: Er hatte Kats Mutter den Kopf abgehackt, Schädel und Zähne zertrümmert und in den Potomac River geworfen. Ihren Körper hatte er vergraben und den Wagen und das Büro so lange mit seinen Teppichreinigungsgeräten geputzt, bis alles pieksauber war.

Als die Kriminalbeamten das Grab fanden, entdeckten sie die Reste des Skeletts von Kats Mutter. Weil Kats Vater bereits wegen Totschlags verurteilt war, konnte er nach seinem Geständnis kein zweites Mal für das gleiche Verbrechen belangt werden. Er würde also nur zehn Jahre für Totschlag verbüßen, statt wegen Mordes lebenslänglich hinter Gittern zu bleiben.

Die Familie begrub Kats Mutter ein zweites Mal. »Das erste Mal hatten wir eine Beerdigung ohne Leiche gehabt«, sagt Kat. »Nun gab es eine Totenfeier mit den Knochen meiner Mutter. Meine Familie zwang mich, mir ihre sterblichen Überreste anzusehen. Ich sollte wissen, dass sie nicht einfach ›verschwunden‹, sondern wirklich tot war. Ich stand einfach da und starrte auf die einsamen, weißen Knochen meiner Mutter – ohne ihren Schädel. Von der Mutter, die ich geliebt hatte und die mich geliebt hatte, war nichts mehr übrig.«

Kat und ich sitzen im Obergeschoss eines Bistros in Federal Hill, dem historischen Stadtteil von Baltimore, an der Bar aus dunklem Holz. Nachdem sie erzählt hat, wie es war, die Knochen ihrer Mutter zu sehen, schweigen wir eine Weile.

Es ist ein Abend Anfang Oktober. Die Luft draußen ist lau, als wollte sie den Spätsommer sanft noch ein wenig länger festhalten. Der Vollmond steht am tiefblauen Himmel. Die dunkle Täfelung und die bröckeligen Backsteinmauern im Inneren des Bistros wirken wie die Kulisse für eine Geistergeschichte, und in gewissem Sinne ist Kats Schicksal das auch: Es ist die Geschichte einer Frau, die ein Leben lang von ihrer Vergangenheit verfolgt wurde; einer Frau, die sich jetzt, im Alter von 37 Jahren, danach sehnt, frei zu sein von ihren Gespenstern – denen der Lebenden und der Toten.

Den Rest ihrer Kindheit verbrachte Kat damit, an der Ostküste der USA von einem Angehörigen zum nächsten zu ziehen – mal nach Norden, mal nach Süden. Sie lebte an vier verschiedenen Orten, bevor sie in die Highschool kam. Während der Highschool wohnte sie ein paar Jahre bei ihrer Großmutter mütterlicherseits, die sie »G-Ma« nannte. Über die Ermordung ihrer Mutter wurde nie gesprochen. »Meine Vergangenheit einschließlich der Rolle, die ich bei der Verurteilung meines Vaters gespielt hatte, waren das große Tabuthema in meiner Familie«, sagt Kat. In der Highschool schien es gut für Kat zu laufen. Sie war eine gute Schülerin und spielte in vier Schulmannschaften. Aber hinter der glatten Fassade sah es anders aus: »Ich trank heimlich Alkohol, um mich zu beruhigen. Sonst konnte ich nicht schlafen, wenn abends alle Aktivitäten endeten und es ruhig wurde. Dann lag ich einfach da und wurde von einer schrecklichen Panik überwältigt.«

Kat fing an zu studieren, scheiterte und schmiss das Studium, versuchte es erneut und machte ihren Abschluss. Sie ging in die Werbebranche und kündigte eines Tages, weil sie unzufrieden war. Sie begann mit einem weiterführenden Studium, machte Schulden und wurde Lehrerin. Kat kündigte auch diese Stelle, als die Beziehung zu einem Mitglied des Lehrerkollegiums zerbrach. Mit 34 Jahren quartierte sie sich bei ihrem Bruder und seiner Familie auf Hawaii ein. Sie fand einen Job bei einem Parkservice. »Nachdem ich den ganzen Tag Autos geparkt hatte, kam ich nach Hause und rollte mich auf dem Bett im Gästezimmer meines Bruders zusammen. Ich war verzweifelt und einsam, und mein Herz pochte vor Angst.«

Sie beschloss, an die Ostküste zurückzukehren. Sie ging nach Brooklyn, New York, wo sie einen Job als Barkeeperin annahm. »Wenn es einen Tiefpunkt gab, dann hatte ich ihn erreicht«, erzählt Kat. »Ich war 34 Jahre alt und hatte einen Master, aber ich parkte Autos und arbeitete in einer Bar. Ich war ein Schreckgespenst, der Inbegriff menschlicher Traurigkeit. Es gelang mir nicht, mich zu beruhigen. Ich sah immer nur eines: Trotz all meiner Bemühungen, mein Leben zu ändern, kam ich zu nichts. Ich fühlte mich nie wohl auf der Welt.«

Allmählich machte sich der toxische emotionale Stress ihrer Kindheit auch körperlich bemerkbar. Es war, als drängte der jahrzehntealte Schmerz an die Oberfläche. Kat bekam einen Ausschlag am ganzen Körper – er zog sich über ihre Hände, Beine, den Bauch. Fotos von damals zeigen, dass beinahe ihr ganzer Körper von roten, offenen, nässenden Wunden bedeckt war.

»Ich hatte schreckliche Schmerzen«, sagt Kat. »Ich konnte nicht schlafen. Ich konnte mich nicht umdrehen. Ich konnte nicht aufhören zu kratzen.« Jeden Abend »klebte meine Kleidung an meinen offenen, nässenden Wunden. Ich musste mir die Hosen vom Körper schälen. Es war eine Qual.«

Der erste Arzt, den Kat deswegen aufsuchte, verordnete hochdosiertes Prednison. Aber ihre Symptome wurden noch schlimmer. »Meine Gelenke schwollen an und wurden ganz dick«, erzählt sie.

Tag für Tag fuhr Kat mit dem Rad zur Arbeit in der Bar. »Aber ich konnte nur mit einem Bein treten«, sagt sie. »Das andere Knie war so stark entzündet und geschwollen, dass ich es nicht beugen konnte.«

Kat zog von Arzt zu Arzt, um herauszufinden, was die Ursache für diese heftigen Entzündungsprozesse war. Blutuntersuchungen ergaben eine so geringe Anzahl weißer Blutkörperchen, dass ein Problem im Knochenmark vorliegen musste. Die Zahl ihrer Autoantikörper war ungewöhnlich hoch. Es sah nach einer Bindegewebserkrankung aus. Sie hatte womöglich Lupus erythematodes oder rheumatoide Arthritis.

Kat ging zu einigen weiteren Ärzten und suchte zusätzlich zur Schulmedizin auch nach ganzheitlichen Lösungen. Eine Ärztin, die sich nach Kats Lebens- und Familiengeschichte erkundigt hatte, stellte schließlich eine Frage, die Kats Leben für immer verändern sollte: »Haben Sie schon einmal daran gedacht, dass es einen Zusammenhang zwischen der enormen emotionalen Belastung, unter der Sie vor 30 Jahren standen, und dem aktuellen Ausmaß der Entzündungsvorgänge in Ihrem Körper geben könnte?«

»Ich war vollkommen überrascht«, berichtet Kat. Sie verstand, warum sie angesichts dessen, was sie als Kind durchgemacht hatte, als Erwachsene so große Schwierigkeiten hatte, glücklich zu sein. Aber sie hätte niemals einen physiologischen Zusammenhang vermutet »zwischen den Ereignissen, als ich fünf war, und dem Zusammenbruch meines Immunsystems 30 Jahre später«.

Dann machte die Ärztin sie auf ein Detail aufmerksam, das Kat völlig übersehen hatte – und das sie umwarf. »Sie sagten, Ihre Mutter sei mit 35 Jahren ermordet worden«, bemerkte die Ärztin, während sie auf das Krankenblatt mit Kats Geburtsdatum sah. »Sie haben bald Geburtstag. In ein paar Wochen werden Sie 35. Sie werden genauso alt, wie Ihre Mutter war, als sie von Ihrem Vater getötet wurde.«

Kat sagt, dies sei ein riesengroßes »Aha-Erlebnis« für sie gewesen. »Ich hätte niemals gedacht, dass das, was ich als Kind durchgemacht hatte, mit meinem körperlichen Zusammenbruch zusammenhängen könnte. Aber irgendwie wusste ich tief im Inneren, dass meine Ärztin richtiglag.«

Kat sagt: »Es war, als wäre ich vor meiner Vergangenheit, meiner Geschichte, meinem Schmerz davon- und mir geradewegs selbst in die Arme gelaufen.«

Das große emotionale Leid und der toxische Stress hatten verheerende Auswirkungen auf ihren Kopf und ihr Herz – aber auch ihren Körper – gehabt.

Kat streicht sich mit gespreizten Fingern den dunklen burschikosen Pony aus dem Gesicht, sodass man ihre hellbraunen Augen sehen kann. »Ich war erleichtert über diesen Hinweis. Aber je mehr ich über das nachdachte, was meine Ärztin gesagt hatte, desto mehr Trauer empfand ich. Ich musste mich fragen: ›Wer wäre ich heute, wenn ich damals nicht so viel Schmerz und Traurigkeit erlebt hätte?‹«

Wäre Kats Leben ganz anders verlaufen, wenn sie eine glücklichere Kindheit gehabt hätte?

Konnte sie sich trotz allem zu dem gesünderen Menschen entwickeln, der sie vielleicht geworden wäre, wenn sie in jungen Jahren nicht derart traumatisiert worden wäre?

Kat begann, sich auf die Frage zu konzentrieren, die über allem stand: »Wie kann ich verhindern, dass mein kaputtes, gezeichnetes Selbst über den Menschen siegt, der ich eigentlich sein will?«

Kats Geschichte zeigt wie die Fälle von Laura, John und Georgia, dass die Vergangenheit zuweilen über Jahrzehnte wie eine lautlose Zeitbombe in uns weitertickt – bis sie eine zelluläre Botschaft zündet, die uns zu verstehen gibt, dass der Körper das Vergangene nicht vergisst.

Kat bekäme für jeden der folgenden familiären Belastungsfaktoren, denen sie ausgesetzt war, einen Punkt auf dem ACE-Fragebogen: (1) Kat hatte oft das Gefühl, dass niemand in ihrer Familie sie liebte oder sie für etwas Besonderes hielt und dass die Familienangehörigen nicht aufeinander aufpassten; (2) sie hatte oft das Gefühl, dass niemand sie beschützte oder auf sie aufpasste; (3) sie musste mit ansehen, wie ihre Mutter bedroht wurde (und wurde unwissentlich Zeugin ihrer Ermordung); (4) ein naher Angehöriger – ihr Vater – kam ins Gefängnis.

Zu guter Letzt (5) bekäme Kat noch einen weiteren Punkt, weil sie ihre Eltern verlor.

Damit hat Kat einen sehr hohen ACE-Wert von 5.

Aber wenn Sie der 20- oder 30-jährigen Kat begegnet wären, hätten Sie den Zusammenhang zwischen ihrer traumatischen Kindheit und den zahlreichen Problemen wohl gar nicht gesehen, mit denen sie sich später im Hinblick auf ihre Gesundheit – und ihr Leben – würde herumschlagen müssen.

Ihre Vorgesetzten hätten einfach gedacht, dass sie ihre Karrierechancen dadurch schmälerte, dass sie sich selbst sabotierte. Ihre damaligen Freunde hätten sie als manipulativ beschrieben und erwähnt, dass sie leicht überreagierte. Außerdem hätten sie Kat zufolge wohl gesagt, sie würde »immer gleich das Opfer spielen und sogar bei kleinen Missverständnissen anderen die Schuld geben«. Die meisten Ärzte wollten, abgesehen von Informationen zur familiären Vorbelastung für Krebs und Herzerkrankungen, nichts über Kats Kindheit wissen. Sie empfahlen eher die neuesten und vielversprechendsten Antidepressiva, angstlösenden Medikamente, Steroide oder Immunsuppressiva – in der Hoffnung, Pillen und Salben allein könnten Kats Symptome lindern.

Doch die Traumatisierung hatte Kats Immunsystem, die graue Substanz in ihrem Gehirn und ihre Reaktion auf Belastungen dauerhaft verändert. Deshalb war sie als Erwachsene leichte Beute für körperliche Entzündungsprozesse und Autoimmunerkrankungen, die allesamt in dem gleichen Alter in Erscheinung traten, in dem auch ihre Mutter ums Leben gekommen war.

□

Und wie sieht es bei Laura aus? Ihr ACE-Wert liegt bei 4. Laut ACE-Studie bekäme Laura für jede der folgenden frühen emotionalen Traumatisierungen einen Punkt: (1) Eine Erwachsene in ihrem Haushalt hatte sie regelmäßig erniedrigt oder gedemütigt; (2) sie hatte oft das Gefühl, dass niemand in ihrer Familie sie liebte; (3) sie hatte oft das Gefühl, dass niemand sie beschützte oder auf sie aufpasste; (4) ihre Eltern ließen sich scheiden und ein Elternteil – ihr Vater – verschwand nahezu völlig aus ihrem Leben.

Trotzdem machte Laura mit 20 Jahren den Eindruck einer aufgeweckten jungen Frau, die ein wunderbares Leben vor sich hatte. Niemand hätte gedacht, dass sie immer ganz leicht zittert, »ganz tief in mir drin, aber man kann es nicht sehen«, oder dass sie schon mit Mitte 40 am Herzen erkranken würde.

Sogar Laura ist überrascht, dass die neuesten Forschungen über einen Zusammenhang zwischen belastenden Erfahrungen in der Kindheit und dem Gesundheitszustand des Erwachsenen ein neues Licht auf ihre gesundheitlichen Probleme werfen. »Ich hätte meine Kindheit niemals als belastend eingestuft«, sagt sie. »Sie war, wie sie war. Ich bin nicht die Einzige, deren Eltern sich gestritten haben, die eine Scheidung miterleben oder häufig Kritik von einem Elternteil mit psychischen Problemen einstecken musste. Ich habe mich da irgendwie durchgewurstelt, habe die ganze Sache hinter mir gelassen und mein Leben gelebt. Tun wir das nicht alle?«

Aber sie räumt ein: »Ich frage mich oft, was mit mir los ist. Warum verharre ich nach einer Auseinandersetzung mit einem Klienten oder einem Missverständnis mit meinem Mann stundenlang in einem Zustand der Angst und des Schreckens? Warum laufen meine Angstsensoren immer auf Hochtouren? Warum habe ich mit 46 Jahren ein krankes Herz und einen Defibrillator in der Brust?« Die Forschung hilft Laura, diese Fragen zu beantworten.

John hätte einen ACE-Wert von 3: Er wurde oft von einem Elternteil erniedrigt; er musste mit ansehen, wie seiner Mutter etwas angetan wurde, und sein Vater litt offensichtlich an einer nicht diagnostizierten Verhaltensstörung – an Narzissmus oder Depressionen oder beidem.

Auch Georgia hatte einen ACE-Wert von 3.

Kat, Laura, John und Georgia sind nicht allein. Zwei Drittel aller erwachsenen US-Bürger tragen auch als Erwachsene unbemerkt die Wunden ihrer Kindheit mit sich herum und haben keine oder so gut wie keine Ahnung, welche Auswirkungen das tagtäglich auf ihre Gesundheit und ihr Wohlbefinden hat.

Dinge, die Sie mit fünf oder 15 Jahren erlebt haben, können Sie 30 Jahre später ins Krankenhaus bringen. Dabei spielt es keine Rolle, ob diese Vorfälle damals Schlagzeilen machten oder in aller Stille im Wohnzimmer des Elternhauses geschahen, ohne dass noch jemand davon wusste.

Die neue »Weltformel«

Wissenschaftler bezeichnen die Zusammenhänge zwischen den Kindheitstraumata, der Gehirnstruktur und dem Wohlbefinden von Erwachsenen als neue psychobiologische »Weltformel«. Alle paar Jahrzehnte schenkt uns eine bahnbrechende psychosoziale »Weltformel« ein neues Skript, um zu verstehen, warum wir sind, wie wir sind – und wie wir so geworden sind. Anfang des 20. Jahrhunderts behauptete die Freud'sche Psychoanalyse, unsere Wachstunden und unsere Träume würden in weiten Teilen vom Unbewussten gesteuert, und wir lernten das Konzept vom Ego. Die analytische Psychologie Jungs lehrte unter anderem, Menschen seien eher intro- oder eher extrovertiert – woraus Katherine Cook Briggs und Isabel Briggs Myers einen Typenindikator entwickelten. Unlängst entdeckten Neurowissenschaftler, dass die Jahre »null bis drei« beim Kind ein kritisches synaptisches Fenster für die Gehirnentwicklung darstellen. Daraus sind Bildungsprogramme wie Head Start und auch der Vorschulunterricht entstanden.

Das gegenwärtige Verständnis von Kindheitsbelastungen revolutioniert unsere Sicht auf uns selbst; unser Verständnis dafür, wie wir so geworden sind, wie wir sind; warum wir lieben, wie wir lieben; wie wir unsere Kinder besser unterstützen können und wie wir unser Potenzial voll ausschöpfen können.

Die ACE-Forschung zeigt, dass sowohl körperliches als auch emotionales Leid seine Wurzeln in der komplexen Funktionsweise des menschlichen Immunsystems hat. Das Immunsystem ist die wichtigste Schalt- und Betriebszentrale des Körpers. Die Einflüsse, die auf das kindliche Gehirn einwirken, programmieren diese Schalt- und Betriebszentrale fürs ganze Leben und steuern den gesamten Menschen: Körper, Geist und Gehirn.

Das verbindende Prinzip dieser neuen »Weltformel« lautet: Aus der emotionalen Biographie wird die körperliche Biologie. Beide zusammen schreiben die meisten Seiten des Drehbuchs, nach dem unser Leben abläuft.[16]

Man könnte auch sagen: Die frühen Geschichten schreiben unser biologisches Drehbuch, und unser biologisches Drehbuch legt fest, wie sich unser Leben abspielen wird.

Auch »geringfügige« Kindheitsbelastungen zählen

Ein Kind muss keinem schweren Missbrauch ausgesetzt sein, damit es zu tiefgreifenden biophysikalischen Veränderungen kommt, die chronische Gesundheitsprobleme verursachen, wenn es erwachsen ist.

»Unsere Ergebnisse zeigten, dass die zehn von uns untersuchten Belastungsfaktoren beinahe gleich große Schäden anrichten«, sagt Felitti. Nach der Analyse von über 18 000 Antworten kamen er und Anda zu dem Schluss, dass keine dieser

Kindheitsbelastungen deutlich schwerer wog als die anderen. Dies galt sogar, obwohl einige Kategorien wie sexueller Missbrauch insofern erheblich gravierender sind, als sie gesellschaftlich als besonders beschämend gelten und die Gewalt in anderen Kategorien wie der körperlichen Misshandlung deutlicher erkennbar ist. Interessanterweise hatte die wiederholte Demütigung durch einen Elternteil etwas negativere Auswirkungen und korrelierte geringfügig stärker mit einer höheren Erkrankungs- und Depressionswahrscheinlichkeit. Bereits das Zusammenleben mit einem Elternteil, der uns herabsetzt und demütigt, der Alkoholprobleme oder Depressionen hat, kann einen enorm schädlichen ACE-Abdruck hinterlassen und lebenslange Veränderungen der Gehirn- und Immunfunktion verursachen.

Anda zufolge zeigt die ACE-Studie nur »die Spitze des Eisbergs«.

Andere Wissenschaftler schließen sich ihm an. Seit einigen Jahren suchen Forscher nach Möglichkeiten, weitere Kindheitsstressoren zu untersuchen, die keinen Eingang in die ACE-Studie gefunden haben. Im Jahr 2014 etwa baten Forscher der University of Cambridge die Eltern von 14-Jährigen, alle negativen Ereignisse oder Schwierigkeiten aufzuzählen, die ihre Kinder – oder die ganze Familie – zwischen ihrer Geburt und ihrem elften Lebensjahr durchgemacht hatten.[17] Sie fragten nach »familiären« Problemen wie größeren Auseinandersetzungen oder Spannungen zwischen den Eltern oder einfach einem Mangel an Zuneigung oder Kommunikation zwischen Familienmitgliedern.

Aufnahmen von den Gehirnen der Kinder im Alter von 17, 18 und 19 Jahren ergaben, dass bereits weit verbreitete, aber eher chronische familiäre Probleme wie mangelnde Zuneigung innerhalb der Familie oder elterlicher Konflikt das Gehirn in der Entwicklung veränderten und seine Größe sowie sein Volumen verringerten.[18]

Der Childhood Trauma Questionnaire (CTQ, dt. »Fragebogen zur Erfassung traumatischer Kindheitserfahrungen«) dient dazu, die unsichtbaren Nachwirkungen weniger offensichtlicher Formen von Verletzung oder Vernachlässigung in der Kindheit bei Personen ab zwölf Jahren aufzuspüren. Er fragt differenzierter nach Umständen wie: »Menschen in meiner Familie sagten verletzende oder beleidigende Dinge zu mir«, oder: »Menschen in meiner Familie bezeichneten mich zum Beispiel als ›dumm‹, ›faul‹ oder ›hässlich‹«, und ob dies »nie«, »selten«, »manchmal«, »oft« oder »sehr oft« der Fall gewesen sei.

Der CTQ lässt auch negative Antworten auf eigentlich positive Aussagen zu. Der oder die Befragte kann also erklären, dass der Satz: »Meine Familie gab mir Kraft und Unterstützung« nur »selten«, oder der Satz: »Ich fühlte mich geliebt« nur »manchmal« zutraf. Der CTQ ermöglicht es den Befragten, ein detaillierteres Bild ihrer kindlichen emotionalen Erfahrungen zu zeichnen.[19] Deshalb können Forscher mit seiner Hilfe auch den auffallend klaren wissenschaftlichen Zusammenhang zwischen geringfügiger elterlicher oder familiärer Lieblosigkeit oder Vernachlässigung, Schädigungen des jungen Gehirns und gesundheitlichen Spätfolgen aufzeigen.

In viel zu vielen Familien gibt es chronische Zerwürfnisse zwischen den Eltern; Demütigungen, Beschämungen oder Schuldzuweisungen in geringen Dosen; chronische Hänseleien; unkommentierte Scheidungen aus unterdrückter Wut; das vorzeitige Verschwinden eines Elternteils aus dem Leben eines Kindes; die emotionalen Narben einer Kindheit mit einem überkritischen, unsteten, narzisstischen, bipolaren, alkoholkranken, suchtkranken oder an Depressionen leidenden Elternteil; körperliche oder emotionale Misshandlung oder Vernachlässigung. Gleichzeitig wächst das Verständnis dafür, dass auch außerfamiliäre Stressoren in der Kindheit die Gesundheit des Erwachsenen beeinflussen können. Dazu zählen unter anderem durch medizinische Maßnahmen entstandene Traumata, wenn ein Kind tyrannisiert oder schikaniert wird und in der Nachbarschaft von Gewalt umgeben ist. Obwohl sich die Details der belastenden Erfahrungen von Familie zu Familie und von Viertel zu Viertel unterscheiden, gehen sie doch alle den gleichen organisch-chemischen Veränderungen tief in der grauen Substanz des in der Entwicklung befindlichen Gehirns voraus.

Felitti zufolge gehen die Jahre als »Säugling und Kind nicht verloren, sondern bleiben wie die Fußabdrücke eines Kindes in nassem Beton ein Leben lang erhalten«.[20] Oder wie T. S. Eliot in seinen *Four Quartets* schrieb: »In meinem Anfang ist mein Ende.«

Trotz dieser positiven Korrelationen zwischen frühen Traumata und späteren Krankheiten sind Kindheitsbelastungen natürlich nicht der einzige Faktor für Erkrankungen beim Erwachsenen. Die Entstehung von Krankheiten hat viele Ursachen wie Lebensführung, Erbgut, Umweltgifte und Ernährung. Als Erwachsene erkranken wir nicht nur wegen der Dinge, die sich in unserer Kindheit ereignet haben; und wir genesen umgekehrt auch nicht ausschließlich aufgrund des Wissens, dass Traumata und Belastungen in der Kindheit eine Rolle bei späteren Erkrankungen spielen.

Aber die Forschungen von Felitti und Anda zeigen, dass es die Heilung erschwert, wenn wir den erheblichen Einfluss unserer Kindheit auf unsere aktuellen Gesundheitsprobleme ignorieren – ganz egal, worin sie bestehen.

Genau aus diesem Grund durchleuchten Neurowissenschaftler heute in Labors überall in den Vereinigten Staaten die lange Zeit undurchsichtige Verbindung zwischen Gehirn und Körper. Sie analysieren auf biochemischer Ebene genauestens, wie uns die frühen Belastungen, denen wir als Kinder oder Jugendliche ausgesetzt waren, als Erwachsene einholen und unseren Körper, unsere Zellen und sogar unsere DNS verändern.

Kapitel 2

Unterschiedliche Belastungen, ähnliche Gesundheitsprobleme

Der erste Satz des Romans *Anna Karenina* von Leo Tolstoi – »Alle glücklichen Familien sind einander ähnlich, jede unglückliche Familie ist unglücklich auf ihre Weise« – inspirierte einen philosophischen Grundsatz: das sogenannte Anna-Karenina-Prinzip. Dahinter steht der Gedanke, dass man auf viele Arten an einer Sache scheitern kann und dass es viel schwerer ist, mit einer Sache Erfolg zu haben – da der Erfolg voraussetzt, dass man auf keine dieser Arten scheitert.

Der Erfolg glücklicher Familien ist möglicherweise nicht den Dingen geschuldet, die sie richtig machen, sondern den vielen Fehlern, die sie vermeiden. Laut ACE-Forschung sind 64 Prozent von uns in Familien aufgewachsen, in denen mindestens eine Sache schiefgelaufen ist, in denen es mindestens einen Belastungsfaktor gab. Alle diese unglücklichen Familien mögen auf ihre ganz eigene Weise unglücklich sein. Glaubt man den Neurobiologen, die Kindheitsbelastungen erforschen, gleichen sich alle unglücklichen Familien freilich in einer Hinsicht: Bei Kindern aus unglücklichen, zerrütteten Familien, die chronischen Belastungen ausgesetzt sind, verändert sich die Gehirnstruktur. Es entstehen dauerhafte körperliche Narben, die sehr ähnlich sind – ganz gleich, wer man ist, wo man gelebt hat oder weshalb man als Kind oder Jugendlicher unglücklich war.

Wie die Biographie zur Biologie wird

Damit wir besser verstehen, wie toxischer Stress in der Kindheit unser Gehirn verändern kann, wollen wir uns zunächst ansehen, wie unsere Stressreaktion im Optimalfall ablaufen sollte.

Stellen Sie sich vor, Sie liegen im Bett und das ganze Haus schläft. Es ist ein Uhr nachts. Sie hören erst eine, dann eine weitere Treppenstufe knarren. Jetzt klingt es, als wäre jemand im Flur. Mit einem Schlag sind Sie hellwach – noch bevor Sie bewusst überlegen können, was los sein könnte. Eine kleine Region in Ihrem Gehirn, der sogenannte Hypothalamus, schüttet Hormone aus. Sie veranlassen zwei kleine Drüsen, die Hypophyse und die Nebennieren, chemische Substanzen in Ihren Körper zu pumpen. Adrenalin und Cortisol befehlen den Immunzellen, hochwirksame Botenmoleküle auszuschütten, um die Immunreaktion des Körpers hochzufahren. Während Sie im Bett liegen und lauschen, pulsiert das Blut in Ihren Adern. Die feinen Härchen auf Ihren Armen stellen sich auf. Muskeln spannen sich an. Ihr Körper rüstet sich für den Kampf um Leib und Leben.

Auf einmal wird Ihnen klar, dass das, was Sie hören, die Schritte Ihres jugendlichen Sohnes sind, der seinen Mitternachtssnack – eine Schale Müsli – gegessen hat und nun die Treppe heraufkommt. Ihr Körper entspannt sich. Ihre Muskeln werden locker. Die Härchen auf Ihren Armen legen sich wieder an. Hypothalamus, Hypophyse und Nebennieren – die »HHN-Achse« – beruhigen sich. Genau wie Sie. Puh.

Wenn die Stressreaktion richtig funktioniert, reagieren Sie schnell und angemessen auf Belastungen. Ist das belastende Ereignis vorüber, fährt der Körper die Kampf-oder-Flucht-Reaktion wieder herunter. Das ganze System erholt sich und kehrt in seinen Ursprungszustand von Ruhe und Erholung zurück. Man könnte auch sagen, dass Sie sowohl die erste als auch die zweite Hälfte des menschlichen Stresszyklus durchlaufen und der Kreis sich schließt.

Dennoch haben Emotionen erhebliche reale Auswirkungen auf den Körper. Emotionen sind körperlich. Unser »Magen krampft sich zusammen«, wir sind »sprachlos vor Rührung«, ein Verwandter oder Kollege »geht uns auf die Nerven«.

Es besteht ein klarer Zusammenhang zwischen geistiger Belastung und körperlichen Entzündungsprozessen. Bei belastenden Emotionen – Wut, Furcht, Sorge, Angst, Grübeln, Trauer, Verlust – schüttet die HHN-Achse Stresshormone aus, unter anderem entzündungsfördernde Zytokine.

Muss Ihr Immunsystem beispielsweise einen Angriff von Viren oder Bakterien abwehren, stürmen viele weiße Blutkörperchen zur Infektionsstelle. Sie setzen entzündungsfördernde Zytokine frei, um so die Vernichtung der eindringenden Krankheitserreger und die Reparatur des beschädigten Gewebes zu unterstützen. Werden die Zytokine nicht richtig reguliert oder werden sie zu zahlreich, schädigen sie das Gewebe, statt es zu reparieren. Das toxische Schocksyndrom zeigt, wie schnell das im Extremfall gehen kann.

Chronischer Stress kann im Laufe der Zeit nach und nach weniger auffällige Gewebeschäden verursachen. Wird das System immer wieder überreizt, reagiert es allmählich immer weniger auf den Stress. Das mag auf den ersten Blick positiv erscheinen – denn eine schwächere Stressreaktion sollte ein geringeres Entzündungsgeschehen bedeuten, oder?

Bedenken Sie jedoch, dass diese Reaktion auf einen starken Stressor ausgelegt ist; dass sie unverzüglich Schutzmaßnahmen einleiten, schnell wieder abflauen, erneut einen Zustand des Gleichgewichts herstellen und in Ruhe und Erholung übergehen soll. Problematisch ist, dass die Stressreaktion bei starker chronischer Belastung nicht abflaut. Sie bleiben in der ersten Hälfte des Stresszyklus stecken. Eine Erholung findet nicht statt. Stattdessen läuft ständig eine leichte Stressreaktion ab und sorgt dafür, dass unentwegt geringe Mengen entzündungsfördernder Substanzen in den Körper gepumpt werden. Die Stressdrüsen – der Hypothalamus, die HHN-Achse – schütten ununterbrochen Stresshormone in geringen Dosen aus, was eine chronische Zytokinaktivität und Entzündungsprozesse verursacht.

Einfach ausgedrückt: Chronischer Stress führt zu einer Fehlregulation der Stresshormone und dies wiederum zu unkontrollierten Entzündungsvorgängen. Entzündungsvorgänge bringen Symptome und Krankheiten mit sich.

Diese einfachen wissenschaftlichen Zusammenhänge erklären, welche Rolle die Stresshormone bei der Steuerung von Immunfunktion und Entzündungsgeschehen spielen. Sie verdeutlichen auch, weshalb bei chronisch gestressten Menschen ein derart klarer Zusammenhang zu einem höheren Entzündungs- und Erkrankungsniveau zu beobachten ist.

Robert Sapolsky ist Professor an der Stanford University und wurde für seine Arbeit im Bereich der neurobiologischen Wirkung von emotionalem Stress auf das Immunsystem mit dem MacArthur Fellowship ausgezeichnet. Er sagt: »Die Stressreaktion richtet mehr Schaden an als der Stressor selbst, da wir in Stresshormonen baden.« [1]

Forschungen bestätigen den Zusammenhang zwischen Stress und körperlichen Entzündungsprozessen. So haben etwa Erwachsene, die unter dem Druck stehen, einen an Demenz erkrankten Ehepartner pflegen zu müssen, einen erhöhten Zytokinspiegel, der Entzündungen fördert.[2] Der Tod erwachsener Geschwister lässt das Herzinfarktrisiko in die Höhe schnellen.[3] Wird eine Frau in der Schwangerschaft mit einem sehr belastenden Ereignis konfrontiert, verdoppelt sich die Gefahr einer Fehlgeburt.[4] Schwerwiegende finanzielle Probleme erhöhen das Risiko, dass der Betreffende in den darauffolgenden Monaten stürzt und sich verletzt.[5] Der Tod eines Kindes verdreifacht die Wahrscheinlichkeit, dass seine Eltern an Multipler Sklerose erkranken.[6] Ein Zustand starker emotionaler Angst oder großen Verlusts kann eine Erkrankung des Herzmuskels herbeiführen, die als Stress-Kardiomyopathie oder »Gebrochenes-Herz-Syndrom« bezeichnet wird.[7] Diese massive physische Schwächung des Herzmuskels äußert sich beinahe wie ein echter Herzinfarkt und wird oft irrtümlich als solcher diagnostiziert.

Warum Stress für Kinder besonders schädlich ist

Wenn wir erwachsen sind, verursachen emotionale Belastungen messbare lebensverändernde Folgen auf körperlicher Ebene. Bei Kindern oder Jugendlichen hinterlassen emotionale Stressoren und Belastungen noch viel tiefere Narben. Potenzielle Stressfaktoren sind unter anderem chronische Herabsetzung, emotionale Vernachlässigung, Scheidung der Eltern, Tod eines Elternteils, die Stimmungsumschwünge eines alkohol- oder suchtkranken Elternteils, sexueller Missbrauch, durch medizinische Behandlungen verursachte Traumata, der Tod eines Bruders oder einer Schwester sowie körperliche Gewalt oder eine von Gewalt geprägte Umgebung. In allen diesen Fällen kann die Stressantwort von Hypothalamus, Hypophyse und Nebennieren so umprogrammiert werden, dass die Ausschüttung entzündungsfördernder Stresshormone ein Leben lang erhöht bleibt.

Bei Kindern und Jugendlichen ist die HHN-Achse noch in der Entwicklung – und der gesunde Reifungsprozess wird durch Sicherheit oder einen Mangel an Sicherheit in unserer alltäglichen Umgebung stark beeinflusst. Wenn ein junges Gehirn aufgrund der Vorgänge im Elternhaus, dem Umfeld oder der Schule eines Kindes wiederholt in einen Zustand der Übererregung oder Angst versetzt wird, wird die Stressachse immer und immer wieder aktiviert und der Körper regelmäßig mit entzündungsfördernden Neurochemikalien geflutet. Es kann zu tiefgreifenden physiologischen Veränderungen kommen, die anhaltende Entzündungsprozesse und Erkrankungen zur Folge haben.

Über die Hälfte der Reizdarmpatientinnen und -patienten berichten von traumatischen Erfahrungen in der Kindheit. Scheidungskinder haben ein wesentlich höheres Risiko, später einen Schlaganfall zu erleiden. ACE-Werte gehen mit einer deutlich größeren Wahrscheinlichkeit einher, zum Beispiel an Krebs, Lungenkrankheiten, Diabetes, Asthma, Kopfschmerzen, Magengeschwüren, Multipler Sklerose, Lupus erythematodes, Reizdarmsyndrom und chronischer Erschöpfung zu erkranken.[8]

Je mehr Belastungsfaktoren Kinder haben, desto größer ist die Gefahr, dass sie als Erwachsene am Herzen erkranken.

Ich wiederhole: Bei einem Kind mit einem ACE-Wert von 7 ist die Wahrscheinlichkeit einer späteren Herzerkrankung um 360 Prozent höher.[9]

Belastende medizinische Maßnahmen

Nicht immer gehen belastende Kindheitserfahrungen auf das erzieherische Versagen der Eltern zurück.

Micheles Eltern waren wunderbar und sorgten dafür, dass die Familie glücklich war. Sie gaben ihrem Sohn und ihrer Tochter die elterliche Liebe und Unterstützung, die ein Kind verdient. »Das Leben war schön«, sagt Michele. Aber mit 13 Jahren hatte sie eine Blasenentzündung und wurde mit Antibiotika behandelt. »Innerhalb von 24 Stunden bekam ich Kopfschmerzen und Ausschlag.«

Micheles Arzt erklärte ihrer Mutter: »Es ist ein Virus.«

Aber der Ausschlag blieb. Michele begann, bei hellem Licht die Augen zusammenzukneifen. Der Augenarzt wusste nicht, woran das lag. Auf ihrer Oberlippe bildeten sich Blasen. Der Kinderarzt war ratlos, deshalb brachten Micheles Eltern sie ins Krankenhaus. Sie sprachen mit einem Hautarzt, der einen Artikel über ihre Symptome gelesen hatte. Er vermutete, sie könnte am Stevens-Johnson-Syndrom leiden – einer seltenen Erkrankung, der eine heftige allergische Reaktion auf ein Medikament zugrunde liegt.

Michele wurde ins NewYork-Presbyterian Hospital eingeliefert, das an die medizinische Fakultät der Columbia University angeschlossen ist. Innerhalb von 24 Stunden warf ihr ganzer Körper Blasen, groß wie Hände. Wie Michele sagt, bedeckten sie erst »30 Prozent, dann 100 Prozent meines Körpers«. Die Diagnose lautete auf eine fortgeschrittene Form des Stevens-Johnson-Syndroms, das medikamentöse Lyell-Syndrom. Die Blasen, die so groß wie Schüsseln waren, begannen »ineinanderzulaufen, bis mein ganzer Körper eine einzige riesige Blase war. Sogar auf den Hornhäuten hatte ich Blasen.«

Heutzutage werden Patienten mit einem medikamentösen Lyell-Syndrom in ein künstliches Koma versetzt. Die körperlichen Schmerzen sind schlicht nicht zu ertragen. Aber im Jahr 1981, als die Krankheit bei Michele diagnostiziert wurde, beobachteten die Ärzte »einfach, wie sie voranschritt«. Sie verwandelten Micheles Krankenzimmer in eine Verbrennungsintensivstation. Michele sah wie ein Verbrennungsopfer aus, und deshalb wurde sie auch behandelt, als hätte man sie aus den Flammen gerettet. »Ich fühlte mich, als würde mir bei lebendigem Leibe Quadratzentimeter für Quadratzentimeter die Haut abgezogen.« Michele sagt, damals habe sie begonnen, sich von ihrem Körper abzuspalten. »In diesem Krankenhaus trennten sich unsere Wege. Wir stellten die Kommunikation ein. Ich konnte diese Schmerzen nicht aushalten.«

Wie durch ein Wunder überlebte Michele. Sie verpasste zwei Monate Schulunterricht, in denen ihre Mutter half, sie gesundzupflegen. Nach und nach fand sie in den normalen Rhythmus des Lebens zurück. Zurück blieb die Angst, die sie noch immer in sich trug. Sie sagt, am Jahrestag ihrer Ersteinlieferung ins Krankenhaus »fielen mir immer die Haare aus und wuchsen dann langsam wieder nach«. Michele studierte an der University of Pennsylvania und riss sich zusammen, aber sie sagt: »Ich litt unter Schlaflosigkeit und ständigen Albträumen.« Als sie Ende 20 war, wurden chronische Erschöpfung, Epstein-Barr-

Virus und Reizdarmsyndrom bei ihr festgestellt. »Meine Muskeln schmerzten fürchterlich, und meine Nebenhöhlen waren chronisch entzündet. Wegen der Schmerzen konnte ich kaum fünf Minuten stillsitzen.« Ihre Leberwerte waren schwindelerregend hoch. Sie bekam, wie sie sagt, »eine rätselhafte Krankheit nach der anderen«.

Als sie 35 Jahre alt war, erklärte ihr Arzt Michele mit ernster Miene, dass sie unter »stark fortgeschrittener Osteoporose« litt. Ihre Knochen, so sagte er, würden sich allmählich auflösen. »Wenn wir das nicht in den Griff bekommen, werden Ihre Knochen in den nächsten zehn Jahren einfach zerbröseln.«

Die Belastungen, denen Michele ausgesetzt gewesen war, hatten nichts mit Erziehungsfehlern ihrer Eltern zu tun. Aber sie hatte als Jugendliche extremen Stress erlebt – und dieser Stress war für ihr in der Entwicklung befindliches Immunsystem und ihre Zellen ebenso zersetzend gewesen.

Das Leben ist komplex und chaotisch, und das Leiden hat viele Gesichter. Schlimme Dinge passieren. Eltern erkranken oder sterben. Unfälle geschehen aus heiterem Himmel, genau wie gesundheitliche Krisen.

Auf welche Weise verursachen die biophysikalischen Veränderungen und Entzündungsprozesse aufgrund ganz unterschiedlicher Kindheitsbelastungen später Autoimmunerkrankungen, Herzerkrankungen und Krebs?

Wenn wichtige genetische Schalter umgelegt werden

An einem ungewöhnlich kühlen Dezembermorgen treffe ich mich in einem Café im Zentrum von Baltimore mit Margaret McCarthy, Professorin für Neurowissenschaften an der University of Maryland School of Medicine. Sie hat einen straffen Zeitplan, deshalb kaufen wir zwei Becher Suppe zum Mitnehmen und machen uns auf den Weg in ihr Büro.

Der Flur ist die Hauptschlagader der vier Räume, aus denen McCarthys Labor besteht. Als wir ihn betreten, kommen wir an einer Tafel mit der Aufschrift »Forschung rettet Leben« vorbei. Darauf prangt das Bild eines lächelnden kleinen Mädchens mit einem Plüschhasen. Seit Jahren unterrichtet McCarthy Medizinstudenten, Studenten weiterer Studiengänge und sogar Highschool-Schüler in Naturwissenschaften. Sie stellt sie als Laboranten ein, um sie »heiß auf Wissenschaft« zu machen.

McCarthy gibt mir eine Einführung in das, was die Forschung bislang über Kindheitsbelastungen und Veränderungen der Gehirnentwicklung ans Licht gebracht hat.

»Frühe Belastungen verursachen Veränderungen im Gehirn. Sie verändern die Einstellung des Immunsystems, sodass man entweder gar nicht mehr oder zu stark auf Stress reagiert und diese Reaktion nicht mehr abschalten kann«, sagt sie.

Diese dauerhafte Veränderung der Stressreaktion entsteht infolge eines Vorgangs namens Epigenetik. Zu epigenetischen Veränderungen kommt es, wenn in jungen Jahren sowohl gute Umwelteinflüsse (fürsorgliche Bezugspersonen, gesunde Ernährung, saubere Luft und sauberes Wasser) als auch schlechte Umwelteinflüsse (belastende Umstände, schlechte Ernährung,

Infektionen oder schädliche Chemikalien) nachhaltig beeinflussen, welche Gene im Körper aktiv werden.

Für diese epigenetischen Veränderungen sorgt der Prozess der Genmethylierung, den McCarthy so erklärt: »Unsere DNS ist nicht einfach nur da. Sie ist ganz fest aufgewickelt und in schützende Proteine gehüllt, die zusammen das Chromosom bilden. Es kommt nicht darauf an, welches Erbgut Sie haben; es kommt darauf an, wie die genetische Information zum Ausdruck kommt. Für eine korrekte Genexpression muss das Chromosom entspiralisiert und wie eine Blume genau an der Stelle des betreffenden Gens geöffnet werden.«

McCarthy öffnet die Finger beider Hände. Sie sagt: »Stellen Sie sich vor, Sie würden einer Blume beim Blühen zusehen, aber während sie aufgeht, ist sie von Makeln übersät.« Sie rollt ein paar Finger wieder ein, als könnte sie sie plötzlich nicht mehr bewegen. »Diese Makel hindern sie daran, normal aufzublühen. Ist unsere DNS beim Öffnen von diesen Methylierungsmarkern übersät, kann ein Gen nicht so ausgedrückt werden, wie es sollte.«

Wenn ein solches »epigenetisches Gen-Silencing« stattfindet, erklärt McCarthy weiter, haften diese kleinen chemischen Marker – auch Methylgruppen genannt – an Genen mit der Aufgabe, die Aktivität der Stressrezeptoren im Gehirn zu steuern. Die chemischen Marker legen wichtige Gene in dem Abschnitt unseres Erbguts still, der für die Überwachung der Regulation der Stresshormone durch den Hippocampus zuständig ist, wenn wir erwachsen sind. Kann das Gehirn die biologische Stressreaktion nicht zügeln, gerät es in einen Zustand ständiger Übererregung. Beim geringsten Anlass kreisen entzündungsfördernde Hormone und Chemikalien durch den Körper.

Wird also bei einem Kind, dessen Gehirn sich noch in der Entwicklung befindet, immer wieder die Kampf-oder-Flucht-Reaktion ausgelöst, veranlasst der chronische Stress die kleinen chemischen Marker dazu, die für die Regulation der Stressreaktion zuständigen Gene abzuschalten – und hindert das Gehirn so ein Leben lang daran, seine Reaktion zu regulieren.[10]

Die Wissenschaftlerin Joan Kaufman leitet das Child and Adolescent Research and Education (CARE) Program der Yale School of Medicine. Sie analysierte die DNS im Speichel von 96 Kindern, die von ihren Eltern misshandelt oder vernachlässigt und deshalb von ihnen getrennt worden waren. Daneben untersuchte sie die DNS von weiteren 96 Kindern, die in einem familiären Umfeld aufwuchsen, das man wohl als glücklich bezeichnen könnte. Kaufman entdeckte erhebliche Unterschiede bei den epigenetischen Markern der DNS der Kinder, die Widrigkeiten erlebt hatten – an beinahe 3000 Stellen ihrer DNS und auf allen 23 Chromosomen.[11]

Die Kinder, die misshandelt und von ihren Eltern getrennt worden waren, zeigten epigenetische Veränderungen in speziellen Bereichen des menschlichen Genoms, die darüber entscheiden, wie angemessen und effektiv sie später auf die Stressoren des Lebens reagieren.

Seth Pollak ist Professor für Psychologie und Leiter des Child Emotion Laboratory der University of Wisconsin-Madison. Er fand heraus, dass bei 50 Kindern, die Belastungen und Traumata erlebt hatten, ein Gen für das Stressmanagement verändert war.[12] Es gibt das Signal für ein Abflauen der Cortisolantwort, damit der Körper in den Ruhezustand zurückkehren kann, wenn der Stressor verschwunden ist. Da das Gen beschädigt war, konnte der Körper dieser Kinder die überschießende

Stressreaktion nicht zügeln. »Es fehlt ein wichtiger Satz Bremsen«, wie Pollak sagt.[13]

Dies ist nur eines von hundert Genen, die verändert werden, wenn ein Kind Belastungen ausgesetzt ist.[14]

Eine Überlastung der HHN-Stressachse in der Kindheit oder Jugend hat dauerhafte Folgen. Das liegt nicht nur daran, wie Stress in dieser Lebensphase auf uns wirkt. Es liegt auch daran, dass chronischer Stress in jungen Jahren biologisch verändert, wie wir ein Leben lang auf belastende Ereignisse reagieren. Die langfristige Veränderung verschiebt den Sollwert für die Produktion eines schädlichen Cocktails biochemischer Stoffe, der von unseren endokrinen Drüsen und unserem Immunsystem hergestellt wird. Dieser Cocktail bombardiert unseren Körper und unsere Zellen, wenn wir 30, 40, 50 Jahre und älter sind. Ist das Stresssystem erst einmal geschädigt, reagieren wir übermäßig auf Belastungen und können diese starke Reaktivität nicht mehr automatisch zurückfahren.

Stellen Sie sich einen Augenblick vor, Ihr Körper bekäme über eine Infusion Stresshormone und Stresschemikalien verabreicht. Bei Bedarf wird die Tropfgeschwindigkeit erhöht, und nach überstandener Krise wird die Infusion entfernt. Sie können es sich aber auch folgendermaßen vorstellen: Kinder, deren Gehirn aufgrund früher Belastungen epigenetisch verändert wurde, bekommen Tag für Tag eine Infusion entzündungsfördernder Kampf-oder-Flucht-Hormone mit hoher Tropfgeschwindigkeit – und es gibt keine Möglichkeit, sie abzuschalten.

Wenn die HHN-Stressachse ständig aktiviert und jederzeit einsatzbereit ist, sind wir in der ersten Hälfte des Stresszyklus gefangen. Ohne uns dessen bewusst zu sein, baden wir jahrzehntelang in entzündungsfördernden Stoffen. Dies bereitet den Boden dafür, dass wir Jahre später das volle Spektrum an Symptomen erleben – in Form von Reizdarmsyndrom, Autoimmunerkrankungen, Fibromyalgie, chronischem Erschöpfungssyndrom, Myomen, Magengeschwüren, Herzerkrankungen, Migräne, Asthma und Krebs.

Die Veränderungen, die unsere Anfälligkeit für bestimmte Krankheiten erhöhen, sind bereits *in* der Kindheit erkennbar. Die erste Studie von Joan Kaufman und ihren Kollegen, die diese unmittelbaren Zusammenhänge aufdeckte, zeigte bei vernachlässigten Kinder »überall auf dem Genom« erhebliche epigenetische Unterschiede – unter anderen bei Genen, die mit Herz-Kreislauf-Erkrankungen, Diabetes, Übergewicht und Krebs in Verbindung gebracht werden.[15]

Doch wenn sich mit 40 allmählich Anzeichen einer Autoimmunerkrankung einstellen oder sich mit 50 eine Herzerkrankung zeigt, bringen wir das oft nicht mit den Erfahrungen unserer Kindheit in Verbindung. Wir gewöhnen uns an das vertraute Gefühl von emotionalem Stress – daran, nicht in Ordnung zu sein. Wir halten es schlicht für normal. Wir fahren jeden Tag lange zur Arbeit, haben ein Immobiliendarlehen mit 30 Jahren Laufzeit und unseren individuellen Mix familiärer Dynamiken. Normalerweise kommen wir damit klar, und meist geht es uns ganz gut. Dann passiert eine winzige Kleinigkeit: Wir streiten mit unserer Schwester über eine Bemerkung, die bei einem Abendessen im Familienkreis gefallen ist; wir bekommen Post von der Versicherung, die eine gesalzene Arztrechnung nicht übernehmen will; einen Tag bevor Freunde zum Abendessen zu uns kommen, quittiert der Kühlschrank den Dienst; in einem Meeting billigt unser Chef die Vorschläge einer Kollegin und ignoriert unsere Anregungen; auf der Autobahn hupt ein Wagen lang und durchdringend, schert hinter uns aus und quetscht sich vor uns in die Spur. Und wir reagieren auf diese Ereignisse, als ginge es um Leben und Tod. Wir gehen in die Luft. Und nach und nach wird uns klar, dass es uns doch nicht so gut geht.

Ein Erwachsener, der es ohne traumatische Kindheitsbelastungen bis zur Volljährigkeit geschafft hat, bekommt es möglicherweise mit den gleichen Stressoren zu tun. Auch bei ihm schießt der Cortisolspiegel in die Höhe. Aber sobald der Stress vorüber ist, kehrt er rasch wieder in einen Zustand der Ruhe und der Entspannung zurück. Nach einer frühen Traumatisierung kann unsere HHN-Stressachse nicht zwischen echter Gefahr und empfundenem Stress unterscheiden. Sobald wir von einem belastenden Ereignis abgelenkt werden, gibt sie dem Immunsystem in Sekundenbruchteilen das Signal, voll aufzudrehen. Wir spüren den Adrenalinstoß – aber die Gene, die unserem Stresssystem den Befehl geben sollten, in einen Zustand der Ruhe und der Entspannung zurückzukehren, tun dies nicht.

Im Laufe der Tage und der Jahre ergibt sich aus diesem Unterschied zwischen einer langen und einer kurzen »Erholungsphase« nach Cortisolausschüttung eine erhebliche, lebensverändernde Differenz an Stunden, in denen wir in körpereigenen entzündungsfördernden Stresshormonen baden. Mit der Zeit kann dies zu erheblichen Schieflagen in unserem Leben führen.

Immer in Alarmbereitschaft

Erwachsene mit belastenden Kindheitserfahrungen sind ständig in Alarmbereitschaft. Das haben sie sich schon als Kinder angewöhnt, als sie nie sicher sein konnten, wann die nächste spannungsgeladene Situation auf sie zukommen würde.

Michele fand nach der beängstigenden Krankheit in ihrer Jugend als Erwachsene niemals Frieden, hatte nie das Gefühl, »ganz« und intakt zu sein: »Ich hatte Angst, dass mich schon eine kleine, unbedeutende Erkrankung überrumpeln, sich auswachsen und mein ganzes Leben auf den Kopf stellen könnte.«

Als Erwachsene hat Laura einen anspruchsvollen Job in Washington, D.C., der blitzschnelle Entscheidungen und eine besondere Wachsamkeit verlangt. Sie macht ihre Sache gut, denn als sie klein war, haben sie und ihr Gehirn gelernt, jederzeit auf den nächsten Angriff der Mutter gefasst zu sein – als ob es weniger schmerzhaft wäre, wenn sie vorbereitet war. »Ich war Expertin für die Stimmungen meiner Mutter«, sagt Laura. »Sobald wir beide gleichzeitig in einem Raum waren, überlegte ich, wie ich mich davonstehlen konnte.«

Mit neun Jahren hatte Laura gelernt, »unbewusst darauf zu achten, ob meine Mutter ihre Augen leicht zusammenkniff«. Dieses Signal verriet ihr, dass sie gleich für etwas verantwortlich gemacht würde, »von dem ich nicht einmal wusste, dass ich es getan hatte – etwa, weil ich die Hälfte eines Sandwichs im Kühlschrank gegessen hatte oder die Schleife an meinem Schuh nicht schnell genug band«. Als Laura klein war, lernte sie, sich ganz langsam vorzutasten, »als hätte ich die Augen verbunden. Ich wollte erahnen, was als Nächstes passieren würde, wo der nächste emotionale Felsvorsprung war, damit ich den scharfen Kanten meiner Mutter nicht zu nahe kam.«

Laura betrachtete ihre Mutter als gefährlich. »Ich wusste, dass sie mir niemals körperlich wehtun würde«, erklärt sie. »Aber ich hatte sogar dann schreckliche Angst vor ihr, wenn sie guter Laune war. Und nachts, wenn ich sie leise schnarchen hörte, überkam mich dieses überwältigende Gefühl von Freiheit, von Erleichterung.«

Selbstverständlich war Lauras Leben niemals wirklich bedroht. Sie wohnte in einem sicheren Vorstadtviertel, hatte zu essen und etwas zum Anziehen. Trotzdem hatte sie das Gefühl, dass ihr Leben auf dem Spiel stand. Wie alle Kinder, deren Eltern ein beängstigendes Verhalten an den Tag legen, empfand sie die überwältigende grundlegende Angst, dass sie nicht überleben würde, wenn ihre primäre Bezugsperson sich gegen sie wandte. Denn wie soll man überleben, wenn sich der Mensch, dem man Nahrung, Obdach und sogar das Leben verdankt, gegen einen wendet? Man glaubt, das eigene Leben hinge vom Wohlwollen dieses Erwachsenen ab. Denn als wir klein waren, war die Zu- oder Abwendung seitens unserer Bezugsperson tatsächlich eine Frage von Leben und Tod.

Die erwachsene Laura »schulte« sich in dem Glauben, ihre Kindheitsbelastungen seien lange nicht so schlimm gewesen wie das, was andere Leute mit alkoholkranken, wuterfüllten, geschiedenen oder depressiven Eltern erlebt hätten. Sie redet sich immer wieder ein, sie sei über die Schwierigkeiten ihrer Kindheit hinweg.

Doch ihr Körper ist weit davon entfernt. Laura hat eine Herzerkrankung und einen Defibrillator in der Brust. Sie hat wie Michele hochsensible Angstsensoren – und weiß nicht, wie sie sie abstellen soll.

Das Gefühl ständiger Bedrohung

Es wäre logisch anzunehmen, dass einige Belastungsfaktoren mehr Schaden anrichten als andere. Kat war von dem Wissen traumatisiert, dass ihr Vater ihre Mutter getötet hat. Wir könnten nun erwarten, dass dies schlimmere biologische Folgen hatte als der Umstand, dass Laura regelmäßig von ihrer depressiven Mutter abgewertet wurde. Wir würden zweifellos vermuten, dass Kats Geschichte größere biologische Schäden angerichtet hat als das, was Ellie als zweitjüngstes von fünf Kindern in einer ruhigen Vorstadt von Philadelphia erlebt hat. Ellie erinnert sich daran, dass sie eine sehr enge Beziehung zu ihren Eltern hatte. Aber als sie älter wurde, so sagt sie, »wusste ich, dass etwas nicht stimmte. Meine beiden ältesten Brüder waren tickende Zeitbomben. In ihnen schwelten heftige Gefühle, die nur darauf warteten zu explodieren. Wenn sie beim Essen mit den Eltern über Politik diskutierten, gerieten sie wegen Nichtigkeiten aneinander, und dann wurde es hässlich.«

Bald bekamen die Brüder Probleme mit Alkohol und Drogen – »und dann fing es an, dass die Polizei bei uns auftauchte«. Ellie erinnert sich: »Ich hörte oft, wie sich meine Eltern und meine Brüder um zwei Uhr morgens anschrien. Dann kamen meine Mutter und mein Vater in mein Zimmer und sagten, meine kleine Schwester und ich bräuchten uns nicht zu fürchten, es sei alles in Ordnung. Aber es war beängstigend.« Besonders, als ein älterer Bruder ins Gefängnis kam.

Trotz der Schwierigkeiten daheim hatte Ellie gute Noten und bekam ein Sportstipendium für eine kalifornische Universität. Aber nach dem Abschluss stellten sich Suizidgedanken ein, und mit 24 Jahren wurde eine schwere autoimmune Schuppenflechte bei ihr diagnostiziert. »Mein Körper attackierte sich selbst«, sagt sie.

Glaubt man der ACE-Forschung, steigt das Risiko für spätere gesundheitliche Probleme deutlich, wenn man mit einem Familienmitglied aufwächst, das im Gefängnis sitzt.[16]

Laura, John, Georgia, Kat, Michele und Ellie erzählen sechs einzigartige Geschichten von Kindheitsbelastungen. Und doch haben die unterschiedlichen Traumatisierungsniveaus ähnliche biologische Reaktionen in ihren Gehirnen ausgelöst. Ein Gehirn, das sich in der Entwicklung befindet, reagiert auf Traumata verschiedener Art und verschiedenen Umfangs so ähnlich, weil alle Belastungsfaktoren einen einfachen gemeinsamen Nenner haben: Sie sind nicht vorhersehbar. Das Kind weiß nicht genau, wann, warum oder woher der nächste emotionale oder körperliche Schlag kommen wird.

Forscher bezeichnen Stress, der auf unvorhersehbare Weise und zu unvorhersehbaren Zeiten auftritt, als »chronischen unvorhersehbaren Stress«. Die Folgen für die Entwicklung von Tieren werden seit Jahrzehnten untersucht – und die Forschungen begannen lange, bevor Felitti und Anda bei den belastenden Kindheitserfahrungen ansetzten. In klassischen Versuchen setzen Forscher Tiere über Wochen verschiedenen Stressoren aus, um zu sehen, wie die Belastungsreize ihr Verhalten beeinflussen. In einem Experiment erzeugte McCarthy mit ihren Postdoc-Studierenden bei männlichen und weiblichen Ratten drei Wochen lang leichten chronischen unvorhersehbaren Stress. Die Ratten wurden jeden Tag ein paarmal leicht gestresst: Ihr Käfig wurde gedreht; sie mussten fünf Minuten schwimmen; ihre Einstreu wurde mit Wasser benetzt; sie bekamen einen Tag lang nichts zu fressen; sie konnten sich 30 Minuten lang nicht bewegen oder wurden 30 Minuten lang dem Licht eines Stroboskops ausgesetzt.

Nach Ablauf der drei Wochen untersuchte McCarthys Team die Gehirne der Ratten auf Unterschiede. Bei der Gruppe, die dem leichten chronischen unvorhersehbaren Stress ausgesetzt gewesen war, entdeckten sie signifikante Veränderungen der Rezeptoren im Hippocampus – einem Hirnareal, das mit den Emotionen in Verbindung steht und normalerweise dazu beitragen würde, die Produktion der Stresshormone zu regulieren und Gefühle von Stress und Angst zu zügeln, sobald der Auslöser verschwunden ist.[17]

Die Ratten, die chronischen unvorhersehbaren Stress erlebt hatten, konnten die Stressreaktion nicht mehr abstellen. Die Gehirne der nicht gestressten Kontrollgruppe zeigten keine Veränderungen.

Gänzlich vorhersehbarer Stress verursacht selbst dann nicht die gleichen Veränderungen im Gehirn, wenn er stärker traumatisiert – und eine Ratte zum Beispiel regelmäßig elektrische Schläge auf die Pfoten bekommt, während ein lautes Schrillen ertönt. »Ratten gewöhnen sich an erheblich traumatischere Stressoren, wenn sie jeden Tag zur gleichen Zeit und auf die gleiche Weise auftreten«, sagt McCarthy. »Sie werden damit fertig. Sie wissen, dass es passiert und dann wieder vorbei ist.« Darüber hinaus, so sagt sie, »gibt es keine Anzeichen für die gleichen Veränderungen in ihrem Gehirn, für Entzündungen oder Erkrankungen«.

Sie fügt hinzu, wenn man andererseits »jeden Tag zu einer anderen Zeit schwächere, aber unvorhersehbare belastende Erfahrungen unterschiedlicher Intensität verursacht und in unregelmäßigen Abständen mit unterschiedlichen Geräuschen wie lautem Klatschen kombiniert, zeigt das Gehirn dieser Ratten erhebliche Veränderungen. Sie werden körperlich krank; sie bekommen Magengeschwüre.«

Aus diesem Grund halten die Forscher die Unvorhersehbarkeit von Stress für besonders schädlich. Bei einem Rundgang durch ihr Labor zeigt McCarthy die Metallvorrichtung, die dazu dient, die Käfige der Nager für kurze Zeit sanft durchzurütteln. »Bereits minimale unvorhersehbare Stressoren – zum Beispiel wenn man leicht am Käfig rüttelt, Rockmusik laufen lässt, einen neuen und unbekannten Gegenstand in den Käfig legt – verursachen typische Veränderungen im Gehirn, wenn sie ohne Vorwarnung geschehen.«

Unter dem Strich, so McCarthy, kann das Gehirn »massive Belastungen aushalten, wenn sie vorhersehbar sind; andererseits sind bereits geringfügige Belastungen unerträglich, wenn sie besonders unvorhersehbar sind«.

Forscher wissen seit Jahren, wie chronischer unvorhersehbarer Stress auf das erwachsene Gehirn wirkt. Dennoch untersuchen sie erst seit Kurzem, was geschieht, wenn das kindliche Gehirn dieser Art von Stress ausgesetzt ist.

Das Problem der Ungewissheit

Mary, inzwischen Mitte 50, wuchs als ältestes von vier Kindern in einer Kleinstadt in Oregon auf. Das Leben mit ihren Künstlereltern hatte große Ähnlichkeit mit einem unvorhersehbaren Rütteln und Schütteln und lauten, seltsamen Geräuschen. Marys Vater hatte selbst eine schwere Kindheit gehabt. Er hatte nie erfahren, wer sein Vater war, und seine Mutter war gestorben, als er sieben war. Seine Großeltern mütterlicherseits adoptierten seinen Bruder, aber nicht ihn, weil seine Eltern nicht verheiratet gewesen waren, was sie als Makel sahen. (Er hatte einen sehr hohen ACE-Wert.)

Als er Jahre später selbst vier Kinder hatte, trank er viel, feierte Partys und spielte Karten. »Ich konnte meinen Vater und seine Freunde nächtelang im Wohnzimmer gleich neben meinem Kinderzimmer trinken und sehr laut herumfluchen hören. Sogar wenn am nächsten Tag Schule war. Ich fühlte mich nicht sicher.« Mary hat große, mitfühlende Augen und schulterlanges braunes Haar, das sie mit langen, graziösen Fingern ordentlich hinters Ohr streicht. »Ich weiß noch, dass meine Mutter ihn anschrie: ›Du musst sie heimschicken. Deine Kinder können nicht schlafen!‹ Und er brüllte zurück: ›Ich kann sie nicht einfach heimschicken. Das sind meine Freunde!‹ Mein Schlaf – und mein Gefühl von Sicherheit – zählte für ihn nicht.«

Marys Mutter hatte vier Kinder zu versorgen und war in der Ehe mit einem Alkoholiker gefangen. Sie hatte ihre eigenen Ängste und war deshalb emotional ebenfalls nicht verfügbar. »In der Grundschule wurde ich ziemlich schikaniert«, erzählt Mary. »Ich war klein und dünn, und die anderen Kinder haben mich oft gequält.« Ihre Mutter machte sich ständig Gedanken um eine außereheliche Affäre ihres Vaters und kümmerte sich nicht um Marys Probleme. Schließlich zog sie mit Mary und ihren kleineren Geschwistern zu ihrer Mutter an die Ostküste.

»Ein Teil von mir war froh darüber, weit weg von all den Partys zu sein – und von den Spannungen, den Streitigkeiten in ihrer Ehe«, sagt Mary.

Ihre Eltern versöhnten sich wieder, und anfangs war Mary glücklich und voller Hoffnung. Aber ihr Vater trank nach wie vor sehr viel. Er betrank sich so sehr, dass »meine Mutter ihn im wahrsten Sinne des Wortes aus dem Bett warf und er zum Schlafen zu mir kam«. Da sei nichts passiert, sagt Mary. »Nicht so was.« Trotzdem war es bedrohlich, dass sie mit zehn Jahren manchmal mitten in der Nacht aufwachte und ihren Vater neben sich im Bett fand, der mal wieder seinen Vollrausch ausschlief.

In der Schule lief es nicht viel besser. »Wir trugen damals noch Kleider«, sagt Mary. »Die Jungen nannten mich ›Gladiator‹, weil ich auf sie losging und zurückschlug, wenn sie mich ärgerten.« Das machte die Schikanen schlimmer. »Sie rannten hinter mir her, drückten mich auf den Boden und zogen mir mit Gewalt die Unterhose herunter.«

Mary dachte nicht daran, ihrem Vater von den Schikanen in der Schule zu erzählen. »Wenn er betrunken war, prügelte er uns windelweich. Als meine Schwester in der zweiten Klasse war, zerrte er ihr die Hosen herunter und versohlte ihr vor den Augen seiner betrunkenen Freunde den Hintern.«

Marys Sensoren waren immer auf Empfang, um sie auf den unberechenbaren Einschlag der nächsten emotionalen Bombe vorzubereiten. Ihre Stressachse war immer in Aktion; ihr Immunsystem lief auf Hochtouren. Damals zeigte Mary die ersten

Symptome einer Autoimmunkrankheit namens Vitiligo (Weißfleckenkrankheit), bei der die Immunzellen des Körpers die Pigmentierung der Haut zerstören. Hautstellen wurden weiß, als ob die Haut dort gebleicht oder verbrannt wäre und der Körper versuchte, neue Haut zu bilden.

»Unsere Haut ist unsere erste Verteidigungslinie gegen die Welt. Sie soll uns schützen, unsere körperlichen Grenzen sichern«, sagt Mary. »Und doch zogen meine Eltern keinerlei Grenzen, um Schaden von mir oder meinen Geschwistern abzuwenden.« Es war, als flehte ihre Haut ihre Eltern an, diese Grenzen zu ziehen – jenen sicheren Bereich zu schaffen, den Eltern ihren Kindern bieten sollen.

Aber noch schlimmer als das Hautproblem »waren die ständigen Bauchschmerzen«. Mary erinnert sich: »Ich hatte chronische Verstopfung und Krämpfe, dann wieder furchtbaren Durchfall. Alles Anzeichen eines Reizdarmsyndroms, aber damals gab es noch keinen Namen dafür.« Manchmal wurde sie »scheinbar grundlos« zittrig und nervös. »Ich stand einfach da, und dann überfiel mich diese Angst und fegte kribbelnd durch meinen Körper.«

Mit der Zeit nahm das entgrenzte Verhalten ihres Vaters immer bizarrere Formen an. Als Mary 14 Jahre alt war, schnitt er aus einem Stapel alter *Playboy*-Magazine hunderte Fotos nackter Frauenkörper aus, trennte die Köpfe ab und hängte die Aufnahmen von körperlosen Brüsten, Beinen, Hintern und Genitalien an die Küchenwände. Andrea, eine Freundin von Mary, erzählte ihren Eltern von dieser »Tapete«. »Danach durfte sie mich nicht mehr zu Hause besuchen«, sagt Mary. »Mir wurde klar, dass sich andere Kinder wegen meines Vaters in meiner Gesellschaft unwohl fühlten.«

Als sie 15 war, zogen ihre Eltern aufs Land. »Ich glaube, sie wollten ihre Ehe retten.« In einer klaren, kalten Winternacht kam Mary aus der Garage, und einer der betrunkenen Freunde ihres Vaters stand neben seinem Wagen in der Auffahrt. »Als ich an ihm vorbei zum Haus ging, starrte er mich durchdringend an und sagte: ›Du bist wunderschön!‹ Dann warf er mich auf den Rücksitz seines Wagens und stürzte sich auf mich. Er steckte mir die Zunge in den Hals und fummelte an mir herum.«

Mary stieß ihn weg und lief ins Haus, um es ihrem Vater zu erzählen, der ebenfalls betrunken war. »Er sagte, ich solle deswegen nicht so viel Wind machen.«

Es gab aber auch Situationen, in denen Marys Vater sich um sie kümmerte. Als sie einen Unfall hatte, »begleitete er mich im Rettungswagen und weinte auf dem ganzen Weg zum Krankenhaus«. Er war völlig unberechenbar.

Mit 18 Jahren litt Mary an »anhaltenden Depressionen«, die sich in den nächsten 30 Jahren verstärken sollten. Noch schlimmer wurden sie, nachdem sie geheiratet und ihre vier Kinder bekommen hatte. Sie bekam große Probleme mit dem unteren Rücken, die Jahr für Jahr schlimmer wurden. Die Autoimmunerkrankung Vitiligo begann, sich über ihre Arme und ihren Hals auszubreiten.

»Ich litt nach jeder Geburt an einer Wochenbettdepression, und bei meinem vierten Sohn dachte ich an Selbstmord. Der körperliche und emotionale Schmerz war zu einer Lawine angewachsen. Wenn ich ohne die Kinder im Wagen unterwegs war, ertappte ich mich bei dem Gedanken: ›Wie kann ich den Wagen so gegen einen Baum fahren, dass niemand einen Selbstmord vermutet und ich hinterher nicht nur behindert und eine Last für meine Familie bin?‹«

Damals, so Mary, »wurde mir klar, dass ich von etwas Großem verfolgt wurde. Irgendetwas stimmte ganz und gar nicht; ich fühlte mich überhaupt nicht sicher auf der Welt. Ich hatte diese wunderschönen Söhne und fühlte mich innerlich völlig daneben.«

□

Für ein Gehirn, das noch in der Entwicklung steckt, ist es enorm wichtig zu wissen, was als Nächstes kommt. Das wird verständlich, wenn wir den optimalen Verlauf der Stressreaktion betrachten. Wenn wir im Wald einem Bären begegnen, wird unser Körper mit Adrenalin und Cortisol überschwemmt, damit wir schnell entscheiden können: Laufe ich davon oder versuche ich, den Bären zu erschrecken und zu verjagen? Nach überstandener Krise erholen wir uns, die Stresshormone flauen ab, und wir kehren mit einer tollen Geschichte nach Hause zurück.

McCarthy schildert eine andere Situation: »Was wäre, wenn der Bär immerzu um Ihr Haus herumschleicht, wenn Sie ihm nicht entkommen können und nicht wissen, ob oder wann er zuschlagen oder was er als Nächstes tun wird? Er ist immer da, Tag für Tag, eine ständige Bedrohung. Sie können weder kämpfen noch fliehen.« Sie fügt hinzu: »Ihre Notfallsysteme laufen immer auf Hochtouren. Ihre Angstsensoren schlagen ständig an.«

Leichte, häufig vorkommende Kindheitsbelastungen wie ein überkritischer, narzisstischer oder manisch-depressiver Elternteil können einen ebenso großen Schaden anrichten wie ein Elternteil, der aus Wut körperliche Schläge austeilt oder einfach verschwindet.

So gesehen haben die Geschichten von Kat und Mary große Ähnlichkeit mit denen von Laura, John, Georgia, Michele und Ellie. Sie alle hatten auch als Erwachsene das Gefühl, dass sich der Bär noch irgendwo dort draußen im Wald herumtrieb, sie umkreiste, belauerte und jeden Tag, jederzeit zuschlagen konnte.

Wie Vincent J. Felitti sagt, gibt es auf dem ACE-Fragebogen eine Frage, bei der eine Ja-Antwort in stärkerem Maße mit negativen gesundheitlichen Folgen für den Erwachsenen korreliert. Es ist die Frage Nummer eins, in der es um die »chronische Demütigung« geht: Haben Erwachsene in Ihrem Haushalt Sie oft beschimpft, beleidigt, erniedrigt oder gedemütigt?

Dieser deutlich erkennbare Zusammenhang zwischen gesundheitlichen Problemen und unvorhersehbaren chronischen Demütigungen durch einen Elternteil legt nahe: Schwerer als alles andere wiegt die Ungewissheit, ob man vor dem »Bären« sicher ist.

Dort draußen gibt es viele Bären. Depressionen, bipolare Störung, Alkoholkrankheit und andere Suchterkrankungen sind unter Erwachsenen erstaunlich weit verbreitet. Nach Angaben des National Institute of Mental Health leiden jedes Jahr über 18 Prozent der erwachsenen US-Amerikaner – beinahe 44 Millionen Menschen – an einer diagnosefähigen psychischen Störung.[18] 23 Millionen der erwachsenen US-Amerikaner sind abhängig von Alkohol oder Drogen.[19] Wie die ursprüngliche ACE-Studie ergab, hatte eine von vier Personen mit belastenden Kindheitserfahrungen einen alkoholkranken Elternteil.

Alkoholismus und Depressionen gehen oft Hand in Hand.

Die Sucht kann der unbewusste Versuch sein, eine affektive Störung selbst zu behandeln. Aber auch dann, wenn affektive Störungen und Alkoholismus nicht zusammen auftreten, haben sie eines gemeinsam: Beide sorgen für ein emotional unzuverlässiges Verhalten bei Erwachsenen. Ein Elternteil, der Sie am einen Tag von der Schule abholt und in den Arm nimmt, könnte Sie am nächsten Nachmittag vor Ihren Freunden bloßstellen. Das Gefühl, nie zu wissen, was als Nächstes geschieht, hört niemals auf.

Der Keim der Traurigkeit

Belastende Erfahrungen in der Kindheit können der Wegbereiter für schwere Depressionen und Ängste später im Leben sein. Immer mehr wissenschaftliche Studien lassen auf einen engen Zusammenhang zwischen Kindheitsbelastungen und emotionalen Störungen beim Erwachsenen schließen. In der ACE-Studie von Felitti und Anda litten 18 Prozent der Personen mit einem ACE-Wert von 1 an einer klinischen Depression, und jeder weitere Punkt ließ die Depressionswahrscheinlichkeit stark ansteigen. 30 Prozent der Menschen mit einem ACE-Wert von 3 – und beinahe 50 Prozent der Menschen mit einem ACE-Wert von 4 oder höher – hatten chronische Depressionen.[20]

12,5 Prozent der Befragten der ACE-Studie geben an, einen ACE-Wert von 4 oder höher zu haben.[21]

Bei Frauen ist der Zusammenhang sogar noch beunruhigender. Während 19 Prozent der Männer mit einem ACE-Wert von 1 an klinischer Depression litten, waren es bei den Frauen schon 24 Prozent. Bei einem ACE-Wert von 2 entwickelten

24 Prozent der Männer und 35 Prozent der Frauen als Erwachsene eine klinische Depression. Bei einem ACE-Wert von 3 hatten 30 Prozent der Männer eine klinische Depression, verglichen mit 42 Prozent der Frauen mit drei Belastungsfaktoren. Und bei einem ACE-Wert von 4 oder höher hatten 35 Prozent der Männer sowie beinahe 60 Prozent der Frauen chronische Depressionen.[22]

Belastende Kindheitserfahrungen aus dem Bereich »emotionaler Missbrauch« waren der verlässlichste Vorbote von Depressionen beim Erwachsenen.[23]

Unabhängig davon, ob Sie männlich oder weiblich sind, verdreifacht der Verlust eines Elternteils in der Kindheit die Wahrscheinlichkeit, später an Depressionen zu erkranken.[24] Wer von einer depressiven Mutter großgezogen wird, hat ein höheres Risiko, als Erwachsener an chronischen Schmerzen zu leiden. Bei stark traumatisierten Kindern unter 16 Jahren ist die Wahrscheinlichkeit, später im Leben an Schizophrenie zu erkranken, um das Dreifache erhöht.[25]

Besonders beunruhigend ist die Statistik in Bezug auf Suizid: Während nur ein Prozent der Menschen mit einem ACE-Wert von 0 je versucht, sich das Leben zu nehmen, hat beinahe jeder Fünfte mit einem ACE-Wert von 4 oder höher schon einen Suizidversuch hinter sich.[26] Statistisch gesehen liegt die Wahrscheinlichkeit eines Suizidversuchs bei Menschen mit einem ACE-Wert von 4 oder höher um 1220 Prozent über der eines Menschen mit einem ACE-Wert von 0.[27]

Es ist durchaus einleuchtend, dass die emotionalen Traumatisierungen der Kindheit hervorbrechen, wenn wir erwachsen sind. Psychologie und Psychotherapie helfen uns, die Verbindung zwischen den Wunden unserer Kindheit und unseren emotionalen Problemen als Erwachsene zu erkennen. Wenn wir diesen Zusammenhang herstellen, kann dies dazu beitragen, uns von den Schmerzen unserer Vergangenheit zu befreien.

Die Forschung zeigt aber auch, dass Kindheitsbelastungen tiefer sitzende Veränderungen im Gehirn verursachen und Depressionen sowie Probleme im Umgang mit Emotionen auch auf zellulärer und neurobiologischer Ebene ihren Anfang nehmen.

Was aber verursacht neurobiologische Veränderungen im Gehirn?

Wie Kindheitsbelastungen Form und Größe des Gehirns verändern

Wird ein kleines Kind emotionalen Belastungen oder Stressoren ausgesetzt, schütten bestimmte Zellen im Gehirn ein Hormon aus, das den in der Entwicklung befindlichen Hippocampus schrumpfen lässt. Dies beeinflusst die Fähigkeit des Kindes zur Verarbeitung von Gefühlen und zum Umgang mit Stress. Magnetresonanztomographie-(MRT)-Studien zeigen: je höher der Traumawert bezüglich der Kindheit eines Menschen, desto geringer die graue Substanz im Gehirn oder das Gehirnvolumen in entscheidenden Verarbeitungsbereichen des Gehirns. Betroffen sind unter anderem der präfrontale Cortex, der für die Entscheidungsfindung und die Fähigkeit zur Selbstregulierung zuständig ist; die Amygdala, also das angstverarbeitende Zentrum im Gehirn, sowie der sensorische Assoziationscortex und das Kleinhirn, die beide Einfluss darauf haben, wie wir Emotionen und Stimmungen verarbeiten und regulieren.

MRT-Aufnahmen zeigen auch, dass Kinder, die in Waisenhäusern aufgewachsen sind, wesentlich kleinere Gehirne haben. Das geringere Gehirnvolumen ist möglicherweise zurückzuführen auf eine Reduktion der – aus Gehirn- oder Nervenzellen (Neuronen) bestehenden – grauen Substanz, aber auch der weißen Substanz.[28] Zur weißen Substanz zählen die Nerven (mit ihren myelinisierten oder von einer Myelinscheide umgebenen Axonen, das heißt Fortsätzen der Nervenzelle), die eine schnelle Nachrichtenübertragung im Gehirn gewährleisten. Weitere Studien offenbaren eine markante »Hyperaktivität« der kleineren Amygdala von Erwachsenen, die in der Kindheit misshandelt wurden. Die frontalen Hirnareale weisen im Alltag eine »atypische Aktivierung« auf, sodass die Betreffenden bereits auf leichte Stressoren übermäßig reagieren.

Das entzündete Gehirn

»Frühe Belastungen beeinträchtigen das Gehirn auf eine Weise, die wir bis vor sehr kurzer Zeit schlicht für unmöglich gehalten hätten«, sagt McCarthy. »Wie sich gezeigt hat, kann chronischer unvorhersehbarer Stress in jungen Jahren eine niedriggradige Entzündung im Gehirn selbst auslösen.«

Diese Meldung ist ziemlich revolutionär. Bis vor Kurzem hatten die meisten Wissenschaftler geglaubt, dass sich das Gehirn nicht entzünden könne. »Wir dachten, das Gehirn sei ›immunprivilegiert‹, wie wir sagen«, erklärt McCarthy. »Wir gingen davon aus, dass Entzündungen im Gehirn nur aufgrund äußerer Ereignisse wie einer Hirnverletzung, eines Kopftraumas oder einer Infektion wie Meningitis [Hirnhautentzündung] entstünden.«

Aber, sagt McCarthy: »Es hat sich herausgestellt, dass dies nicht der Fall ist. Wenn wir chronisch gestresst sind, reagiert das Gehirn, indem es einen Zustand von Neuroinflammation – eine Entzündung von Nervengewebe – erzeugt. Dieses Entzündungsgeschehen kann auf einem Niveau stattfinden, das wir erst seit kurzer Zeit überhaupt nachweisen können.«

Entzündungen dieser Art werden von einem Typ nichtneuronaler Gehirnzellen verursacht, den sogenannten Mikroglia. Sie machen ungefähr ein Zehntel unserer Gehirnzellen aus. Jahrelang dachten die Forscher, sie seien »lediglich dazu da, all das Zeug loszuwerden, das wir nicht brauchen«, erklärt McCarthy. »Dass sie gewissermaßen den Müll hinausbrachten.«

Die Mikroglia spielen eine wesentliche Rolle bei der Gehirnentwicklung und dem sogenannten Pruning, der Eliminierung von Synapsen. Sie sind für die normalen Verarbeitungsprozesse des Gehirns entscheidend, tasten ständig die Umgebung ab und entscheiden: Ist hier alles in Ordnung? Oder doch nicht so ganz? Sind wir sicher? Oder nicht?

Wenn Sie am Käfig rütteln, wenn Sie Lichter aufblitzen lassen, nehmen die Mikroglia im Gehirn sehr schnell davon Notiz. Sie mögen keinen chronischen unvorhersehbaren Stress. Sie mögen ihn ganz und gar nicht.

»Bei chronischem unvorhersehbarem Stress geraten die Mikroglia aus dem Lot«, sagt McCarthy. »Sie steigern sich richtig rein und produzieren Unmengen von biochemischen Substanzen, die eine Neuroinflammation verursachen. Der nahezu unmerkliche Zustand chronischer Neuroinflammation kann Veränderungen herbeiführen, die das Gehirn von nun an bestimmen – ein Leben lang.«

»Es ist durchaus denkbar, dass aus dem Lot geratene Mikroglia sogar Nervenzellen eliminieren«, erklärt McCarthy. Das heißt, sie töten Gehirnzellen, die wir brauchen.

In einem gesunden Gehirn kontrollieren die Mikroglia, wie viele Gehirnzellen die Großhirnrinde benötigt. Aber unglückliche Mikroglia können zu viele Zellen in Bereichen entfernen, die üblicherweise bei wichtigen exekutiven Funktionen wie dem logischen Denken und der Impulskontrolle eine Schlüsselrolle spielen.[29] Sie sind für ein gesundes Gehirn unerlässlich, können bei chronischem unvorhersehbarem Stress aber anfangen, immer mehr Synapsen im Gehirn zu eliminieren.[30]

»In einigen Fällen umschließen und zerstören die Mikroglia sterbende Neuronen und bringen den Müll raus, wie wir immer dachten«, sagt McCarthy. »In anderen Fällen aber zerstören sie gesunde Neuronen – und das ist dann eher Mord.« Eine übermäßige Aktivität der Mikroglia kann zu einer, wie McCarthy sagt, »Veränderung des Tonus« des Gehirns führen. Sie können sich ein solches Gehirn wie einen Muskel vorstellen, der seinen Tonus verloren hat und verkümmert. Der Verlust grauer und weißer Substanz kann Depressionen, Angststörungen und sogar schwerwiegende psychische Erkrankungen wie Schizophrenie und die Alzheimer-Krankheit auslösen.

Die Mikroglia können auch eine ganz besondere Gruppe regenerationsfähiger Nervenzellen im Hippocampus beschneiden. »Früher dachte man, dass keine neuen Neuronen gebildet werden können, aber eine der revolutionärsten Erkenntnisse des letzten Jahrzehnts ist die Entdeckung, dass im Hippocampus ständig neue Nervenzellen entstehen«, sagt McCarthy. Die Entstehung neuer Neuronen ist für die geistige Gesundheit des Erwachsenen von größter Bedeutung. »Wird ihr Wachstum gestört, kann es zu Depressionen kommen.« In der Tat legt die

Forschung McCarthy zufolge nahe, dass »außer Rand und Band geratene Mikroglia diese neuen Neuronen unmittelbar nach ihrer Entstehung vernichten«.[31]

Wissenschaftler haben gesunde Mikroglia in Mäusegehirne eingebracht – mit fantastischen Ergebnissen: Sobald neue Mikroglia die Mäusegehirne bevölkern, verschwinden ausnahmslos alle Anzeichen von Depression.[32]

Es hängt so viel davon ab, dass die Mikroglia in unserem Gehirn glücklich und gelassen sind. Es hängt so viel davon ab, dass sie nicht zu viele Neuronen beschneiden.

Wir können die Hypothese aufstellen, dass »wütende, aufgewühlte Mikroglia das Wachstum gesunder neuer Neuronen im Hippocampus beeinträchtigen könnten«, so McCarthy. »Wenn gesunde Neuronen im Hippocampus sterben, könnte dies unser emotionales Wohlbefinden langfristig stören.«

Wenn man in der Kindheit immer und immer wieder plötzlichen und unvorhergesehenen Belastungen ausgesetzt ist, kann dies die Mikroglia veranlassen, wichtige Neuronen zu beschneiden und eine Entzündung auszulösen, die den Hirntonus verändert und damit die Voraussetzungen für anhaltende Ängste und Depressionen schafft.

Eine Verkettung unglücklicher Umstände: Stress, »Pruning« und Pubertät

Wenn Kinder in die Pubertät kommen, durchleben sie eine natürliche Phase der entwicklungsbedingten Beschneidung von Neuronen. Wenn wir klein sind, werden Neuronen und synaptische Verbindungen im Überfluss produziert. Ein paar von ihnen sterben auf natürliche Weise ab, damit wir »das Rauschen im Gehirn reduzieren« können, wie McCarthy sagt, und unsere Fähigkeiten in den Bereichen ausbauen können, die uns interessieren. Das Gehirn bereitet sich auf die verstärkte Spezialisierung auf die Dinge vor, die wir gut können und die uns interessieren. Was wir nicht brauchen, geht verloren.

Es kann jedoch vorkommen, dass aufgrund von Stress in der Kindheit bereits viele Neuronen und Synapsen beseitigt wurden. Wenn in der Pubertät der natürliche Prozess beginnt und das Gehirn anfängt, wie vorgesehen nicht mehr benötigte Neuronen zu beschneiden, damit sich ein Teenager auf den Aufbau bestimmter Fähigkeiten – wie Baseball, Singen, Dichtkunst – konzentrieren kann, könnte plötzlich zu viel entfernt werden.

Daniel J. Siegel ist Psychiater mit den Schwerpunkten Neuropsychiatrie sowie Kinder- und Jugendpsychiatrie und als klinischer Professor an der University of California in Los Angeles tätig.[33] Er ist Vorreiter auf dem zunehmend wichtiger werdenden Gebiet der »interpersonellen Neurobiologie«, das Neurowissenschaften und Psychologie verbindet. Siegel sagt: »Der Stress belastender Kindheitserfahrungen wirkt toxisch auf die Nervenzellen und Nervenbahnen, die verschiedene Hirnareale verbinden.« In der Pubertät werden die integrierten Schaltkreise zwischen dem für die Erinnerungsspeicherung wichtigen Hippocampus, dem verbindenden Balken (*Corpus callosum*) zwischen der linken und der rechten Gehirnhälfte sowie dem präfrontalen Cortex beschnitten. Diese Veränderungen haben laut Siegel tiefgreifende Folgen für Entscheidungsfähigkeit, selbstregulatorische Prozesse, Aufmerksamkeit, Emotionsregulation, Denken und Verhalten.

Werden diese integrierten Schaltkreise in der Vorpubertät durch belastende Erfahrungen oder genetische Anfälligkeit oder beides beeinträchtigt, werden laut Siegel mit Beginn der Pubertät »die bestehenden, aber nicht mehr in ausreichender Menge vorhandenen integrierten Fasern beschnitten. Das Kind wird anfällig für Stimmungsprobleme. Ist diese Integration des Gehirns beeinträchtigt, kann es zu Störungen bei der Stimmungsregulation kommen«.

Lassen Sie uns rein hypothetisch davon ausgehen, alle Kinder verfügten zu Beginn über 4000 Neuronen (diese Zahl habe ich mir ausschließlich zu Illustrationszwecken ausgedacht).[34] Nehmen wir weiter an, es gäbe zwei Fünfjährige namens Sam und Joe. Sam ist frühen Belastungen ausgesetzt, Joe nicht. Durch den chronischen unvorhersehbaren Stress, den Sam als Kind erlebt, werden seine Neuronen nach und nach beschnitten. Als er zwölf Jahre alt ist, sind nach vielen stressbedingten Eliminationsprozessen noch 1800 davon übrig. Noch ist alles in Ordnung, und Sam ist voll funktionsfähig. 1800 Neuronen (um bei unseren hypothetischen Zahlen zu bleiben) reichen aus, um zurechtzukommen, denn Kinder besitzen anfangs erheblich mehr Nervenzellen, als sie tatsächlich brauchen.

Doch dann kommt die Pubertät, und bei Sam und Joe werden die Neuronen beschnitten. Sagen wir mal, sie verlieren wie alle anderen Kinder in dieser Zeit weitere 1000 hypothetische Neuronen. Allmählich weist das Gehirn von Sam, der in der Kindheit chronischem unvorhersehbarem Stress ausgesetzt war, deutliche Unterschiede zu Joes Gehirn auf.

Joe, der ohne große Belastungen aufgewachsen ist, hat noch 3000 Neuronen. Sie reichen aus, damit er in ein gesundes und glückliches Leben starten kann. Aber Sam hat nur noch 800 Neuronen.

Und das macht den ganzen Unterschied. Für eine gesunde Hirnfunktion ist dies nicht genug.

Bei Kindern, bei denen früher Stress bereits zu Verlusten geführt hat, erklärt Siegel, »reicht das, was nach den durchschnittlichen Eliminationsvorgängen in der Pubertät übrigbleibt, für eine ausgeglichene Stimmung nicht aus. Bei starken Stressoren kann der Prozess sogar noch heftiger ausfallen und sowohl die Zahl der gefährdeten Schaltkreise als auch ihre Effektivität verringern.«

Ein Kind, das belastende Erfahrungen gemacht hat, wird später eher Depressionen, eine bipolare Störung, Essstörungen, Angststörungen oder Probleme mit exekutiven Funktionen und Entscheidungsfindung bekommen – und all das kann in Suchterkrankungen münden. Vielleicht ist dies auch der Grund dafür, dass sich laut Statistik bei so vielen jungen Menschen in der Highschool oder im Studium die ersten Anzeichen einer Depression oder bipolaren Störung zeigen – und das sogar bei Kindern, bei denen ein oder zwei Jahre zuvor alles in bester Ordnung zu sein schien.

Stephen ist in New York City aufgewachsen und sah seine Eltern in dieser Zeit nur selten. Beide waren Investmentbanker. Das Abendessen nahm er mit seiner großen Schwester und dem Kindermädchen ein. Gegen 21 Uhr, wenn die meisten Kinder ins Bett gebracht wurden und einen Gute-Nacht-Kuss bekamen, kamen seine Eltern erst nach Hause. Dann setzten sich alle an den Küchentisch, und das Kindermädchen berichtete, wie der Tag gelaufen war. Es war eine ältere Dame, die mit Vorliebe »aufzählte, was wir alles angestellt hatten«. Stephen fürchtete diese Augenblicke. »Ich hatte vor allem Angst um meine Schwester«, erzählt er.

Seine Schwester war fünf Jahre älter als Stephen, und »schon in der vierten Klasse erwarteten unsere Eltern, dass sie ein Genie war. Wenn sie in Mathematik eine Zwei schrieb, drillten sie sie bis um 23 Uhr mit Matheaufgaben.« Auf der nächsten Wochenendparty in ihrem Landhaus sagten ihre Eltern dann zu ihren Freunden: »Alexa macht schon Algebra!«

Weil Stephen das Nesthäkchen war, kam er als kleiner Junge oft glimpflich davon. Er erinnert sich, »dass meine Eltern mich liebten und es mir an nichts fehlen sollte. Aber sie waren auch furchterregend.«

Als er älter wurde, hörten seine Eltern auf, ihn »wie den niedlichen Kleinen zu behandeln«. Er war ein sehr guter Schüler und erzielte in standardisierten Tests zuweilen überdurchschnittliche Leistungen. »Meine Eltern kamen zu dem Schluss, dass ich das Genie sein musste, auf das sie gewartet hatten, und widmeten mir ihre ganze Aufmerksamkeit.«

Aber schon bald beschlich Stephen das Gefühl: »Ich bin nicht so klug, wie meine Eltern sich das erhoffen.« Mit neun Jahren hatte er die ersten akuten Asthmaanfälle. Außerdem war er »total vergesslich. Ich verlor immer meine Sachen. Ich vergaß meinen Pullover oder mein Spanischbuch in der Schule. Ich ließ meine Klarinette im Probenraum liegen. Meine Vergesslichkeit machte meine Eltern fuchsteufelswild. Sie sagten: ›Reiß dich zusammen! Wir haben keine Zeit für Sperenzchen, Stephen!‹« Während des Aufenthalts in einer exklusiven Ferienanlage an einem See lief Stephen mit seinen Flip-Flops ins Wasser, um nach Kaulquappen Ausschau zu halten. Als er wieder herauskam, blieb einer der Schuhe im Schlamm stecken.

»Ich versuchte, ihn zu finden. Ich wühlte im Dreck herum. Mein Vater ist komplett ausgeflippt: ›Du hast deinen Schuh verloren? Ist das dein Ernst, Stephen? Du kannst nicht einmal einen Spaziergang machen, ohne deine Schuhe zu verlieren? Glaubst du, du bekommst einfach neue von uns? Nichts bekommst du, gar nichts!‹« Auf der Heimfahrt hatte Stephen einen echten Asthmaanfall.

Stephen war auch »keine Sportskanone«. Er las lieber, statt Ball zu spielen. »Mein Vater fing an, mich ›Hübscher‹ zu nennen. Wenn ich von einem Konzert mit meinen Freunden nach Hause kam, sagte er: ›Na, Hübscher, hast du dich gut amüsiert?‹ Er war wütend, dass ich das Wochenende nicht auf irgendeinem Sportplatz verbracht hatte, wie er es mit 17 getan hatte und wie es die Kinder seiner Kollegen und Freunde taten.«

Wie viele Erwachsene sagt Stephen im Rückblick über seine Eltern: »Es war nicht alles schlecht. Mein Vater brachte mir bei, wie man angelt, segelt und den Wirtschaftsteil der Zeitung analysiert. Meine Mutter nahm sich für jedes meiner Konzerte mit dem Jugendorchester des Bundesstaates frei. Wenn mein Vater auf Dienstreise war, durften meine Schwester und ich zu ihr ins Bett schlüpfen, und wir schauten Filme und aßen Sandwiches vom Feinkostladen im Erdgeschoss. Sie sagte: ›Dein Papa hat dich sehr lieb, aber er hat sehr viel Stress in der Arbeit. Es liegt nicht an dir, Stevie.‹ Sie war nicht besonders liebevoll, aber sie bemühte sich.«

In der Highschool wollte es Stephen trotz seiner guten Testergebnisse nicht gelingen, das Arbeitspensum zu bewältigen und Referate rechtzeitig abzugeben. Es wurden eine Aufmerksamkeitsdefizitstörung, Prüfungsangst bei wichtigen Prüfungen und Depressionen bei ihm diagnostiziert. »Ich wollte einfach nicht mehr mit meinen Freunden weggehen oder überhaupt etwas tun. Ich wollte einfach meine Ruhe.« Dann bekam er eine Krankheit namens *Alopecia areata.* Dabei kommt es zu kreisrundem Haarausfall, wenn das Immunsystem die Haarfollikel angreift, die Haare stellenweise ausfallen und kahle Flecken entstehen. »Die Haare fielen mir in dicken Büscheln aus.«

Stephen setzte sein Studium fort und promovierte in Psychologie. Heute ist er 42 Jahre alt und Schulpsychologe. Er rasiert sich den Kopf, um sich nicht mit kahlen Stellen infolge des Haarausfalls herumschlagen zu müssen. »Meine Eltern haben mir gezeigt, was ich bei meinen Schülerinnen und Schülern lieber *nicht* tun sollte, und ich betrachte dies als ihr Geschenk an mich. Ich erkenne die Anzeichen von Angst oder Depressionen bei einem Kind. Ich sehe, dass einige von ihnen, die sich schon so lange krampfhaft zusammenreißen, es in diesem Alter einfach nicht mehr schaffen. Alles zerbricht, und sie wissen einfach nicht, wie ihnen geschieht. Ich *war* eines dieser Kinder.«

□

Die Forschungen zu Neuroinflammation, »Pruning« und dem Gehirn helfen, den starken Zusammenhang zwischen belastenden Kindheitserfahrungen sowie Depressionen und Angststörungen beim Erwachsenen zu erklären. Sie geben auch Aufschluss darüber, warum laut National Institute of Mental Health 18 Millionen US-Amerikaner an Depressionen leiden.[35] Die Weltgesundheitsorganisation (WHO) bezeichnete Depressionen unlängst als die »häufigste Ursache für Arbeitsunfähigkeit weltweit«.[36] Depressionen sind – in Jahren betrachtet – für mehr Arbeitsausfälle verantwortlich als Krebs, HIV/Aids sowie Herz-Kreislauf- und Atemwegserkrankungen zusammen.

Neuroinflammation könnte auch andere gehirnbedingte Gesundheitsprobleme erklären. Eine neue Studie mit Hirnscans von Menschen mit chronischem Erschöpfungssyndrom oder CFS – myalgischer Enzephalomyelitis oder ME – etwa zeigt verstärkte Entzündungsprozesse in bestimmten Bereichen des Gehirns einschließlich Hippocampus und Amygdala. Je stärker die von den Patienten geschilderte Erschöpfungssymptomatik, desto größer das Ausmaß sichtbarer Neuroinflammation.[37]

Dies könnte auch helfen, die Frage zu beantworten, weshalb bei Menschen mit Kindheitsbelastungen die Wahrscheinlichkeit, überhaupt am chronischen Erschöpfungssyndrom zu erkranken, um das Sechsfache erhöht ist.[38]

Angeschlagen, aber noch auf den Beinen

Es lässt sich nicht sagen, wie viele Erwachsene, die als Kinder belastende Erfahrungen gemacht haben, Tag für Tag gerade so über die Runden kommen, während sie unwissentlich eine niedriggradige Entzündung des Nervengewebes mit sich herumschleppen. Trotz der Veränderung ihres Gehirntonus »funktionieren« sie, quälen sich jedoch mit allgemeiner Niedergeschlagenheit, Depressionen und Angst herum.

Dieses Herabgestimmtsein, der verminderte Sollwert des Wohlbefindens und das allgemeine emotionale Elend prognostizieren verblüffend genau, wie groß die Wahrscheinlichkeit ist, dass wir es als Erwachsene mit Stimmungsschwankungen, Unruhe, Traurigkeit und Angst zu tun bekommen – dass wir uns dem Leben hilflos ausgeliefert fühlen, statt es voll auszukosten.

Es ist wie bei der sprichwörtlichen Katze, die sich in den Schwanz beißt. Epigenetische Veränderungen im Leben erhöhen die Menge entzündungsfördernder Substanzen. Chronischer unvorhersehbarer Stress bringt die Mikroglia aus dem Lot. Die Mikroglia töten Neuronen. Neuronen sterben ab, synaptische Verbindungen funktionieren nicht mehr so gut. Die Mikroglia vermehren sich stark und erzeugen eine niedriggradige Entzündung des Nervengewebes. Die graue Substanz wichtiger Hirnareale verliert an Volumen und Tonus. Weiße Substanz – das Myelin im Gehirn, das synaptische Verbindungen zwischen Neuronen ermöglicht – geht verloren. Der mangelnde Hirntonus beeinträchtigt das Denken und erhöht im Laufe der Zeit die Wahrscheinlichkeit von negativen Gedanken, Ängsten, einer übermäßig starken Reaktion auf Belastungen und Sorgen. Ein übermäßig wachsames, ängstliches Gehirn verursacht mehr negative Reaktionen und Gedanken – und erzeugt mehr entzündungsfördernde Hormone und Substanzen, was die Probleme und die Beschneidung der Synapsen durch die Mikroglia sowie die chronische Entzündung im Gehirn noch verstärkt. Und immer so weiter.

McCarthy drückt es so aus: »Die Neuroinflammation gerät außer Kontrolle.«

Dies trägt ihren Worten zufolge »zu einer chronisch übersteigerten Reaktion auf Belastungen bei. Bei Dingen, über die die meisten Menschen schnell hinwegkommen, geraten Menschen mit niedriggradiger Entzündung ins Schleudern. Unter Umständen gelingt es ihnen nicht, ihre rationalen Gedanken zum aktuellen Geschehen herauszufiltern: Ist das, was gerade geschieht, nun gut oder schlecht? Möglicherweise sind sie deutlich stärker geneigt, alles als schlecht anzusehen.«

Die neue psychosoziale »Weltformel« lautet: Unsere frühen emotionalen Erfahrungen beeinflussen die Betriebssysteme des Körpers und des Gehirns und wie gut es ihnen gelingt, den Zustand optimaler körperlicher und emotionaler Gesundheit ein Leben lang zu bewahren.

Das gegen Belastungen überempfindliche Gehirn und die stärkere Stressanfälligkeit infolge unserer Kindheit begleiten uns ein Leben lang auf Schritt und Tritt. Vermutlich werden wir uns körperlich und geistig oft schlecht fühlen. Bei einer niedriggradigen Entzündung des Nervengewebes werden wir wahrscheinlich reizbarer sein, uns leichter aufregen und schneller ärgern. Unsere Beziehungen werden leiden. Wir vermuten Verletzungen, wo sie nicht beabsichtigt sind. Wir werden die Welt eher unangenehm als erfreulich finden. Unsere Chancen auf ein gesundes, stabiles und befriedigendes Leben schwinden – und nehmen im Laufe der Jahre immer weiter ab. Aber wir können etwas tun, um die »Fingerabdrücke« zu entfernen, die Kindheitsbelastungen auf unserer Neurobiologie hinterlassen, damit sie uns nicht weiter beeinflussen.

Die wirklich gute Nachricht

Als die Wissenschaftler mehr über die biologischen Konsequenzen von Kindheitsbelastungen herausfanden, lernten sie zugleich auch, wie wir in diesen Prozess eingreifen können, um die Schäden durch frühen Stress zu beheben – ganz gleich, ob wir in einer glücklichen und funktionalen oder einer oft unglücklichen und dysfunktionalen Familie aufgewachsen sind. Und ganz gleich, was uns als Kindern zugestoßen ist.

»Das Schöne an der Epigenetik ist ihre Umkehrbarkeit; und das Schöne am Gehirn ist seine Plastizität«, sagt McCarthy. »Es gibt viele Möglichkeiten zur Immunrehabilitation des Gehirns, um frühe negative epigenetische Veränderungen zu überwinden, damit wir wieder normal auf Freude und Schmerz reagieren können. Das Gehirn kann sich selbst erneuern.«

Wir können diese frühen Wunden heilen, um zu den Menschen zu werden, die wir eigentlich sind; die wir ohne all die belastenden Erfahrungen vielleicht geworden wären. Doch dazu müssen wir zunächst verstehen, weshalb wir anfälliger für epigenetische Veränderungen sind als andere – wenngleich wir ebenso gut wie sie in der Lage sind, epigenetische Veränderungen wieder rückgängig zu machen.

Kapitel 3

Warum leiden manche Menschen mehr als andere?

Nicht bei allen Menschen sabotiert ständiger unvorhersehbarer Stress in der Kindheit die Gesundheit.

Einigen Menschen geht es trotz einer schwierigen Kindheit gut. Sie sind emotional widerstandsfähig – man spricht in diesem Zusammenhang von »Resilienz«. Aus irgendeinem Grund wirft die Vergangenheit einen weniger langen Schatten auf das Leben dieser Menschen.

Im Rahmen einer Harvard-Studie mit hochbetagten Senioren entdeckte die Neuropsychologin Margery Silver »ein besonderes Charakteristikum, das für Hundertjährige typisch ist«: Sie können sehr gut mit den Belastungen des Lebens umgehen.

Und selbst Hundertjährige, die »ein wirklich schweres, ja traumatisches Leben« mit extremen Belastungen hatten – darunter sogar Überlebende des Holocausts – sind offenbar in der Lage, »die Dinge zu nehmen, wie sie sind … ihre Verluste zu akzeptieren, zu betrauern und dann weiterzumachen. Sie erholen sich wieder.«[1]

Resiliente Menschen sind Stehaufmännchen, wie Psychologen sagen: Sie schwanken unter der Last des Leids und der Traumata des Lebens, aber sie fallen nicht. Anderen ergeht es weniger gut angesichts der Herausforderungen, mit denen sie vom Leben konfrontiert werden. Die Frage lautet: Warum sind manche Menschen besonders anfällig?

Psychiater bezeichnen die Traumata, die wir im Laufe des Lebens erfahren, und ihre kumulative Wirkung – wie stark sie Körper, Geist und Gehirn in Mitleidenschaft ziehen – als »allostatische Last«. Der Begriff wurde von Bruce S. McEwen geprägt, Professor für Neuroendokrinologie an der Rockefeller University. Er ist von der Bezeichnung »Allostase« abgeleitet – also unserer Fähigkeit, uns im Laufe der Zeit an emotional und körperlich belastende Erfahrungen anzupassen, ins Gleichgewicht zurückzufinden und unser Wohlbefinden wiederzuerlangen. Wir schwanken, fangen uns wieder und machen mit unserem Leben weiter.

Aber nur die wenigsten Kinder, die chronischen Stress und Traumata erfahren, verfügen über das Handwerkszeug oder die Reife, ihr Gleichgewicht wiederzuerlangen. Die meisten finden sich einfach in Umständen wieder, über die sie kaum eine Kontrolle haben, und versuchen, die eigene Verwirrung und das emotionale Chaos der Erwachsenen um sie herum zu verstehen.

Im Allgemeinen gilt: Je höher der ACE-Wert eines Kindes, desto größer sind seine allostatische Last und die Wahrscheinlichkeit, dass ausgedehntere körperliche und neuronale Entzündungen vorliegen und ihr Körper und ihr Gehirn irgendwann einen hohen Preis für dieses frühe emotionale Leid bezahlen werden.

Als meine Kinder klein waren, spielten wir ein Spiel namens »Elefant«. Dabei mussten wir »Bretter« auf dem Rücken des

Elefanten zu einem Turm stapeln. Wenn man nicht sorgfältig arbeitet, gerät der Turm ins Wanken und kippt.

Ein Kind, das frühen unvorhersehbaren Belastungen ausgesetzt ist, hat eine gewisse Ähnlichkeit mit diesem Elefanten und seiner wackeligen Last. Wer früh im Leben stark beansprucht wird, dem kann es später größere Schwierigkeiten bereiten, Herausforderungen standzuhalten und ein Gefühl von innerem Wohlbefinden und Stabilität – von innerer Widerstandskraft – zu entwickeln.

Und doch ergeht es manchen Menschen, die viel Belastendes erlebt haben, besser als anderen. Nicht jeder, der belastende Kindheitserfahrungen macht, bekommt am Ende eine Herz- oder Autoimmunerkrankung oder eine Angststörung. Die Zusammenhänge sind zwar deutlich, aber nicht zwingend.

Der Forscher und Sozialtheoretiker Malcolm Gladwell behauptet in seinem neuen Buch *David und Goliath: Die Kunst, Übermächtige zu bezwingen*, der Verlust eines Elternteils in der Kindheit könne aus Gründen, die wir noch nicht verstehen, später sowohl positive als auch negative Folgen haben. Ein Junge, der mit zehn Jahren seine Mutter aufgrund einer Krebserkrankung verliert, bekommt unter Umständen später den MacArthur Fellowship (auch »Genie-Preis« genannt) für seine Krebsforschung. Das Leben dieser Menschen wird von der, wie Gladwell sagt, »Theorie der wünschenswerten Schwierigkeiten« bestimmt. Probleme stärken die Entschlusskraft dieser Menschen. Einige von ihnen werden durch Probleme sogar veranlasst, außergewöhnliche und große Dinge zu tun.

Gladwell untersuchte die Lebensgeschichten außergewöhnlicher Führungspersönlichkeiten aus den Bereichen Wirtschaft, Wissenschaft und Politik. Dabei stellte er fest, dass die frühe

Traumatisierung in seltenen Fällen einen seltsamen Nutzen hat: »Der Tod eines Vaters oder einer Mutter bedeutet Leid und Verzweiflung – doch hin und wieder erwächst aus dieser Verzweiflung eine unbeugsame Kraft.«[2]

»Hin und wieder« heißt, die Chancen stehen nicht sonderlich gut. Aber diese zehn Prozent sind besonders augenfällig. Ein Drittel der US-Präsidenten verlor einen Elternteil oder stand ihm nicht besonders nahe. Dieser Verlust zwang sie zu Eigenständigkeit und Mut; dazu, etwas Bemerkenswertes aus sich zu machen. Das Gleiche gilt für einen großen Prozentsatz britischer Premierminister und anderer prominenter Persönlichkeiten, unter anderem für Sonia Sotomayor, Richterin am Obersten Gerichtshof der Vereinigten Staaten, deren alkoholkranker Vater starb, als sie neun Jahre alt war.

Viele dieser Führungspersönlichkeiten, die in ihrer Jugend Elternteile verloren oder ihnen nicht besonders nahegestanden hatten, leisteten als Erwachsene zwar Großes, litten aber auch unter schweren Erkrankungen. Abraham Lincoln, der als Kind seine Mutter verlor, hatte lähmende Depressionsschübe. John F. Kennedys Biographen berichten von einer kalten, geistesabwesenden Mutter, die niemals »Ich liebe dich sagte« oder »ihm durchs Haar fuhr«, und von einem herrischen Vater.[3] Kennedy hatte Morbus Addison – eine Autoimmunerkrankung, bei der die Nebennieren so stark überlastet sind, dass sie nicht mehr die richtigen Steroidhormone produzieren. Kennedy und Lincoln waren Lichtgestalten, und wir bewundern sie umso mehr, weil sie trotz ihrer gesundheitlichen Probleme die Geschicke eines Landes lenkten.

Der eine oder andere mag einwenden, wenn der Schmerz über den Verlust oder die Distanz zu einem Elternteil die nötige zusätzliche geistige Stärke und den Mut hervorbringen, ein Land erfolgreich zu führen, sei dies den Preis wert. Es ist allerdings erheblich wahrscheinlicher, dass frühe Belastungen die Betroffenen bremsen. Gladwell zufolge werden neun von zehn Menschen, die früh einen Elternteil verlieren, davon »zerstört«.[4] Die wenigsten Kinder, die toxischem Stress und belastenden Erfahrungen ausgesetzt sind, erholen sich ohne Hilfe. Allzu oft schwimmen sie auch als Erwachsene noch nichtsahnend gegen den starken, unsichtbaren Strom dieser emotionalen Kräfte aus längst vergangenen Tagen, während sie versuchen, sich ein glückliches und erfüllendes Leben aufzubauen.

Es spielt keine Rolle, welcher Art die belastenden Kindheitserfahrungen sind: Die zehn Belastungsfaktoren können sehr ähnliche biophysikalische Veränderungen und Entzündungsprozesse auslösen. Aber Stress in der Kindheit wirkt bei jedem Menschen anders auf Körper, Geist und Gehirn – allerdings nicht immer aus den von uns vermuteten Gründen.

Wir brauchen ein gesundes Maß an Erschütterungen

Die Traumaforschung zeigt, dass der alte Spruch »Was uns nicht umbringt, macht uns stärker« nur selten zutrifft. Je mehr belastende Kindheitserfahrungen man macht, desto größer ist die Wahrscheinlichkeit, dass sich später körperliche und psychische Probleme einstellen. Aber niemand kommt ganz ohne Stress und ohne Belastungen durch Leben, und auch das Fehlen jeglicher Belastungen ist für eine gesunde Entwicklung nicht ideal.

Mark D. Seery ist als außerordentlicher Professor an der University at Buffalo tätig. Er untersucht die positiven Aspekte der Belastung und fragt, ob ein gewisser Stress die Menschen nicht auf lange Sicht stärker machen könnte. Seery bat hunderte von Patienten mit quälenden chronischen Rückenschmerzen, auf einem Fragebogen anzugeben, in welchem Maße sie in ihrem Leben bislang verschiedenen Arten von belastenden Erfahrungen ausgesetzt waren.

Der Fragebogen führte starke Belastungsfaktoren an wie eine »erzwungene Trennung von der Familie«, die Scheidung der Eltern sowie die körperliche und sexuelle Misshandlung, in denen sich die bewährten ACE-Kategorien widerspiegeln. Er enthielt aber auch ein breiteres Spektrum weiterer möglicher Verluste und Stressfaktoren – häufigere Stressoren wie »Tod des Großvaters/der Großmutter«, »Diskriminierung« oder die »schwere Krankheit eines geliebten Menschen«.

Bei Patienten, die starke Belastungen in der Kindheit oder Jugend angaben, war die Wahrscheinlichkeit höher, dass sie als Erwachsene wegen chronischer Rückenschmerzen häufig zum Arzt gingen. Sie begaben sich auch eher wegen Angst oder Depressionen in ärztliche Behandlung.

Diese Ergebnisse deckten sich mit denen anderer Forschungen, doch Seery fand einen überraschenden Unterschied. Er sagt: »Patienten, die in der Kindheit keinerlei Belastungen ausgesetzt waren, erging es ebenso schlecht wie Patienten mit einem hohen Maß an Kindheitsbelastungen.« Anders ausgedrückt: Die Wahrscheinlichkeit, dass die Rückenschmerzen die Patienten in erheblichem Maße beeinträchtigten und sie sich wegen Angst oder Depressionen in Behandlung begaben, war bei denjenigen, die alle Fragen zu belastenden Kindheitserfahrungen – einschließlich der von Seery angefügten weniger starken Stressoren – verneint hatten, ebenso groß wie bei denjenigen, die als junge Menschen ein erhebliches Maß an Belastung erlebt hatten.[5]

Umgekehrt war es bei Patienten, die als junge Menschen *gewisse* – aber nicht allzu schwere – Belastungen erlebt hatten, später eher selten, dass sie von Rückenschmerzen gequält wurden oder sich wegen Angst oder Depressionen in Behandlung begaben.

Offenbar gab es eine optimale Dosis: Wer als Kind oder Jugendlicher das richtige Maß an Widrigkeiten – nicht zu viel und nicht zu wenig – erfahren hatte, konnte wirksamere Bewältigungsstrategien, mehr Resilienz und bessere Perspektiven entwickeln, um als Erwachsener besser mit der Herausforderung quälender chronischer Schmerzen fertigzuwerden.

Dies brachte Seery »auf die Idee, dass ein gewisses Maß an Schwierigkeiten gut sein könnte. Es kann uns auf eine Weise, die wir noch nicht ganz verstehen, auf spätere Schwierigkeiten vorbereiten.«

Warum zeigte Seerys Studie diese positiven Aspekte belastender Erfahrungen, während sich in der ACE-Forschung kein solcher Silberstreif am Horizont offenbart? Seery vermutet: »Die ACE-Forschung befragt die Teilnehmer nach zehn großen Kategorien stark traumatisierender Erfahrungen, und wenn wir uns ausschließlich auf die schwierigsten menschlichen Erfahrungen konzentrieren, übersehen wir womöglich diejenigen Menschen, die eine gewisse Traumatisierung innerhalb eines breiteren Spektrums an Kategorien erlebt haben. Wir erfahren nicht, ob eine gewisse Belastung später nicht doch widerstandsfähiger machen kann.«

Deshalb prüfte Seery seine Hypothese auf andere Weise. Er bat die Befragten, die Hände fünf Minuten lang in einen Eimer mit Eiswasser zu stecken. Diejenigen, die von negativen Ereignissen in moderatem Umfang berichtet hatten, reagierten weniger stark auf den körperlichen Schmerz. Seery wollte, dass sie sich im Labor außerdem einem wichtigen Test unterzogen. Auch dabei fiel ihre Stressantwort meist weniger heftig aus.[6]

Die Menschen dieser Gruppe berichten zudem von weniger emotionalem Schmerz und einer größeren Lebenszufriedenheit als diejenigen, die mehr ACE-ähnliche Ereignisse erlebt oder keinerlei negative Lebenserfahrungen angegeben hatten.[7]

Die Erfahrung moderater Belastungen in der Vergangenheit schien den Menschen laut Seery bei der Bewältigung neuer Stressoren im Hier und Jetzt zu helfen. »Sie hatten offenbar den Eindruck gewonnen: Wenn schlimme Dinge passieren, heißt das nicht, dass das auch immer so bleiben wird.«

Menschen ohne belastende Erfahrungen sowie Menschen mit vielen stark belastenden Erfahrungen brachen unter der Last der Herausforderungen eher zusammen, mit denen sie im Leben konfrontiert wurden – ob es sich dabei um chronische Rückenschmerzen oder neue belastende Erfahrungen handelte, ob sie die Hand in kaltes Wasser steckten oder sich einem wichtigen Test unterzogen. Sie waren wie jene Elefanten, die bei dem Versuch, trotz ihrer Last das Gleichgewicht zu halten, eher zusammenbrachen.

Menschen, die in jungen Jahren eine gewisse Menge belastender Erfahrungen gemacht hatten, berichteten dagegen von weniger Schmerz im Leben. Sie zeigten angesichts neuer Widrigkeiten weniger Anzeichen von Stress und waren im Laufe der Jahre mit ihrem Leben zufriedener. Laut Seery haben diesen Menschen »die belastenden Erfahrungen der Vergangenheit geholfen, Resilienz zu entwickeln, um künftige Ereignisse besser bewältigen zu können«. Ihre Erfahrungen schenkten ihnen optimale Resilienz und optimales Wohlbefinden. Sie schwanken, aber sie fallen nicht hin.

»Negative Lebenserfahrungen können Menschen stärker machen, sodass sie anschließend mit Schwierigkeiten besser umgehen können«, erklärt Seery. »Wer Schwieriges durchgemacht hat, hatte Gelegenheit, eine Bewältigungsstrategie zu entwickeln.«

Das soll nicht heißen, dass belastende Kindheitserfahrungen »guttun«. Das ist nicht der Fall. Wenn ein Kind chronischem unvorhersehbarem Stress ausgesetzt ist, produziert sein Körper am laufenden Band entzündungsfördernde Stresshormone und verursacht einen Zustand chronischer körperlicher sowie neuronaler Entzündung und Erkrankung. Leichter Stress könnte die Widerstandsfähigkeit dagegen durchaus fördern, sofern es sich nicht um zutiefst persönliche chronische Belastungen handelt, die von einem Menschen ausgehen, den man liebt.

Mit anderen Worten: Es ist zwar eine Belastung, wenn Sie mit ansehen müssen, wie die Großmutter oder der Großvater stirbt. Aber die Sache ist ganz eindeutig nicht Ihre Schuld. Sie werden wahrscheinlich traurig sein und sich allein fühlen; aber Sie werden kaum denken, dass es passiert ist, weil Sie ein schlechter Mensch oder irgendwie nicht in Ordnung sind. Es geht dabei weder um Sie noch darum, wer Sie sind.

Vor Kurzem untersuchte Jack Shonkoff, Leiter des Center on the Developing Child und Professor an der Harvard University, die wissenschaftlichen Beweise für eine »toxische Stressreaktion« – die Auswirkungen einer schwierigen Kindheit auf die Entwicklung des Gehirns und die spätere Entstehung von Krankheiten.[8]

»Wir befinden uns an einem Wendepunkt der Entwicklung dieser biologischen Revolution«, sagte Shonkoff bei einer öffentlichen Diskussion zum Thema toxischer Stress im Jahr 2012. »Wir verstehen jetzt so gut wie nie zuvor, dass frühe Erfahrungen buchstäblich unter die Haut gehen und die Entwicklung des Gehirns, des Herz-Kreislauf-Systems, des Immunsystems und des Stoffwechsels beeinflussen.«

»Wir sagen nicht, dass man Stress vollkommen unterbinden sollte«, erklärt er. »Es gehört zur normalen Entwicklung eines Kindes, dass es lernt, mit normativem Stress umzugehen« – also den Belastungen, die etwa der Übergang in eine neue kindliche Lebensphase mit sich bringt. Diese Belastungen helfen Kindern herauszufinden, wie man einfallsreiche Strategien entwickelt, sich selbst beruhigt, regeneriert und die biologischen Kapazitäten für Resilienz schafft. Bei toxischem Stress wird die Stressreaktion eines Kindes aktiviert, dem die Unterstützung beruhigender Beziehungen fehlt, und sie bleibt über längere Zeiträume hinweg aktiv. Stress ist toxisch, wenn dies »im Grunde der Normalfall für ein Kind ist. Dieser Stress hat nichts damit zu tun, dass man einmal einen schlechten Tag hat. Er geht mit der chronischen Aktivierung von Systemen einher, welche die Entwicklung der Schaltkreise im Gehirn stören und den Körper zermürben.«[9]

Toxischer Stress macht Kinder oder Jugendliche nicht stärker. Er schädigt ihr Gehirn, sodass es ihnen im Laufe des Lebens weniger gut gelingt, die jeweils nächste Hürde zu nehmen. Der Unterschied zwischen charakterbildenden Erfahrungen und toxischem Stress ist ziemlich klar.

Er ist sogar so klar, dass ich für chronischen unvorhersehbaren toxischen Stress in der Kindheit die Abkürzung CUTS (dt. »Schnitte«) verwenden werde.

Verschiedene Faktoren beeinflussen, warum er manche Kinder besonders stark beeinflusst.

Geheimnisse haben einen hohen Preis

Belastende Kindheitserfahrungen sind meist chronische Stressoren, die hinter verschlossenen Türen auftraten. Eltern oder andere Erwachsene demütigen, verspotten oder misshandeln ein Kind im eigenen Wohnzimmer, beim Abendessen oder in der Umkleide in einer Weise, wie sie es vor einer größeren Gruppe oder vor den Augen anderer niemals tun würden. Die Folge ist, dass das Kind das Ereignis als Geheimnis betrachtet. Psychologen wissen seit Langem: Wenn ein Ereignis unter Verschluss gehalten wird, wenn niemand mit dem Kind darüber spricht, obwohl es sich falsch anfühlt, wird das Kind annehmen, dass das Geschehene etwas mit *ihm selbst* zu tun hat. Wenn niemand darüber spricht, muss das bedeuten, dass es *seine* Schuld ist; es muss bedeuten, dass es *schlecht* ist.

Wenn man die schieren Zahlen betrachtet und bedenkt, dass 64 Prozent der Kinder einen starken Belastungsfaktor haben, ist die Wahrscheinlichkeit groß, dass derzeit viele von ihnen mit dem vagen oder drängenden Gefühl herumlaufen, dass gerade etwas Schlimmes geschieht und dass dies irgendwie ihre Schuld ist.

Sie können sich das so vorstellen: Wenn Sie mit chronischem unvorhersehbarem toxischem Stress aufgewachsen sind, wussten Sie, dass irgendetwas nicht in Ordnung war – auch wenn nicht darüber gesprochen wurde. Wahrscheinlich schämten Sie sich, als ob es Ihre Schuld wäre.

Forschungen bestätigen dies. Einer neuen Umfrage zufolge wussten knapp 60 Prozent der Jugendlichen, dass sie aktuell mindestens einem Belastungsfaktor ausgesetzt waren oder dass sie früher einem Belastungsfaktor ausgesetzt gewesen waren – obwohl sie erst 13, 14 und 15 Jahre alt waren. Sie verstanden, dass sie belastende Erfahrungen machten, obwohl sie sie noch nicht so einordnen konnten, wie es ihnen eines Tages als Erwachsene möglich wäre. 60 Prozent der Jugendlichen, die angaben, belastenden Erfahrungen ausgesetzt zu sein, sagten zudem, sie hätten bereits mehrere Kindheitsbelastungen erlebt.[10]

Die Jugendlichen räumten den Wissenschaftlern gegenüber ein, dass in ihrem Leben Dinge geschahen, die falsch waren – weil die Wissenschaftler danach fragten.

Aber die wenigsten Kinder werden gefragt. Als Kat zwischen fünf und 35 Jahre alt war, fragte niemand, was ihr als junges Mädchen zugestoßen war. Ihre Vergangenheit war immer »das unaussprechliche Geheimnis«. Die Folge war »ein tiefsitzendes Gefühl von Scham«. Kat sagt, dass es keine Rolle spielte, wohin sie ging: »Ich hatte enorme unausgesprochene Schuldgefühle wegen dem, was mein Vater getan hatte – und weil ich mit meiner Aussage meinen eigenen Vater ins Gefängnis gebracht hatte. Meine Familie sprach so gut wie nie über die Ermordung meiner Mutter. Es war, als wäre nichts von alledem geschehen.«

Laura saß in einem kleinen Haus mit ihrer Mutter fest und war ihren herabsetzenden Bemerkungen ausgeliefert. »Meine Mutter sagte immer: ›Wir beide gegen den Rest der Welt‹«, erzählt sie. »Als ob wir ein Geheimnis hätten. Und ganz gleich, wie verrückt es wurde, es war unser Geheimnis. Deshalb fiel mir erst nach vielen Jahren auf, dass es in mancher Hinsicht ein Kampf gewesen war, den meine Mutter gegen mich geführt hatte.«

Kinder betrachten Demütigung oder Vernachlässigung nicht als eine Situation, in der das Potenzial für persönliches Wachstum steckt. Sie wissen nur, dass sie ein schmerzliches Familiengeheimnis bewahren.

Priscilla, inzwischen 61 Jahre alt, kümmerte sich als junges Mädchen um die eigenen Eltern und bewahrte ihre Geheimnisse. »In jungen Jahren war ich von psychischen Erkrankungen umgeben«, sagt sie. »Niemand erklärte mir irgendetwas. Niemand sprach darüber. Als ich aufwuchs, übernahm ich die Elternrolle und kümmerte mich um meine Eltern, als ob es das Normalste auf der Welt wäre. Mein Vater war manisch-depressiv und musste Lithium nehmen; meine Mutter war eine Narzisstin, die ich bemuttern musste.«

Mit 16 Monaten hatte Priscilla eine akute Infektion. Das Fieber schoss auf 41,1° C hoch. Sie begann vor den Augen ihrer Mutter zu krampfen. Ihre Eltern brachten sie ins Krankenhaus, lieferten sie ein und verschwanden. Mitten in der Nacht verengte sich ihre Luftröhre. Sie rang nach Luft. Ein Assistenzarzt kam an ihrem Zimmer vorbei und merkte, dass Priscilla nicht mehr atmete. Er machte sofort einen lebensrettenden Luftröhrenschnitt – ohne Narkose. Später erzählte Priscillas Mutter die Geschichte immer wieder. Sie erzählte, wie viel Angst sie gehabt habe, als sie mit der Tochter in »der Nacht, in der du fast gestorben wärst« ins Krankenhaus geeilt sei, und wie wenig sie darauf vorbereitet gewesen sei, »meiner Tochter das Leben retten zu müssen«. Priscilla sagt: »Dann musste ich sie trösten, weil sie mich beinahe verloren hätte. Sie dachte nie daran, wie es wohl für ein kleines Kind gewesen sein mochte, ohne Schmerzmittel operiert zu werden und dann allein im Krankenhaus gesund werden zu müssen.« Damals entstand das Muster, dass Priscilla alle Krisen allein bewältigte.

»Als ich mir mit elf Jahren im Ferienlager das Schlüsselbein brach, erzählte ich niemandem davon. Ich wäre nie auf die Idee gekommen, dass ich *Eltern* hatte, die mich vor Schmerz und Leid schützen konnten«, sagt sie. »Ich lebte mit dem Schmerz. Als ich nach den Ferien heimkam, bemerkte eine Freundin der Familie die Beule auf meiner Brust und sagte, ich müsse meiner Mutter davon erzählen. Die brachte mich zum Arzt. Er sagte, dies sei ein Fall von grober Fahrlässigkeit.«

Aber als Kind war Priscilla ihren Eltern deswegen nicht böse. »Ich fühlte mich als ›Heldenkind‹. Ich rettete meine Mutter. Sie lobte mich so sehr dafür und wollte mir so nahe sein, dass ich es für eine gute Sache hielt.« Das änderte sich erst, als Priscilla ein Teenager wurde: »Ich erkannte allmählich, dass meine Mutter durch mich lebte, und ich begann, ihren Narzissmus als emotional übergriffig zu empfinden. Sie wollte immer in alle meine Unternehmungen mit meinen Freunden einbezogen werden, als ob sie ebenfalls ein Teenager wäre. Ich sollte *ihre* Mutter sein. Nach und nach wurde mir klar, dass sie mich nicht so liebte, wie eine Mutter ihr Kind liebt. Ich musste *sie* lieben, musste für sie sorgen, weil ihr eigener Mann ihr das nicht geben konnte.«

Priscilla fühlte sich nicht mehr als Heldenkind. Im Gegenteil. »Ich begann, die Last dieses großen, beschämenden Geheimnisses zu spüren: Dass ich in Wahrheit keine Mutter hatte und nie eine Mutter gehabt hatte. Tief in meinem Herzen wusste ich, dass mit mir irgendetwas nicht stimmte. Ich schämte mich zutiefst dafür, dass niemand mich lieben *konnte*, wie Eltern ihr Kind lieben. Weil ich so wenig liebenswert war«, erzählt sie.

Als Priscilla 18 Jahre alt wurde, setzte sich ihre Mutter mit ihr aufs Bett und sagte: »Ich war 18 Jahre lang deine Mutter. Würdest du von jetzt an meine Mutter sein?« Priscilla erinnert sich daran, »wie sie diese Worte sagte. Aber ich war nicht entsetzt, sondern dachte nur: ›Ich bin doch schon immer deine Mutter… warum fragst du mich erst jetzt?‹«

In ihrer Jugend bekam Priscilla Panikattacken, die so heftig waren, dass sie sich in einer Ecke der Küche oder des Badezimmers auf dem Boden zusammenkauerte – schwitzend, zitternd und unfähig, sich zu bewegen oder zu denken. »Mein Zentralnervensystem brach einfach immer wieder zusammen«, sagt sie. Sie hatte die Art von »Panikstörung, von der man im Zusammenhang mit Soldaten lesen konnte, die aus Vietnam zurückkamen, oder die Frauen nach einer Vergewaltigung haben konnten. Aber ich war nicht im Krieg gewesen, und ich war nicht vergewaltigt worden. Ich dachte, dass mit mir einfach irgendetwas nicht stimmte und dass das meine Schuld war.«

Beim Gesundheitscheck für die Universität erklärte ein Arzt, dass Priscilla ein Herzleiden habe – einen Mitralklappenprolaps. Die Klappe zwischen dem linken Vorhof und der linken Kammer ihres Herzens schloss nicht richtig. Das musste zwar nicht behandelt, aber es musste beobachtet werden und spielte eine Rolle bei ihren Panikattacken.

»Ich hatte dieses Gefühl von Panik. Etwas zu wollen, das ich nicht haben konnte. Mich ständig danach zu sehnen, danach zu streben, es aber niemals zu bekommen. Niemals zu bekommen, was ich glaubte, zum Überleben zu brauchen.«

Priscilla heiratete und bekam zwei Söhne. Mit Anfang 50 wurde sie als Autorin erfolgreich und flog um die ganze Welt, um Vorträge zu halten und im Fernsehen aufzutreten. »Ich war perfekt darin, so zu tun, als ob ich erwachsen wäre«, erzählt sie. Aber unter der Oberfläche »war diese schreckliche Panik. Ich hatte Herzklopfen. Ich hatte immer das Gefühl, dass sich alles jederzeit zu einer Krise auswachsen konnte, die ich dann wegen meines kaputten Nervensystems nicht würde bewältigen können. Ich fühlte mich wie eine Schwindlerin: Äußerlich wirkte ich kompetent, aber im Inneren hatte ich oft furchtbare Angst. Eigentlich lebte ich gar nicht richtig.« Ihre Panikattacken wurden heftiger und häufiger. Ihr Mann musste ihr oft helfen, sie durchzustehen.

Priscilla war Mitte 50, als sie begann, die Familie ihrer Kindheit genauer unter die Lupe zu nehmen. »Mir wurde klar: Um der Mensch zu sein, der ich sein wollte, und das Leben zu führen, das ich führen wollte, musste ich mich der Wahrheit über meine Kindheit stellen. Ich wollte meiner panischen Kampf-oder-Flucht-Reaktion auf das Leben nicht länger ausgeliefert sein. Ich wollte lernen, auf den Reaktionswellen meines Zentralnervensystems zu surfen, damit ich auch lernen konnte, durchs Leben zu surfen.« Mit Meditation und Therapie gelang es Priscilla, sich eine ruhigere geistige Verfassung zu erarbeiten und ihre Panikattacken deutlich zu reduzieren, während sie sich der Vernachlässigung und der Verletzlichkeit in ihrer Kindheit stellte. Über ihre Suche nach Heilung schrieb sie auch in ihren befreienden Memoiren *Und tausend Atemzüge später: Wie ich meine Angst überwand und inneren Frieden fand.*

Wenn Kinder glauben, die erlebten Belastungen seien ein »Geheimnis«, das sie bewahren müssten, werden sie außenstehenden Erwachsenen kaum verraten, was zu Hause los ist oder außerhalb der eigenen Problemfamilie nach Hilfe oder Unterstützung suchen. Doch ohne Unterstützung von außen werden ihre belastenden Kindheitserfahrungen einen größeren Tribut von ihrem Körper fordern.

Was schon ein einziger verlässlicher Erwachsener bewirken kann

Kinder, die trotz früher Belastungen resilienter sind, hatten in ihrer Jugend oft einen wichtigen Erwachsenen, an den sie sich wenden und auf den sie sich verlassen konnten. Sie hatten einen Erwachsenen, der eingriff und ihnen klarmachte, dass es bei den Geschehnissen nicht um sie ging und sie keine Schuld daran hatten.

Nach Informationen des von Jack Shonkoff geleiteten Center on the Developing Child können die angemessene (oder fehlende) Unterstützung durch einen Erwachsenen sowie Art und Dauer des Stressors einen großen Unterschied bei der Beurteilung machen, ob belastende Faktoren in der Kindheit erträglich oder toxisch sind. Stress ist dann erträglich, wenn länger anhaltende Schwierigkeiten, ja sogar starke Stressoren wie der Verlust eines geliebten Menschen oder eine Naturkatastrophe vorübergehend sind, wenn sie zeitlich begrenzt sind – und von Beziehungen zu Erwachsenen gepuffert werden, die dem Kind bei der Anpassung helfen. Wenn das Kind jemanden hat, der es liebt und stützt, kann sich sein Gehirn von Erfahrungen erholen, die ihm andernfalls schaden würden.[11]

Bei starken, häufig auftretenden und lang anhaltenden Stressoren – zum Beispiel chronischer Vernachlässigung, körperlicher oder emotionaler Misshandlung, einer Bezugsperson mit Suchterkrankung oder psychischer Erkrankung oder dem Aufwachsen in einer gewalttätigen Umgebung – sowie ohne angemessene Unterstützung durch einen Erwachsenen wird Stress toxisch. Wenn man so früh wie möglich Beziehungen zu fürsorglichen Erwachsenen hat, die ansprechbar und hilfsbereit sind, macht das einen großen Unterschied.[12]

Dies wird an Harriets Geschichte deutlich. Heute ist Harriet 48 Jahre alt, arbeitet als Anwältin und lebt in Austin, Texas. Sie wurde von einer Mutter großgezogen, die »nicht die geringste Ahnung hatte, was es heißt, Mutter zu sein«. Als Harriet vier Jahre alt war, setzte ihre Mutter sie regelmäßig allein in ein Flugzeug und schickte sie zu ihren Großeltern, die beide depressiv waren. Ihr Großvater – der Vater ihrer Mutter – »zwang mich, mich auszuziehen und in die Badewanne zu steigen, damit er mich ›baden‹ konnte«. Noch heute durchlebt Harriet manchmal die Panik jenes Tages, an dem sie sich »nackt, voller Angst und heulend wie verrückt wehrte, um aus dieser Wanne zu entkommen. Ich mochte das nicht, was er mit mir machte, wie er mich badete.« Als sie alt genug war, um zu verstehen, was geschehen war und was es bedeutete, warnte sie ihre jüngeren Cousinen, einen großen Bogen um den Großvater zu machen und niemals mit ihm allein zu bleiben. Sie hatte gelernt, auf andere aufzupassen, obwohl niemand auf sie achtgab.

Mit zwölf Jahren stürzte Harriet beim Turnen. Sie brach sich den unteren Rücken an zwei Stellen und erzählte ihrer Mutter weder von dem Unfall noch von den starken Schmerzen. Als sie schließlich einen Termin beim Arzt hatte, fragte er: »Wie schaffst du es überhaupt, so herumzulaufen?« Weil so lange nichts unternommen worden war, erholte sie sich nie mehr vollständig von dem Sturz und musste mit ständigen Schmerzen leben.

Mit 16 Jahren hatte sich Harriet zwar von der Verletzung erholt, litt aber unter chronischen Schmerzen und wurde bei einer Verabredung vergewaltigt. Erneut fand sie sich in einer Situation wieder, in der sie sich »nackt, mit Zähnen und Klauen gegen einen Mann wehrte, der nicht reagierte, als ich ihn bat aufzuhören«. Am nächsten Tag in der Highschool erklärte Harriets »Freund« die Kratzer in seinem Gesicht mit den Worten: »Harriet ist eine echte Wildkatze im Bett!«

Auch davon erzählte Harriet ihrer Mutter nichts. »Wenn ich sie nach einem dieser traumatischen Erlebnisse um Hilfe gebeten hätte, hätte sie gesagt: ›Wie konntest du mir das nur antun, Harriet!‹ Ich wusste schon als ganz kleines Mädchen, dass mir meine Mutter niemals Geborgenheit schenken würde. Ich konnte mich nicht darauf verlassen, dass sie mir half. Wenn ich Angst hatte und ihr davon erzählte, kam es schnell zu einer Szene, in der es nur darum ging, wie sehr ich sie mit meinen Problemen verletzte.« Harriet findet es heute unglaublich, »dass meine Mutter mich damals allein in ein Flugzeug setzte und zu ihren Eltern schickte, obwohl sie wusste, dass sie psychische Probleme hatten, und ohne zu überlegen, was das für mich bedeuten würde«.

Mit 19 Jahren sagte Harriet ihren Eltern, dass sie glaubte, lesbisch zu sein. Daraufhin enterbten die Eltern sie.

Mit 30 Jahren, so sagt sie, »zitterte ich ununterbrochen ein wenig am ganzen Körper«. Ihr Hals wurde immer dicker, und sie bekam einen Kropf. Sie ging zum Arzt, der ihre Vitalparameter prüfte. Sie hatte einen Ruhepuls von 140 – deutlich höher, als er sein sollte. Ihr Arzt ordnete ein paar Untersuchungen an und erklärte anschließend, ihre Schilddrüsenwerte lägen weit außerhalb jeder Norm. Sie betrugen das Zehnfache dessen, was als normal gilt. Harriet litt an stark ausgeprägtem Morbus Basedow – einer Autoimmunerkrankung, bei der das Immunsystem des Körpers fälschlicherweise gesundes Schilddrüsengewebe angreift und dadurch eine Überfunktion der Schilddrüse verursacht.

Mit 44 Jahren entdeckte Harriets Frauenärztin ein »riesengroßes Myom an der rückwärtigen Gebärmutterwand. Es befand sich so weit hinten, dass es schwer zu tasten war. Es wuchs schon seit mindestens zehn Jahren dort vor sich hin – und war inzwischen kindskopfgroß. Aber wegen meiner ohnehin so starken Rückenschmerzen hatte ich nichts davon gemerkt.«

Harriet ist nicht überrascht, als ich von neuen Forschungen erzähle. Danach haben Frauen, die als Mädchen Opfer sexuellen Missbrauchs wurden, eine bis zu 36 Prozent höhere Wahrscheinlichkeit, Jahrzehnte später Myome zu bekommen.

Rückblickend, so Harriet, »betrachte ich meine Mutter als den Hintergrund, vor dem sich alle Ereignisse abspielten, die mich traumatisiert haben«. Sie kam nicht umhin, sich zu fragen, wie »es wohl gewesen wäre, eine Mutter zu haben, an die ich mich hätte wenden können, wenn etwas Schlimmes passiert war. Wenn ich ihre Unterstützung durch dick und dünn gespürt hätte.«

Wenn ein Kind einen verlässlichen Elternteil oder Erwachsenen hat, der für es da ist, hat es weitaus bessere Chancen, sich einen Reim auf die erlebten Belastungen zu machen. Ein kluger, verlässlicher, fürsorglicher Erwachsener und Mentor wird im Idealfall auch eingreifen, um es zu schützen. Vor Kurzem entdeckten Wissenschaftler der Emory University: Wenn Kinder, die belastende Erfahrungen machten, in einem positiven familiären Umfeld lebten und jemanden hatten, dem sie sich anvertrauen konnten, zeigten sie Veränderungen eines Oxytocin-Rezeptor-Gens, die einen schützenden Einfluss hatten und dafür sorgten, dass sie widerstandsfähiger waren und besser mit ihrer Situation zurechtkamen.[13]

Ein positives Ergebnis der Forschungen Seerys lautet: »Wenn jemandem etwas Schlimmes zugestoßen ist, heißt das noch lange nicht, dass er oder sie von nun an zwangsläufig geschädigt ist.« Wenn wir herausfinden, was den Menschen, die als Kinder gewisse Belastungen erlebt haben, ihre Resilienz verleiht, und wenn wir erkennen, was ihnen hilft, ihre Erfahrungen so einzuordnen, dass sie sich sicherer fühlen und besser mit den Widrigkeiten des Lebens umgehen können, können wir dieses Wissen möglicherweise sogar viele Jahre später breiter gefächert einsetzen. »Wenn wir wissen, wie wir dabei helfen können, sollten Menschen auch aus stärkeren Belastungen in der Vergangenheit einen Nutzen ziehen können.«

Wenn Personen mit belastenden Kindheitserfahrungen nach Heilung suchen und auch Heilung finden, können sie dabei eine hilfreiche Sicht auf ihr Leben gewinnen. Unser Gehirn, das – um es noch einmal zu sagen – auch beim Erwachsenen lange formbar und plastisch bleibt, kann selbst nach traumatischen Erfahrungen neuronale Resilienz aufbauen. Wir können erlebte Traumata so einordnen, dass wir schwierige Herausforderungen noch besser bewältigen und würdevoll überstehen.

Das Sensibilitätsgen

Unsere Erfahrungen beeinflussen die Entwicklung unseres Gehirns bis zum 18. Lebensjahr, aber auch unsere Gene haben einen Einfluss darauf, wie unser Körper und unser Geist Stress empfinden und darauf reagieren. Manche Menschen sind genetisch darauf programmiert, ihre Umgebung sensibler wahrzunehmen. Dies gilt auch für die familiären Traumata oder Widrigkeiten, die sie in sehr jungen Jahren erleben. Bei anderen hinterlassen frühe Belastungen einen weniger starken Eindruck; sie werden weniger hart davon getroffen. Eine der Ursachen für diesen Unterschied liegt tief in unserem genetischen Code.

Die Sensibilitätshypothese erklärt, weshalb manche Menschen die Veranlagung haben, besonders stark auf Stress zu reagieren. Ungefähr 15 Prozent der Gesamtbevölkerung besitzen eine bestimmte Variante des »Verhaltensgens« 5-HTTLPR, das den Neurotransmitter Serotonin reguliert. Serotonin hat Einfluss darauf, wie gut wir uns von emotionalen Traumata und Qualen erholen. Es gibt drei Varianten des Sensibilitätsgens, das auch »Serotonintransportergen« genannt wird. Personen mit zwei kurzen Allelen[14] reagieren meist sehr empfindlich auf alles, was sie im Alltag erleben. Es kann sein, dass sie nach belastenden Ereignissen nur langsam wieder auf die Füße kommen; aber auch positive Einflüsse hinterlassen einen tieferen Eindruck. Mit der richtigen Unterstützung sind sie im Leben erfolgreicher. Ein Mentor, der an sie glaubt, der ein Talent oder eine Fähigkeit in ihnen erkennt, wird tiefgreifende positive Veränderungen bewirken. Sie saugen das Gute auf.

Die Variante des Serotonintransportergens mit einem kurzen und einem langen Allel scheint sich weder auf die eine noch auf die andere Weise stärker auszuwirken. Doch die Variante mit zwei langen Allelen wird mit der Eigenschaft in Verbindung gebracht, dass man sich leichter von Belastungen erholt und nach belastenden Ereignissen leichter wieder ins Gleichgewicht zurückfindet. Wenn unschöne Dinge passieren, empfinden Personen mit dieser Variante sie nicht so stark und machen sich weniger Sorgen. Ereignisse, die andere überwältigen können, prallen sprichwörtlich an ihnen ab. Am Ende gehen sie deshalb mit einer geringeren allostatischen Last durchs Leben.

Der faszinierendste Aspekt des Sensitivitätsgens aber ist, dass es in den besonders verletzlichen Jahren der Kindheit, wenn sich das Gehirn noch in der Entwicklung befindet, eine weitaus größere Rolle spielt als bei den Folgen, die Stress später für den Erwachsenen hat. Menschen mit der empfindlichen Variante des Sensibilitätsgens, die in jungen Jahren Belastungen erleben, werden später im Leben am ehesten an Depressionen leiden.[15]

Der Grund: Das Sensibilitätsgen beeinflusst die Entwicklung der Stressreaktion dahingehend, dass die HHN-Stressachse

»sensibler« Kinder bei Belastung *besonders viele* Stresshormone in den Körper pumpt.[16] Sie bekommen von klein auf und über einen sehr langen Zeitraum hinweg eine entzündungsfördernde »Infusion« in doppelter Dosis.

Im Rahmen einer spannenden Studie mussten mehrere Gruppen von Jugendlichen unter Laborbedingungen Aufgaben lösen. Dabei bekamen sie ein unklares oder negatives Feedback von den Wissenschaftlern. Die Teilnehmer der einen Gruppe besaßen die Variante des Sensibilitätsgens mit den beiden kurzen Allelen und hatten bereits vor dem sechsten Lebensjahr belastende Kindheitserfahrungen in irgendeiner Form gemacht. Die Jugendlichen der zweiten Gruppe besaßen zwar das Sensibilitätsgen, aber ihre Kindheit war frei von belastenden Erfahrungen gewesen. Beide Gruppen mussten Aufgaben lösen. Sie mussten zum Beispiel am Computer feststellen, ob zwei Bilder übereinstimmten, oder Gedächtnisspiele machen. Sie konnten nicht sagen, ob die Wissenschaftler dachten, dass sie ihre Sache gut machten, weil sie bewusst verwirrende Rückmeldungen von ihnen bekamen.

Die jugendlichen Träger des Sensibilitätsgens mit belastenden Kindheitserfahrungen wirkten ängstlicher und machten bei der Bearbeitung der Aufgaben auch mehr Fehler. Sie deuteten das zuweilen entmutigende nonverbale Feedback der Wissenschaftler als Hinweis darauf, dass sie etwas falsch gemacht hatten. Diese Kinder zeigten auch Anzeichen von kognitiven und emotionalen Schwierigkeiten, die mit Angst und Depressionen in späteren Jahren in Verbindung stehen.[17]

Die Kinder mit dem Sensibilitätsgen, die noch keine belastenden Erfahrungen gemacht hatten, reagierten weniger stark auf unklare Rückmeldungen und hatten auch keine Schwierigkeiten, ihre Emotionen zu regulieren. Weil sie noch nichts Belastendes erlebt hatten, war das Sensibilitätsgen nicht aktiviert worden.

Auch andere Genvarianten tragen zu einer biophysikalischen Anfälligkeit für Kindheitsbelastungen bei. Wissenschaftler der Duke University fanden heraus: Kinder, die sowohl einen Hintergrund starker Belastungen als auch die häufige Genvariante NR3C1 hatten, die wie 5-HTTLPR einige von ihnen besonders sensibel für ihre Umgebung macht, bekamen als Erwachsene eher ernstzunehmende Probleme. Das NR3C1-Gen, das wir auch als Stressvulnerabilitäts- oder Stressanfälligkeitsgen bezeichnen könnten, beeinflusst die Cortisolausschüttung bei Stress. 75 Prozent der Kinder mit der Genvariante, die besonders stressanfällig macht, entwickelten bis zu einem Alter von 25 Jahren psychische Schwierigkeiten oder Suchtverhalten.[18]

Wenn Kinder mit diesem Stressvulnerabilitätsgen durch Interventionsprogramme unterstützt wurden, entwickelten nur 18 Prozent von ihnen als Erwachsene psychische Störungen und Suchterkrankungen. Man könnte sagen, dass die Kinder mit dieser Genvariante hochempfindlich auf Stress reagierten, aber auch auffallend empfänglich für die Hilfe von Erwachsenen waren, was den entscheidenden Unterschied in ihrem Leben machte.

Wenn Sie das Sensibilitätsgen oder das Stressvulnerabilitätsgen besitzen und als Kind belastende Erfahrungen gemacht haben, werden Sie vielleicht feststellen, dass Sie aufgrund Ihrer emotionalen Programmierung äußerst empfindlich auf Stress reagieren. Das Leben wird unter Umständen schwieriger für Sie sein. Sie werden zum Beispiel eher ängstlich und besorgt sein, wenn ein Wagen vor Ihnen unerwartet die Richtung ändert, wenn Ihr Vorschlag im Büro auf Kritik stößt oder Sie nachts ein unheimliches Geräusch hören. Möglicherweise haben Sie ständig das unterschwellige Gefühl, nicht sicher zu sein. Vielleicht schnappen Sie sogar das Unbehagen und die Ängste anderer auf und absorbieren ihren Stress, ohne sich darüber im Klaren zu sein, welche Folgen das für Sie und Ihren Körper hat.

Georgia hatte eine kalte, herrische Mutter und einen jähzornigen Vater. Sie erinnert sich daran, dass sie die Spannung zu Hause schon spüren konnte, »bevor es zum Streit kam«. Aber ihre Schwestern waren »sich dessen nicht so stark bewusst und viel härter«. Sie waren offenbar nicht mit den gleichen emotionalen Antennen ausgestattet wie Georgia. Als ihre Schwestern in die Pubertät kamen, boten sie der Mutter Paroli. Sie begannen, »ordentlich auszuteilen«, wie Georgia sagt. »Sie hatten keine Angst und legten sich manchmal sogar mit meiner Mutter an. Sie waren frech und behaupteten sich.«

Damals hatte Georgia in der Familie bereits den Ruf, »das Sensibelchen« oder »zu sensibel« zu sein. Dieses Etikett erlaubte es ihren Eltern, so zu tun, als ob die Spannungen in der Familie ganz normal wären, als ob Georgia das Problem wäre.

»Ich nahm alle negativen Schwingungen in der Familie auf. Irgendwann lernte ich, einfach abzuschalten, um mich zu schützen – nur meine Sensoren, die konnte ich nicht abschalten«, erzählt Georgia. »Mit zehn Jahren hatte ich gelernt zu tun, was man mir sagte. Ich bemühte mich Tag für Tag ganz bewusst darum, so unsichtbar zu sein, wie man als Mensch nur sein kann.«

Als Georgia 13 Jahre alt war, begab sich ihre Mutter in Therapie. Ihr Mann war ein starker Trinker und setzte sich manchmal sogar betrunken ans Steuer. Georgia sagt: »Meine Mutter hatte selbst eine sehr verletzende Mutter gehabt und den Vater verloren, den sie vergötterte. Sie war gebildet und mit drei kleinen Mädchen mehr oder weniger ans Haus gefesselt. Mein Vater sagte zu ihr: ›Ich zahle keine Therapie. Meine Frau geht nicht zum Seelenklempner!‹«

Ihre Mutter nahm eine Teilzeitstelle in einer örtlichen Bücherei an, um sich die Behandlung leisten zu können. Ihr Verhalten gegenüber Georgia änderte sich nicht wesentlich, aber rückblickend kann Georgia verstehen, wie schwer es ihrer Mutter gefallen sein muss, diese Schritte zu unternehmen.

Georgia stürzte sich in ihre Schularbeiten. »Ich verdrängte alles außer meinem Verstand.« Es zahlte sich aus. Vielleicht hat ihr der Wunsch, es aus eigener Kraft zu schaffen, sogar das Leben gerettet. Mit 18 Jahren ging Georgia zum Studium an die Columbia University, wo sie schließlich auch promovierte.

Heute ist Georgia 49 Jahre alt und macht sich viele Gedanken »über die Mehrgenerationenfrage«. Sie sagt: »Die Mutter meiner Mutter war als Baby verlassen worden; meine Großmutter war ein stark beschädigter Mensch. Sie beschimpfte und misshandelte meine Mutter, die ihrerseits zutiefst verletzt war. Väterlicherseits sieht es nicht besser aus: Mein Vater hatte eigentlich keine Eltern, die auf ihn aufpassten. Sein Vater hatte Depressionen und war Alkoholiker. Genau wie er.« Georgia hält kurz inne. »Es ist, als wäre der Schmerz all dieser Generationen auf *meinem* Rücken gelandet.«

Sie sagt: »Ich bin sehr sensibel und schnappe Dinge auf, die andere nicht immer mitbekommen. Dass ich spüren und verstehen konnte, was unter der Oberfläche vor sich ging, war in gewisser Weise ein Schutz. Ich wusste, wann ich den Rückzug antreten musste. Andererseits saugte ich den Schmerz auf wie ein Schwamm. Ich absorbierte den Schmerz meines Vaters, den Schmerz meiner Mutter und den Schmerz ihrer kaputten Ehe.«

Als Erwachsene hat Georgia nicht nur eine Degeneration der Bandscheiben, Depressionen und Fibromyalgie, sondern auch Beziehungsprobleme. Sie heiratete, als sie Anfang 20 war. Sie hatte die Hoffnung, die eigene unglückliche Familiengeschichte umzuschreiben, indem sie ein liebevolleres, fürsorglicheres Heim schuf – einen sicheren Hafen.

Aber die Ehe zerbrach. Es fiel Georgia schwer, ihre Gefühle und Bedürfnisse ehrlich anzusprechen – genau wie ihrem Mann. Mit der Zeit zerstörte der Mangel an Kommunikation ihre Beziehung. Nach der Scheidung hatte Georgia eine »starke innere Vision, dass es eine andere Art zu lieben und zu leben geben musste als das Modell, das meine Eltern mir vorgelebt hatten. Wenn ich diesen Weg nicht fand, wusste ich nicht, ob das Leben wirklich lebenswert war. Ich wusste, ich musste mich um körperliche und emotionale Heilung bemühen. Sonst konnte ich einpacken und alles hinschmeißen.«

Trotz allem, was Georgia über ihre Kindheit weiß, empfindet sie es als »entmutigend«, mehrere ACE-Fragen bejahen zu müssen. Gleichzeitig ist es eine Erleichterung für sie zu wissen, dass sie »in all den Jahren nicht ›zu sensibel‹« gewesen war.

Georgias Beschreibung ihrer Kindheit zeigt, wie die Sensibilitäts- und die Vulnerabilitätshypothese in der Praxis funktionieren: Manche Kinder sehen mehr, bekommen mehr mit, wissen mehr, fühlen mehr. Es sind die gleichen Kinder, bei denen eine belastende Kindheit wahrscheinlich tiefere psychische Wunden hinterlassen wird und die als Erwachsene eventuell mit noch drängenderen körperlichen und emotionalen Symptomen konfrontiert werden. Das heißt nicht, dass die Ereignisse weniger traumatisch gewesen wären, als sie denken; es heißt, dass sie den Schmerz tiefer empfanden.

Das Sensibilitätsgen hat aber auch klare neurobiologische Vorteile. Die Plastizität des Gehirns sorgt nicht nur dafür, dass sensible Kinder stark auf Stress reagieren; sie sorgt auch dafür, dass sie intuitiver und empfänglicher sind und leichter von den positiven und gesunden Aspekten ihrer Umgebung geformt werden können: von der Unterstützung, die sie bekommen; von den liebevollen Beziehungen, die sie erleben; von der fürsorglichen Mentorin, die etwas Besonderes in ihnen sieht und sie unter ihre Fittiche nimmt. Sie können sogar als Erwachsene größere Heilerfolge erzielen, wenn sie sich darum bemühen, ihr Gehirn neu zu formen und zu rehabilitieren.[19]

Werden »sensible« Kinder in jungen Jahren unterstützt und gefördert, zeigen sie als Erwachsene die *geringsten* Anzeichen von Depressionen – sogar im Vergleich zu denjenigen, die über zwei lange Allele des Sensibilitätsgens verfügen.[20] Sie können eher als andere Menschen positive und vorteilhafte psychische Eigenschaften entwickeln und gedeihen.[21] Obwohl sie als Kinder gelitten haben, bleibt ihr Verhalten als Erwachsene formbar. Das heißt, dass sie trotz ihrer Geschichte auch als Erwachsene noch die Fähigkeit zu tiefgreifender Veränderung haben. Unabhängig von Ihren Kindheitserfahrungen und unabhängig von Ihrer Sensibilität gilt: Wenn Sie sich bemühen, Ihr Gehirn zu rehabilitieren und Ihre übermäßig starke Reaktion auf Belastungen zu senken, stehen Ihre Chancen gut, damit auch Erfolg zu haben.

Georgia ist sensibel. Ihre intuitive Art machte ihre Kindheit schmerzlicher, doch diese kreative Sensibilität schenkte ihr auch die »starke innere Vision«, dass das Leben *anders* sein konnte. Diese innere Vision sollte sie als Erwachsene dazu drängen, sich auf einen Weg der Transformation und der Heilung zu begeben.

Dank des Sensibilitätsgens sind Sie vielleicht geschickter darin zu lernen, wie man das unvermeidliche Leid im Leben bewältigt. Es kann Ihnen auch helfen herauszufinden, wie man die negativen Folgen einer belastenden Kindheit in erstaunliches persönliches Wachstum verwandelt.

Das Rätsel der Wahrnehmung

Kelly McGonigal ist Psychologin an der Stanford University und offenbarte einen faszinierenden Zusammenhang zwischen Stresswahrnehmung, Krankheit und Resilienz. Grundlage ist ihre Arbeit an einer Studie, die 30 000 Erwachsene über acht Jahre begleitete. Dabei wurden zwei Fragen gestellt: »Wie viel Stress hatten Sie im letzten Jahr?« und: »Glauben Sie, dass Stress Ihrer Gesundheit schadet?«

Es überrascht nicht weiter, dass diejenigen, die im letzten Jahr viel Stress erlebt hatten, auch eine deutlich höhere Sterberate hatten – das Risiko lag bei 43 Prozent.[22] Mehr Stress bedeutet mehr Entzündungsprozesse, mehr Krankheit und Tod. Wie McGonigal sagt, bestand dieser Zusammenhang zwischen Stress und einem frühen Tod »nur für diejenigen, die *auch* glaubten, dass Stress gesundheitsschädlich ist. Die Leute, die viel Stress hatten, dies aber nicht als schädlich ansahen, hatten kein höheres Risiko zu sterben.« Sie weist sogar auf Folgendes hin: Die Mitglieder dieser zweiten Gruppe »hatten das niedrigste Sterberisiko innerhalb der Studie, inbegriffen derer, die vergleichsweise wenig Stress hatten«.[23]

Forschungen zum Thema »Stressempfinden« zeigen, dass nicht die belastende Erfahrung an sich schädlich ist, sondern dass die eigene Reaktion auf das Gefühl der Belastung den größten Schaden anrichtet.

Wenn es gelingt, Stress geistig neu zu bewerten und zu erkennen, dass Angstgefühle eine durchaus hilfreiche Reaktion sein können, verringert dies die schädliche Langzeitwirkung von Stress. Wenn Sie verstehen: »Dieses klopfende Herz kann einen auf Aktion vorbereiten«, wie McGonigal sagt; und eine schwerere Atmung verrät, dass Sauerstoff ins Gehirn gepumpt wird, damit Sie schneller denken können. Wenn Sie es so betrachten, wird Ihnen klar, dass die »Stressreaktion Ihre Leistung steigert. Sie hilft Ihnen, Herausforderungen zu begegnen.« Ist man sich darüber im Klaren, richtet die Stressreaktion erheblich weniger körperliche Schäden an. Zusammengezogene Blut- und Herzgefäße weiten sich, der Körper entspannt. Der Nutzen der Stressreaktion aber bleibt: ein geschärftes Bewusstsein.

Wenn wir glauben, dass uns die Stressreaktion unterstützt, indem sie uns darauf aufmerksam macht, dass wir aktiv werden oder uns Hilfe holen müssen, werden wir auch eher Unterstützung und die Gesellschaft von Menschen suchen, denen wir am Herzen liegen, und uns ihnen gegenüber öffnen. Folgen wir diesem Instinkt und suchen soziale Kontakte sowie Unterstützung, erzeugen wir mehr Oxytocin – das Hormon des Mitgefühls. Oxytocin schützt den Körper noch besser vor den Folgen von Stress. Laut McGonigal ist es »ein natürlicher Entzündungshemmer«.

Natürlich sind Kinder zu jung und zu verletzlich, um belastende Erfahrungen bewusst in einem anderen Licht sehen zu können. Dies gilt ganz besonders, wenn das Trauma von einer Bezugsperson verursacht wird. Erwachsene aber können aus McGonigals Forschungen zum Stressempfinden Mut schöpfen. Wenn es Ihnen gelingt, die Stressoren Ihrer Kindheit als Anstoß für Ihre Entwicklung zu dem Menschen zu betrachten, der Sie gern wären, kann diese Neubewertung ein entscheidender Schritt auf Ihrem persönlichen Weg zu Heilung, Vergebung und Transformation sein.

Bei dieser Neubewertung der Vergangenheit kann es hilfreich sein zu bedenken: Das, was Ihnen zugestoßen ist, als Sie klein waren, war zweifellos falsch, ja sogar unerträglich. In den meisten Fällen entstand das gestörte familiäre Verhaltensmuster aber lange, bevor Sie überhaupt geboren wurden. Die Widrigkeiten, die Sie erleiden mussten, ergaben sich indirekt aus dem chronischen unvorhersehbaren toxischen Stress, dem Ihre Eltern als Kinder ausgesetzt waren und den zuvor schon deren Eltern als Kinder erlebt hatten.

Harriet räumt ein, dass auch ihre Mutter mit einem mehrere Generationen übergreifenden toxischen Erbe belastender Kindheitserfahrungen aufgewachsen ist. »Rückblickend wird mir klar, dass sie angesichts der eigenen Vergangenheit nicht die geringste Chance hatte, eine ruhige und liebevolle Mutter zu sein«, sagt Harriet. »Ich gebe ihr keine Schuld. Sie hatte nicht die Voraussetzungen.«

Wiedersehen mit Rashomon – oder wie das Gedächtnis funktioniert

Auch die Art und Weise, wie wir Erinnerungen im Gehirn speichern – und im Laufe der Jahre immer wieder abspielen –, ist ein wichtiger Faktor bei der Wirkung, die Kindheitsbelastungen auf uns haben.

Die vier Geschwister einer Familie können vier ganz unterschiedliche Auffassungen von den Ereignissen vor 20 Jahren haben, als ihre Eltern sich scheiden ließen. Sie können sich in dieser Angelegenheit auf unterschiedliche Seiten schlagen und die Gründe dafür noch einmal aufwärmen. Wie in dem Film *Rashomon* sieht jeder die zurückliegenden Ereignisse anders und zieht andere Schlüsse daraus.

Georgia sagt, wenn sie mit ihren Schwestern über ihre Kindheit spricht, können sie sich nicht darauf einigen, wie ihre Kindheit und ihre Jugend wirklich waren. Georgia hat das Gefühl, ihre Schwestern würden ihre Erfahrung nicht bestätigen; ihre Schwestern haben das Gefühl, Georgia würde die negativen Aspekte ihrer Kindheit überbewerten, nach wie vor überreagieren und könne die Vergangenheit nicht loslassen.

Diese Unterschiede bezüglich der Erinnerung sind zum Teil genetisch bedingt; sie sind zum Teil darin begründet, dass jedes Kind einer Familie andere Erfahrungen mit dem Familienleben macht; und sie gehen zum Teil darauf zurück, wie das Gedächtnis Langzeiterinnerungen speichert und im Laufe der Jahre umbaut.

Es war für das Überleben unserer Art stets von größter Wichtigkeit, dass sich unser Gehirn an Angst- oder Traumareaktionen erinnern konnte. Unsere Vorfahren durften im Laufe der Evolution zum Beispiel nicht vergessen, dass bestimmte Beeren giftig waren und krank machten. Deshalb stellten sie eine feste Verknüpfung zwischen dieser Beere und schwerer Krankheit her und dachten jedes Mal, wenn sie die rote Beere sahen: Nicht essen, du könntest davon sterben.

Wenn wir chronischen unvorhersehbaren toxischen Stress erfahren haben, kann bereits die Erinnerung an eine verletzende oder beschämende Person oder ein Ereignis dazu führen, dass wir die erlittene Verletzung im Geiste noch einmal in allen Details durchleben – und erneut eine ähnlich starke Angstreaktion in uns auslösen. Wir wollen diesen Stress nicht noch einmal durchmachen, doch leider werden die schlimmsten Erinnerungen auch am häufigsten abgerufen.

Warum sind diese Erinnerungen so stark – obwohl wir es nicht wollen?

Wenn wir Angst, Liebe oder Wut empfinden, bewirken bestimmte Hormone dramatische Veränderungen der in der Entwicklung befindlichen Synapsen im Gehirn. Bei einem traumatischen Ereignis verändert das Hormon Noradrenalin – das Äquivalent des Gehirns zum Adrenalin – die chemischen und elektrischen Signalwege in den für die Gedächtnisbildung zuständigen Hirnarealen.[24] Die Hormone setzen einen komplexen biochemischen Prozess in Gang, über den das Gehirn diese traumatischen Erinnerungen erfasst, speichert und enkodiert. Neurowissenschaftler bezeichnen dies als »Konsolidierung«. Deshalb hängen unsere stärksten Erinnerungen – die lebendigen autobiographischen Schnappschüsse unserer Kindheit – mit hochemotionalen Ereignissen zusammen, bei denen wir starke Furcht, Angst, Liebe, Demütigung oder Wut empfanden.

Die meisten Menschen denken, klare Erinnerungen seien wie Fotos oder Videoaufnahmen, die wir immer wieder abspielen und ansehen könnten. Sie glauben auch, unsere Erinnerungen gäben die Vergangenheit wahrheitsgetreu wieder.

In Wirklichkeit werden die erfassten Erinnerungen ein Leben lang immer wieder überarbeitet. Auch nach der Konsolidierung – nachdem eine Erinnerung enkodiert und in unserer Amygdala und unserem Hippocampus gespeichert wurde – *bleibt* sie nicht konsolidiert. Im Laufe der Zeit schreibt unser Gehirn die Erinnerung aufgrund neuer Informationen und Erfahrungen um. Jedes Mal, wenn wir an ein belastendes Ereignis aus unserer Kindheit denken, wird die Erinnerung instabil oder anfällig für Veränderungen, wie und was uns von dem Geschehen im Gedächtnis bleibt.[25]

Neurowissenschaftler bezeichnen diesen Vorgang als »Rekonsolidierung«, weil wir bestehende Erinnerungen im Laufe der Zeit unaufhörlich aktualisieren und überarbeiten. Aufgrund neuer Informationen verändern wir einige Details und löschen andere. Aber die Erinnerung bleibt immer mit den Gefühlen verbunden, die wir hatten, als wir die Erfahrung selbst machten – ganz gleich, wie alt wir damals waren. Wenn Harriet sich zum Beispiel daran erinnert, wie sie von ihrem Großvater gezwungen wurde, in die Badewanne zu steigen, erlebt sie das gleiche Gefühl von Verletzlichkeit, empfindet sie die gleiche Wut, Hilflosigkeit und Scham wie damals, als sie fünf Jahre alt war. Wenn wir im Geiste zu einem bestimmten Ereignis zurückkehren, sind wir wieder genauso alt wie damals.[26]

Ohne uns dessen bewusst zu sein, treffen wir viele Lebensentscheidungen aufgrund einflussreicher Schlüsselerinnerungen. Große Ereignisse werden zu Familiengeschichten von moralischer Tragweite, die von einer Generation an die nächste weitergegeben werden und die Familiendynamik beeinflussen. Die unterschiedlichen Auffassungen von Jahrzehnte zurückliegenden Ereignissen und davon, wer dafür verantwortlich war, können Familien sogar zerstören und zerbrechen lassen. Aus dem, was Onkel XY unserer Mutter angetan hat, lernen wir, uns bei Geschäften nicht über den Tisch ziehen zu lassen. Wegen der Sache, die unserem Vater in seiner Jugend passiert ist und die, wie er sagt, sein Leben verändert hat, meiden wir bestimmte Menschen und Situationen.

Doch in gewissem Umfang spielt das Gedächtnis uns allen einen Streich.[27] Möglicherweise verhielt es sich gerade mit dem Element der Erinnerung, bei dem Sie sich absolut sicher sind – den schwarzen Stöckelschuhen, die Ihre Mutter an jenem schicksalhaften Tag trug, als sie Ihnen sagte, dass sie Ihren Vater verlassen würde –, in Wirklichkeit ganz anders. Sie haben dieses Detail einfach Jahre später aufgrund neuer Informationen ergänzt. Die schwarzen Stöckelschuhe hatte Ihre Mutter ein anderes Mal getragen, als sie wütend auf Sie war und Sie anschrie. Sie haben die länger zurückliegende Erinnerung um die »Stöckelschuhe« erweitert. Sie haben eine weitere Schicht über die ursprüngliche Erinnerung gelegt.

Unser Gehirn erschafft eine Welt, die nur wir sehen, berühren oder hören können.[28] Oder, wie buddhistische Lehrer zuweilen sagen: »Die Wahrheit ist ein pfadloses Land.«

Das heißt nicht, dass Ihre Erinnerung unzutreffend oder es falsch von Ihnen wäre, ihnen große Bedeutung beizumessen. Aber Sie sind nicht mehr der Mensch, der Sie gestern waren, weil die gestrigen Ereignisse Sie verändert haben. Sie verändern sogar Ihre Sicht auf das, was vor 40 Jahren geschehen ist.

Wir speichern Erinnerungen auf zweierlei Arten: im expliziten oder impliziten Gedächtnis. Das »explizite Gedächtnis« ist die Erinnerung an konkrete Ereignisse, Einzelheiten, Konzepte und Ideen. Je größer das Gefühl von Gefahr oder Schmerz, desto mehr Neuronen werden gleichzeitig aktiviert, miteinander verknüpft und erfassen eine Erfahrung als explizite Erinnerung.

Eine »implizite Erinnerung« ist der emotionale Eindruck, den bestimmte Ereignisse bei uns hinterlassen. Es ist das Bauchgefühl, das sich einstellt, wenn wir an etwas denken. Viele Kinder mit belastenden Erfahrungen tragen implizite Erinnerungen aus den ersten Lebensjahren mit sich herum, als sie zu jung waren, um sich die expliziten Details des Geschehens zu merken. Harriet zum Beispiel entdeckte vor Kurzem Krankenhausakten, die offenbarten, dass sie in den ersten beiden Lebensjahren – mehrfach – aufgrund von »Dehydratation« (Austrocknung) eingeliefert worden war. Sie erinnert sich weder an diese Krankenhausaufenthalte noch daran, dass sie durstig oder schwach und ausgetrocknet gewesen war. Aber die Akten halfen ihr, das starke instinktive Gefühl zu verstehen, dass ihre Mutter sie nicht behütet oder beschützt hatte. Die implizite Erinnerung, in Gefahr gewesen zu sein, ist da – zusammen mit den expliziten Erinnerungen vom Aufwachsen mit ihrer Mutter.

Um Kindheitsbelastungen zu verstehen, ist das genaue Wissen, wer was angehabt hat oder wo die einzelnen Leute gestanden haben, allerdings lange nicht so wichtig wie der Umstand, dass emotional oder körperlich verletzende Dinge geschehen sind und die entzündungsfördernde Stressantwort ausgelöst haben.

Kat war fünf Jahre alt, als sie ihre Mutter auf dem Boden des Büros ihres Vaters liegen sah, und hat sich schon zigtausendmal in ihrem Leben an diese Szene erinnert. Sie wusste, was geschehen war. Sie wusste es, obwohl sie im Laufe der Jahre angefangen hatte, die Schuhe ihrer Mutter in einer anderen Farbe zu erinnern. Die Szene wurde dadurch nicht weniger wahr. Tief in ihrem Inneren wusste sie um die größeren Zusammenhänge dessen, was da geschah.

Frühe Erinnerungen von rauer, emotionaler Intensität bringen Neuronen dazu, gemeinsam zu feuern und sich zu verbinden, und sie werden im Laufe der Zeit immer wieder ein klein wenig verändert. Sie üben ein Leben lang eine starke Anziehung auf uns aus. Wir kommen immer wieder auf das zurück, was geschah, als wir elf Jahre alt waren, und denken erneut darüber nach – wenn wir 30, 40 oder gar 65 Jahre alt sind.

Der buddhistische Lehrer Thich Nhat Hanh formuliert es so: »Der Mensch neigt dazu, in die Vergangenheit zurückkehren zu wollen. Reue und Sorgen versuchen ständig, uns dorthin zurückzuziehen.«[29]

Aber wir dürfen uns nicht in den Erinnerungsfilmchen vergangener Ereignisse verheddern, sondern müssen sie verarbeiten, um erlebten Belastungen im Laufe der Zeit nicht noch mehr emotionalen Inhalt zu verleihen. Die Verarbeitung dieser Erinnerungen ist wichtig, weil starke Erinnerungen uns darauf konditionieren, künftig Ausschau nach ähnlichen Situationen zu halten – sodass wir ständig in Alarmbereitschaft sind, ständig versuchen, die nächste Problemsituation abzusehen, in der wir uns wieder genauso fühlen könnten wie damals als Kinder. Wir suchen bewusst und unbewusst nach weiteren Informationen, um diese Erinnerung zu rekonsolidieren. So aktualisieren wir ständig unser Verständnis, auf welche Weise, wann und warum solche Situationen gefährlich sind.

Dies kann zu einem echten Problem werden, da die Amygdala – die Alarmzentrale des Gehirns – erheblich schneller arbeitet als die Hirnrinde. Die Amygdala braucht nur 200 Millisekunden, um auf der Basis unserer Erinnerungen zu berechnen, ob sie eine Kampf-oder-Flucht-Reaktion auslösen soll.[30] Die Hirnrinde braucht im Vergleich dazu drei bis fünf Sekunden, um die Geschehnisse abzuwägen und eine besonnenere Entscheidung zu fällen. Deshalb können uns Erinnerungen zu einer reflexartigen Reaktion veranlassen – bevor wir überhaupt nachgedacht haben. Wenn Ihre Chefin das gleiche Parfüm trägt wie Ihre narzisstische, Borderline-gestörte Mutter; wenn ihre schwarzen Stöckelschuhe im gleichen Rhythmus übers Parkett klappern wie die Ihrer Mutter oder wenn ihre etwas überkritische Art Sie an die passiv-aggressiven Sticheleien Ihrer Mutter erinnert, dann wird Ihr Gehirn eine Gefahr erkennen, eine Kampf-oder-Flucht-Reaktion registrieren – und es wird Ihnen schwerfallen, Ihrer Chefin als Ihrer Vorgesetzten zu begegnen.

Unser Gehirn sucht übereifrig nach Bestätigung dafür, dass die Welt furchteinflößend und gefährlich ist – genau wie die Menschen, die in ihr leben. Wir fangen an, unsere angsterfüllten Erinnerungen zu stark zu verallgemeinern, was zu generalisierter Angst führen und den Sollwert unseres Wohlbefindens senken kann.

Wenn Sie immer wieder von der Vergangenheit zurückgezogen werden und nichts für Ihre Heilung tun, wird die Genesung von den Wunden der Kindheit schwierig, wenn nicht gar unmöglich. Ein entscheidender Schritt Richtung Heilung besteht darin, dass Sie sich Ihre belastenden Erfahrungen ansehen und

Ihre Geschichte erzählen, um die Vergangenheit zu verstehen und besser verarbeiten zu können.

Wie wir in Kapitel 7 sehen werden, lautet die gute Nachricht, dass Wissenschaftler die neuen Erkenntnisse über die ständige weitere Rekonsolidierung unserer Erinnerungen nutzen, um herauszufinden, wie wir schmerzliche Erinnerungen so abrufen können, dass sie endlich ihre Macht über uns verlieren. Wir können mehr Ähnlichkeit mit den von Wissenschaftlern der Harvard University untersuchten Hundertjährigen bekommen, die unter der Last ihrer leidvollen Erfahrungen schwankten, ihre Verluste betrauerten und anschließend mit ihrem Leben weitermachten.

Wie das nächste Kapitel zeigen wird, beeinflussen viele Faktoren die Wirkung belastender Kindheitserfahrungen auf Körper und Gehirn. Am vielleicht wichtigsten ist das Geschlecht, mit dem Sie geboren wurden.

Kapitel 4

Belastungen und das weibliche Gehirn: die Verbindung zu Autoimmunerkrankungen, Angst und Depressionen

Kendall ist 52 Jahre alt, Ehefrau, Mutter und Vertriebsberaterin. Sie hat ihren Abschluss an einer Eliteuniversität gemacht und sagt von sich, sie sei ein »kleines, untergewichtiges Kind in einer Familie schöner Menschen« gewesen. Vor der Eheschließung galten ihre Eltern als »Ken und Barbie« der staatlichen Universität, an der ihr Vater im Baseballteam war. Kendalls Vater wurde Patentanwalt, ihre Mutter arbeitete als Profimodel. Ihr großer Bruder und ihre kleine Schwester waren Spitzensportler und ebenfalls Mitglieder im Club der Schönen.

Im Prinzip zählte tatsächlich nur das Aussehen, und Kendalls Familie wusste nicht so recht, was sie mit ihr anfangen sollte. Ihre Mutter sagte, Kendall habe sehr starke Säuglingskoliken gehabt und ständig geschrien. »Weil ich nicht zu beruhigen war, ließen sie mich einfach schreien.« Kendall war so winzig, dass sie und ihre zwei Jahre jüngere Schwester für Zwillinge gehalten wurden.

Weil Kendall anders war, wurde sie gehänselt und erlebte eine Art unterschwelliger Schikane, die »von der ganzen Familie gebilligt wurde«.

Heute ist Kendall auffallend hübsch. Sie sieht aus wie eine dunkelhaarige Meryl Streep – mit hohen Wangenknochen, großen, freundlichen grünen Augen und braunen Haaren, die sie zum Pferdeschwanz bindet. In jungen Jahren bekam sie oft zu hören, sie sei zwar »kränklich«, habe aber »ein hübsches Gesicht«. Diese Kleinigkeit, so sagt sie, »ist vermutlich meine Rettung gewesen«.

Als Grundschulkind litt Kendall regelmäßig unter furchtbaren Bauchkrämpfen und Übelkeit. Sie war oft so müde und schwach, dass es ihr schwerfiel, in die Schule zu gehen. »Meine prägendste Kindheitserinnerung sind die Worte meiner Eltern, ich solle ›aufhören zu jammern und zu heulen‹«, sagt sie. In einem Album mit Fotos aus ihrer Kindheit gibt es auch Bilder von ihr und ihrer Familie. Ihr Bruder, ihre Schwester und ihre Eltern stehen mit den Armen am Körper da – während Kendall ihren aufgetrieben wirkenden Bauch umklammert und mit beiden Händen bedeckt.

Als Kendall zehn Jahre alt war, litt sie unter chronischem Durchfall. Ihre Haut wirkte blass, blutleer. In jenem Jahr steckte ihre Mutter mitten in den Vorbereitungen zu einem großen Familienurlaub. »Ich sagte meiner Mutter, dass etwas nicht stimmte, dass ich Halsschmerzen hatte, dass mein Bauch wehtat und ich ständig müde war. Aber sie erwiderte nur: ›Hör auf mit dem Unsinn! Du kannst nicht meine ganze Aufmerksamkeit für dich beanspruchen!‹«

Kendall sagt, es habe sehr lange gedauert, bis »meine Mutter die Zeit fand, mit mir zum Arzt zu gehen«. Der erklärte ihr bei der Untersuchung, dass Kendall eine Entzündung der Mandeln und des Rachens sowie einen sehr niedrigen Blutdruck habe. Die Blutuntersuchungen offenbarten eine akute Anämie, die umgehend behandelt werden musste.

Die Familie brach zum geplanten Skiurlaub in Kanada auf

und nahm Kendall mit. Sie musste Antibiotika und Eisentabletten nehmen. »Meine Eltern erwarteten von mir, dass ich mit den Skiern auf dem Rücken wieder den Berg hochstapfte. Wenn man in unserer Familie krank war, benahmen sich alle, als hätte man etwas falsch gemacht. Man war schwach und musste sich zusammenreißen.«

Kendall fährt fort: »Ich weiß noch, dass ich beim Aufstieg das Gefühl hatte, jeden Augenblick der Länge nach in den Schnee zu fallen, und dass ich meine Beine mit reiner Willenskraft dazu zwang, mich zum Lift zu tragen.« Sie erinnert sich, dass sie es bis in ihr Zimmer schaffte, »wo ich auf meinem Bett lag und zitterte und zitterte. Niemand sah nach mir.« Schließlich, so erzählt sie, »kam meine Mutter in unser Zimmer und schrie: ›Du kannst dich ja noch nicht einmal um dich selbst kümmern!‹«

Nachdem die Eisenpillen aufgebraucht waren, nahm Kendalls Mutter an, ihrer Tochter ginge es gut. Im gleichen Jahr zeigte Kendall erste Anzeichen einer Zwangsstörung. Manchmal, so sagt sie, »drehte ich mich im Kreis – einfach, um mich zu beruhigen. Eines Tages sagte ich zu meiner Mutter: ›Ich kann nicht aufhören, mich zu drehen. Ich will aufhören, aber ich *kann nicht.*‹ Sie starrte mich an, dann drehte sie sich um und ging aus dem Zimmer.«

Kendall erinnert sich: Eines Abends, »wir wollten uns gerade zum Abendessen hinsetzen, fing mein Vater an, sich vor den Augen meiner Geschwister im Kreis zu drehen, als wollte er mich nachäffen. Mein Bruder und meine Schwester bogen sich vor Lachen. Ich musste dasitzen und tun, als ob nichts wäre, sonst hätten sie sich darüber lustig gemacht, dass ich mich darüber aufrege.«

Es gab keinerlei Bewusstsein dafür, dass es falsch war, Kendall derart auszugrenzen, oder dass sie wegen ihrer chronischen Bauchprobleme oder ihrer Angst Hilfe benötigte. »Sie hatten entschieden, dass ich verrückt war und dass man mich deshalb durch den Kakao ziehen durfte. Ich war Freiwild, das schwächste Tier im Rudel.«

Einmal ging Kendall zur Schulkrankenschwester, die ihre Mutter anrief und ihr mitteilte, dass ihre Tochter hohes Fieber habe und sie sie von der Schule abholen müsse. Durchs Telefon konnte Kendall die scharfen Worte ihrer Mutter hören: »Ich hoffe nur, sie ist auch wirklich krank!« Als ihre Mutter kam, um sie abzuholen, sagte sie: »Hättest du nicht noch zwei Stunden durchhalten können? Jetzt muss ich hier mitten am Tag antanzen!«

Ihre Eltern waren selbst Opfer generationsübergreifend gestörter Familiendynamiken. »Die Mutter meines Vaters hat sich umgebracht, als er noch ein Junge war, aber das Thema wurde in seiner Familie totgeschwiegen. Man sprach nicht darüber.« Kendall zufolge erklärt dies, »warum mein Vater meine Mutter anbetete und ihre Lieblosigkeit niemals hinterfragte. Er musste sie wohl als Mutterfigur verehren, weil er selbst noch auf der Suche nach der perfekten Mutter war – einer Mutter, die *ihn* nicht verlassen würde. Deshalb ergriff er immer Partei für sie, statt zuzulassen, dass ein Schatten auf sein Idealbild von ihr fiel – dass sie so eine tolle Mutter war; die Mutter, die er nie hatte.« Kendalls Vater wiederholte sogar ständig: »Mütter sind der Mittelpunkt des Universums. Vergesst das niemals.«

Sie sagt: »Ich passte nicht in das perfekte Bild meiner Eltern. Ich ruinierte es, und das machte sie stocksauer.«

Als Kendall ein Teenager war, wurden ihre gesundheitlichen

Probleme noch schlimmer. Sie litt unter ständiger Übelkeit und Durchfall.

Sie war zwölf, als sich ihre Schwester und ihr Bruder einen Spitznamen für sie ausdachten: »Kits.« Es waren die Anfangsbuchstaben der Worte: »Kendall ist ’ne Toiletten-Sitzerin.« Sie sangen diese Worte oft, wenn Kendall im Bad war – was häufig vorkam. Irgendwann fingen ihre Geschwister an, Kendall nur noch »Kits« zu nennen. Ihre Eltern sagten nichts dazu, aber »meine Eltern hatten einen anderen Spitznamen für mich: ›Camille‹. Sie hatten ihn aus dem Film mit Greta Garbo, in dem die Protagonistin einen ganzen Film lang dramatisch hustend an Tuberkulose stirbt. Wenn ich sagte, dass ich müde sei, seufzten meine Eltern und sagten: ›Das ist mal wieder typisch für unsere Camille.‹ Oder sie forderten mich unverblümt auf: ›Hör auf, uns was vorzumachen. Hör auf zu jammern. Spiel nicht die Dramaqueen. Hör auf, die Sache auszuschlachten.‹«

Etwa zur gleichen Zeit zog ein Baseballspieler vom College bei der Familie ein, den Kendalls Vater als Mentor betreute. Ihre Mutter erklärte den Kindern, dass er ein Spitzenspieler aus einer Problemfamilie sei, der ein Zuhause brauche. Eines Tages war der junge Mann sichtlich aufgewühlt. »Ich werde nie vergessen, wie sich meine Mutter zu ihm setzte und ihn sanft und freundlich beruhigte und tröstete«, erzählt Kendall. »Es tat weh, mit ansehen zu müssen, wie meine Mutter diesen Jungen, den wir kaum kannten, mit Liebe und Zuneigung und Wärme überschüttete, wie sie es bei mir niemals getan hatte. Es war wichtiger, zum Wohle des Teams dafür zu sorgen, dass der Topspieler gesund und glücklich war, als sich zu fragen, ob es der eigenen Tochter gut ging.«

Trotz alledem, sagt Kendall »dachte ich auch mit Anfang 20

noch, dass meine Eltern in Ordnung waren. Sie waren schön. Wir führten ein Luxusleben und reisten viel. Sie finanzierten mein Studium. Ich dachte nicht darüber nach, ob das, was ich erlebt hatte, normal war. Ich nahm an, dass ich eine tolle Kindheit gehabt hatte und *ich* eben ein schwieriges Kind gewesen war. Ich schämte mich unendlich für mich selbst, für meine heimlichen Verdauungsprobleme und meine Angst. Sobald ich ein Gebäude betrat oder in ein Flugzeug stieg, kreiste mein gesamtes Denken um die Frage, wo die Toiletten waren. Ich war nicht normal.«

Sie fährt fort: »Ich hatte verinnerlicht, wie meine Mutter mich sah: dass mit mir etwas nicht stimmte und dass dies nichts mit meiner Gesundheit zu tun hatte – sondern dass *ich* nicht in Ordnung war. Dass ich ein furchtbar charakterschwacher Mensch war.«

Es sollten noch Jahre vergehen, bis Kendall sich fragte: »Warum hat meine Mutter nie versucht, meine Gesundheitsprobleme zu lösen? Warum hat sie nicht ein einziges Mal gefragt: ›Was ist hier los? Wie kann ich meinem Kind helfen?‹«

Als Kendall 22 Jahre alt war und gerade ihr Studium abgeschlossen hatte, arbeitete sie am Empfang einer sozialpädagogischen Praxis. »Eines Tages kam ein ungefähr zwölf- bis 13-jähriges Mädchen mit seiner Mutter zu uns, die einen besorgten Eindruck machte. Das Mädchen drehte sich immerzu im Kreis. Ich fragte jemanden in der Praxis: ›Kommen Leute deswegen in Behandlung?‹ Man sagte mir: ›Ja, das ist ein Hinweis auf eine Zwangsstörung.‹«

Diesen Moment der Offenbarung hat Kendall nie vergessen. Sie fand Arbeit im Bereich der Planung von Unternehmensveranstaltungen. Mit Mitte 20 begleitete sie Gruppen internationaler Geschäftsreisender durch die ganze Welt und »tat alles Mögliche, damit nur ja niemand etwas von meinen Durchfällen und meiner Übelkeit, meiner Zwangsstörung und meinen massiven Panikattacken merkte. Hinter allem, was ich tat, steckte die riesige Angst, dass mich niemand lieben würde, wenn ich krank wäre. Deshalb verheimlichte ich alles an mir, was nicht topfit und gesund war.« Kendall hatte »eine tiefsitzende Angst, schlecht, nicht liebenswert und nicht perfekt zu sein«.

Ein Lichtblick in ihrem Leben war »eine ältere Frau, eine ehemalige Nachbarin, die meine Familie und meine Eltern gekannt hatte, als ich klein war. Sie war in die Stadt gezogen, in der auch ich damals lebte, und wohnte nicht weit von mir. Wir gingen manchmal zusammen Kaffee trinken.« Diese ältere Frau war »lange in Therapie gewesen. Sie hatte mein Leben als Kind und als Jugendliche aus der Nähe gesehen. Sie wusste bestimmte Dinge über meine Familie – dass meine Großmutter sich umgebracht hatte, dass mein Vater trank.«

Eines Tages erzählte sie, dass Kendalls Vater »eine ›ziemlich schwere depressive Phase‹ durchgemacht hätte, als meine Geschwister und ich klein waren, und dass sie wegen seiner ›beängstigenden Wutausbrüche‹ besorgt gewesen sei«. Zu hören, dass jemand, der ihre Familie kannte, ihre Eltern nicht als perfekt betrachtete, sondern als Menschen, die Fehler machten, war für Kendall »sehr erhellend«.

Dennoch war Kendall durch ihre Erziehung einer so gründlichen Gehirnwäsche unterzogen worden, dass sie nicht einmal dann zum Arzt ging, als sie bereits erwachsen war. Mit 35 Jahren heiratete sie, und nach der Geburt ihres ersten Kindes erreichte sie einen neuen körperlichen Tiefpunkt. »Ich war benommen und schwach. Im Grunde blieben mir nur ein paar

Stunden am Tag, um irgendetwas zu erledigen. Die restliche Zeit musste ich mich hinlegen. Ich behielt sehr wenig Nahrung bei mir. Und ich machte mir Gedanken, wie ich für mein Kind sorgen konnte.«

Einmal musste sie rechts ranfahren, als sie mit ihrem Töchterchen im Auto unterwegs war, und sich übergeben.

Kendall hatte schreckliche Angst. »Ich war in dem Glauben aufgewachsen, dass ich nicht krank sein durfte. Mütter kleiner Kinder haben oft das Gefühl, nicht krank sein zu dürfen, aber meine Konditionierung ging noch viel tiefer. Ich hatte das Gefühl, mich sofort wieder erholen zu müssen, sonst verdiente ich es nicht zu leben. Ich musste eine Möglichkeit finden, schnell wieder zu funktionieren. Andernfalls war ich nicht lebenstüchtig und eine Schande. Wenn ich krank war und eine Genesung nicht möglich war, war Vernichtung die einzige Alternative.«

Es kam so weit, dass Kendall sich fast täglich übergeben musste und endlich einen Arzt aufsuchte.

Er war entsetzt über ihren Zustand. Schon nach kurzer Zeit hegte er den Verdacht, dass bei ihr ein »klassischer Fall von Zöliakie« vorlag.

Die Ergebnisse der Untersuchungen waren positiv. Die Zöliakie ist eine Autoimmunerkrankung, bei der der Körper Autoantikörper gegen das Gluten in der Nahrung bildet, das schließlich in den Darm gelangt. Diese Autoantikörper greifen nicht nur das Gluten an, sondern zerstören auch die Darmschleimhaut selbst. Darüber hinaus litt Kendall unter starker Anämie.

Nach der Anamnese fragte ihr Arzt: »Wieso haben Sie nie Hilfe bekommen?«

Kendall bildete auch Autoantikörper gegen ihre Schilddrüse – sie litt an einer Autoimmunthyreopathie. Ihr Arzt stellte zudem vasovagale Synkopen fest – eine Störung des autonomen Nervensystems, die mit Bewusstlosigkeit, Krämpfen und starker Erschöpfung einhergehen kann. Nachdem Kendall sich ein Leben lang hatte anhören müssen, dass sie eine »Camille« und eine »Toiletten-Sitzerin« sei, hatte sie über Nacht vier Diagnosen: zwei Autoimmunerkrankungen, vasovagale Synkopen und Anämie.

Ihr Arzt schickte sie zu ambulanten Eiseninfusionen ins örtliche Krankenhaus. Dann wurde eine dritte Autoimmunerkrankung festgestellt: Sjögren-Syndrom, eine rheumatische Autoimmunerkrankung.

Anfangs redete Kendall sich ein, dass eine Zöliakie vor 25 Jahren, als sie noch ganz klein war, vielleicht noch nicht so leicht zu diagnostizieren war. Aber laut Aussage ihres Arztes war ihr Fall ungewöhnlich eindeutig. Selbst »zur damaligen Zeit« hätte ein pädiatrischer Gastroenterologe die Krankheit durchaus erkennen können, wenn Kendalls Eltern medizinische Hilfe in Anspruch genommen hätten. Wenn sie Kendall zu einem Spezialisten gebracht hätten, hätte man zumindest eine chronisch-entzündliche Darmerkrankung bei ihr festgestellt. Man hätte sie darin bestärkt, ihre Ernährung umzustellen, und ihr die regelmäßige Einnahme von Eisenpräparaten verordnet.

Heute erklärt Kendall: »Was ich damals erlebt habe, war grobe medizinische Vernachlässigung durch die eigenen Eltern. Es fällt mir immer noch schwer zu begreifen, dass das, was damals passiert ist, falsch war. Es ist schwierig für mich, mir klarzumachen, dass es nicht irgendwie alles meine Schuld war.«

Kendall und ich korrespondierten zum ersten Mal, nachdem sie einen meiner Artikel über den Zusammenhang zwischen Kindheitsbelastungen und Erkrankungen beim Erwachsenen gelesen hatte. Nachdem ich ihre E-Mails erhalten hatte, erzählte sie mir bei unserem ersten Gespräch: »Als ich zum ersten Mal las, was Sie über den Zusammenhang zwischen den Ereignissen in der Kindheit und späteren Erkrankungen geschrieben haben, war ich fassungslos. Ich las die Worte immer und immer wieder. Es war einer der erhellendsten Augenblicke meines Lebens. Ich wusste: ›Das gilt auch für mich.‹ Ich wusste es ganz tief in meinem Inneren.«

»Dass das, was mir widerfahren war, große emotionale Schäden angerichtet hatte, war mir klar. Aber ich verstand nicht, dass es mir auch *körperlich* geschadet hatte«, erklärt sie. »Ich dachte immer, wer weder sexuellen Missbrauch noch körperliche Misshandlung erlebt hat, hätte keinen Grund zu klagen. Aber dem Immunsystem ist es egal, woher die Belastung kommt. Es spürt keinen Unterschied – und im Grunde konnte ich das als Kind auch nicht.«

Kendall erkennt, dass sie möglicherweise sowohl für die Zöliakie als auch die Zwangsstörung genetisch anfällig gewesen war. »Aber die Demütigungen und die Vernachlässigung, die ich in der Kindheit erlebt hatte, entfachten eine Situation, die eher einem brennenden Streichholz hätte gleichen können, zu einem wütenden Feuer.«

Kendall hat einen ACE-Wert von 6.

»Ich versuche, weder wütend zu sein noch meinen Eltern die Schuld zu geben«, sagt sie. »Ich war ein kleines, sensibles Kind, das die volle Wucht einer Vernachlässigung zu spüren bekam, die sich seit Generationen fortsetzte – der gleichen

Misshandlung und des gleichen Mangels an Fürsorge, den auch meine Eltern erduldet hatten, als sie klein waren. All das gaben sie einfach an mich weiter, weil sie es nicht anders gelernt hatten.«

Viele Frauen, die als Kinder belastende Erfahrungen gemacht haben, entwickeln eine Kombination aus Angststörungen, Depressionen und Autoimmunerkrankungen – und sie tun dies in sehr viel größerer Zahl als Männer. Dieser Umstand ist zweifellos besorgniserregend genug, doch eines macht diese ganze Situation noch schlimmer: Frauen sind von vornherein mehr Kindheitsbelastungen ausgesetzt.

Als Vincent J. Felitti und Robert Anda die ersten Ergebnisse ihrer ACE-Studie veröffentlichten, stellte Felitti mit Bestürzung fest, dass bei Frauen »die Wahrscheinlichkeit 50 Prozent höher ist als bei Männern, dass sie fünf oder mehr Belastungsfaktoren haben«.[1]

Und je höher der ACE-Wert, desto höher ist auch die Wahrscheinlichkeit, dass sich später neuronale und körperliche Entzündungsprozesse und Erkrankungen einstellen.

Felitti glaubt, dass »toxischer Stress in der Kindheit der Grund für die schulmedizinische Auffassung ist, dass Frauen von Natur aus besonders anfällig für unklare Gesundheitsprobleme wie Fibromyalgie, chronisches Erschöpfungssyndrom, Übergewicht, Reizdarmsyndrom und chronische Schmerzen seien«. Auch andere Störungen wie die über 100 Autoimmunerkrankungen treffen erheblich mehr Frauen als Männer aus heiterem Himmel in den besten Jahren und setzen sie außer Gefecht. Die Leiter großer Krankenhäuser und führende Forscher sagen gern, US-Amerikanerinnen würden in der Lebensmitte so viel häufiger an chronischen Gesundheitsproblemen – Autoimmunerkrankungen, Depressionen, Migräne, chronischem Erschöpfungssyndrom, Fibromyalgie, Darmproblemen, Rückenschmerzen – leiden als Männer, dass man sie durchaus als »die Versehrten unserer heutigen Zeit« bezeichnen könne. Unter Ärzten ist der Zusammenhang zwischen einer schmerzlichen Kindheit und dem schlechten Gesundheitszustand erwachsener Frauen dennoch nach wie vor nicht anerkannt. Dies trägt zu einer, wie Felitti sagt, anhaltenden »Blindheit der Medizin« gegenüber der gesellschaftlichen Tatsache bei, dass das Geschlecht die Gesundheit und das Wohlbefinden eines Menschen beeinflusst – ein Leben lang.

Die Forschungen zu belastenden Kindheitserfahrungen liefern Erkenntnisse darüber, warum bei Frauen diese starke Beziehung zwischen frühen Belastungen und chronischen immunvermittelten Erkrankungen besteht. In der Kindheit reagieren der weibliche Körper und das weibliche Gehirn auf Stressoren in einer anderen Weise und mit anderen Veränderungen als der Körper und das Gehirn von Jungen.

Mädchen, Kindheitsbelastungen und Autoimmunerkrankungen

Um mehr über die Verbindung zwischen chronischem unvorhersehbarem toxischem Stress in der Kindheit und Autoimmunerkrankungen bei Frauen zu erfahren, wandte ich mich an DeLisa Fairweather, außerordentliche Professorin für Toxikologie an der Johns Hopkins Bloomberg School of Public Health und der Mayo Clinic. Sie ist eine der führenden Expertinnen für Frauen, Geschlechtsunterschiede und Autoimmunerkrankungen. Mit Vincent J. Felitti und Robert Anda verfasste sie eine bahnbrechende Studie, bei der 15357 Erwachsene untersucht wurden, die an der ursprünglichen ACE-Studie der Kaiser-Permanente-Versicherung und der Centers for Disease Control and Prevention im Jahr 1995 teilgenommen hatten. Fairweather untersuchte die Krankenakten aller Teilnehmerinnen und Teilnehmer der ACE-Studie, um zu sehen, ob es einen Zusammenhang zwischen belastenden Kindheitserfahrungen und der späteren Diagnose einer Autoimmunerkrankung einschließlich Krankenhausaufenthalt gab.[2]

Wir trafen uns in einem Restaurant in der Innenstadt von Baltimore, um über ihre Forschungsergebnisse zu sprechen. DeLisa Fairweather ist klein und brünett, und weil das Mittagessen mit ihr so angenehm ist, kommt man vielleicht nicht sofort auf den Gedanken, dass sie ein toxikologisches Labor leitet und elf Stunden täglich damit zubringt, diese Einrichtung zu managen und Förderanträge zu schreiben. Ihre Begeisterung für die Wissenschaft ist ansteckend.

In ihrer ACE-Studie sah sich Fairweather nur 21 der häufigsten Autoimmunerkrankungen einschließlich rheumatoider Arthritis, Lupus erythematodes und Autoimmunthyreopathie an. Die ersten Ergebnisse waren schockierend. »Der Zusammenhang zwischen belastenden Kindheitserfahrungen und Autoimmunerkrankungen war – besonders bei Frauen – so auffallend, dass wir fürchteten, niemand würde uns unsere Zahlen glauben«, sagt sie. Die Daten wurden geprüft und gegengeprüft: »Wir stellten fest, dass Personen mit Kindheitsbelastungen später außergewöhnlich und unverhältnismäßig häufig wegen

Autoimmunerkrankungen ins Krankenhaus eingeliefert wurden – und dass ein unverhältnismäßig hoher Anteil von ihnen weiblich war. Je mehr belastende Erfahrungen eine Frau als Kind gemacht hatte, desto größer war die Gefahr, dass sie später irgendwann wegen einer Autoimmunerkrankung stationär behandelt werden musste.«

Jeder ACE-Punkt erhöhte die Wahrscheinlichkeit, dass eine Frau wegen einer dieser 21 Autoimmunerkrankungen ins Krankenhaus kam, um 20 Prozent. Bei einer Frau mit drei Belastungsfaktoren war die Wahrscheinlichkeit eines autoimmunbedingten Krankenhausaufenthalts um 60 Prozent höher als bei einer Frau, die keine belastenden Kindheitserfahrungen gemacht hatte.[3]

Jeder ACE-Punkt erhöhte die Wahrscheinlichkeit, dass ein Mann mit einer Autoimmunerkrankung ins Krankenhaus musste, um zehn Prozent. Auch das ist eine äußerst signifikante und beunruhigende Korrelation. Trotzdem war das Risiko, dass Kindheitsbelastungen zu einer Autoimmunerkrankung führten, die so ernst war, dass ein Krankenhausaufenthalt erforderlich war, bei Frauen doppelt so hoch wie bei Männern.

»Stress verschlimmert die Symptome von Autoimmunerkrankungen«, sagt Fairweather. »Wir dachten, wenn es also chronisch-entzündliche Erkrankungen gab, die sich mit frühen Belastungen in der Kindheit in Verbindung bringen ließen, dann wären dies die Autoimmunerkrankungen. Wir hatten allerdings nicht die leiseste Ahnung, wie stark dieser Zusammenhang sein würde.«

Bei vielen Studien, fährt Fairweather fort, »müsste man sich, um den Zusammenhang zwischen Kindheitsbelastungen und chronischen Erkrankungen zu erkennen, Patienten mit vier oder fünf Belastungsfaktoren ansehen, um eine derart signifikante Korrelation zu sehen. Doch bei den Autoimmunerkrankungen war bereits bei Frauen mit nur zwei ACEs ein deutlicher Anstieg zu verzeichnen.«

Fairweather gesteht, der von ihr entdeckte Zusammenhang sei so klar gewesen, dass sie und ihre Kollegen beschlossen hätten, die große Wahrscheinlichkeit von Frauen mit mehreren Belastungsfaktoren, eine Autoimmunerkrankung zu entwickeln, nicht zu erwähnen. »Bei Frauen mit höheren ACE-Werten war die Korrelation so signifikant, dass wir fürchteten, man würde uns nicht *glauben*. Derart extreme Zusammenhänge findet man in der wissenschaftlichen Literatur einfach nicht.«

Nehmen wir Kendall mit ihrem ACE-Wert von 6. Den Forschungen von Fairweather, Felitti und Anda zufolge ist Kendalls Wahrscheinlichkeit, eine Autoimmunerkrankung zu bekommen, um 140 Prozent höher als die einer Frau ohne belastende Kindheitserfahrungen – und tatsächlich wurden im Alter von 52 Jahren drei Autoimmunerkrankungen bei ihr festgestellt.

Bei Patienten mit einer diagnostizierten Autoimmunerkrankung ist das Risiko, weitere Autoimmunerkrankungen zu entwickeln, dreimal so groß.[4]

Der Zusammenhang zwischen dem weiblichen Geschlecht, belastenden Kindheitserfahrungen und schweren Autoimmunerkrankungen in späteren Jahren ist so deutlich, dass er dem Zusammenhang zwischen Rauchen und Lungenkrebs, Trunkenheit am Steuer und Autounfällen sowie ungeschütztem Geschlechtsverkehr und Schwangerschaft ähnelt.

Fairweather und ihre Kollegen entdeckten auch, dass einer von drei Erwachsenen, die vor dem 18. Lebensjahr belastende

Erfahrungen gemacht hatten, etwa 30 Jahre später stationär wegen einer Autoimmunerkrankung behandelt wird. Dies galt besonders für rheumatische Autoimmunerkrankungen wie Lupus erythematodes, rheumatoide Arthritis und Sjögren-Syndrom. Fairweather sagt: »80 Prozent dieser Patienten waren weiblich.«[5]

Studien aus aller Welt bestätigen den auffälligen Zusammenhang zwischen Kindheitsbelastungen und Autoimmunerkrankungen bei Erwachsenen. Frauen sind dreimal so häufig betroffen wie Männer. Bei bestimmten Krankheiten ist ihr Anteil sogar noch höher. Das Verhältnis von Frauen zu Männern beträgt bei Hashimoto-Thyreoiditis 10:1; bei Lupus erythematodes 9:1; beim Sjögren-Syndrom 9:1; beim Antiphospholipid-Syndrom 9:1 und bei primärer biliärer Zirrhose ebenfalls 9:1. Autoimmunerkrankungen gehören bei Frauen unter 65 Jahren zu den zehn häufigsten Todesursachen.[6]

Obwohl Fairweather, Felitti und Anda bei ihrer Auswahl die Multiple Sklerose nicht berücksichtigten, stellten Forscher kürzlich fest, dass MS-Patientinnen beim Childhood Trauma Questionnaire (CTQ) auf deutlich höhere Werte kommen.[7] Der Zusammenhang zwischen frühen Belastungen und einer späteren MS-Erkrankung – einer weiteren Autoimmunerkrankung, die in erster Linie Frauen trifft – ist eindeutig.

Um Fairweathers Ergebnisse optimal einordnen zu können, müssen wir die grundlegenden physiologischen Unterschiede zwischen Männern und Frauen bedenken. Frauen sind im Allgemeinen körperlich kleiner als Männer, haben ein erheblich kleineres Herz und eine erheblich kleinere Lunge. Trotzdem bietet unser Körper einem Fötus Platz, um neues menschliches Leben zu erschaffen.

»Obwohl Herz, Lunge und die anderen Organe kleiner sind, müssen sie das Gleiche leisten wie die eines Mannes: Sie müssen Sauerstoff pumpen, Blut umwälzen, schnell laufen, schnell denken, 16 bis 17 Stunden am Tag wach sein – und noch ausreichend Energie haben, um ein Kind auszutragen, damit es außerhalb des Mutterleibs überleben kann«, erklärt Fairweather. Sie müssen mit der halben Ausstattung die doppelte Arbeit tun.

Wir Frauen können zum Teil deshalb mit weniger so viel mehr leisten, weil wir von Grund auf erheblich größere Mengen des Hormons Östrogen im Blut haben als Männer. Östrogen – eigentlich ein Sammelbegriff für mehrere Hormone – ist eine Art chemischer Bote. Es übermittelt Informationen und Anweisungen von einer Zellgruppe an andere und wird nicht nur in den Eierstöcken, sondern auch in den Nebennieren produziert.

Frauen haben ferner ein höheres Ausgangsniveau bei den Glukokortikoiden, zu denen auch das Steroidhormon Cortisol zählt. Die Glukokortikoide – einschließlich Cortisol – schützen uns Frauen, indem sie unsere Fähigkeit zur Entzündungsregelung verbessern. Dies gilt zumindest dann, wenn die Kampf-oder-Flucht-Reaktion korrekt funktioniert.

Wenn wir uns beispielsweise plötzlich verletzen oder eine Infektion abwehren müssen, helfen die Glukokortikoide, die Entzündung einzudämmen, indem sie entzündungsfördernde Proteine unterdrücken. Diese zusätzliche Hilfe bei der Entzündungsregulation verhindert, dass Frauen aufgrund plötzlicher Entzündungen eine Fehlgeburt erleiden. Auf diese Weise gewährleistet die Natur, dass der Embryo sicher ist und auch dann voll ausreifen kann, wenn wir verletzt oder krank sind. Unser

Immunsystem ist jederzeit bereit, unsere Fähigkeit zu schützen, ein neues Leben in uns zu tragen.

Dies sind die Vorteile einer ausgeprägteren Cortisolantwort als beim Mann – zumindest bei normaler Reaktion auf Stressoren. Das Östrogen unterstützt das Immunsystem auch bei der Produktion von Antikörpern zur Krankheitsbekämpfung. Antikörper kämpfen gegen fremde Eindringlinge aller Art wie Viren oder Bakterien.

Deshalb gilt laut Fairweather auch: »Wenn wir Frauen die Grippe oder eine Impfung bekommen, fällt unsere Immunantwort bei einer Infektion oder der Immunisierung stärker aus. Wir entwickeln eine ausgeprägtere Antikörperreaktion.«

Der Nachteil davon ist, dass Östrogen bei Frauen auch die Zahl der Autoantikörper – der Antikörper, die sich gegen uns wenden und unseren Körper angreifen – erhöhen kann. Sie gehen im Rahmen der bekannten Autoimmunerkrankungen gegen Organe und Gewebe vor und zerstören sie.

Vielfältige chronisch-belastende Ereignisse verändern das in der Entwicklung befindliche Gehirn dahingehend, dass die Entzündungsreaktion gestört wird. So können heimlich, still und leise Entzündungsprozesse entstehen und fortschreiten. Das höhere Ausgangsniveau bei den Glukokortikoiden macht alles noch komplizierter, sagt Fairweather. »Männer haben zunächst einen niedrigeren Cortisolspiegel, der bei belastenden Ereignissen schneller steigen muss, um Entzündungen erfolgreich zu regulieren.«

Wegen des Östrogens haben Frauen im Gegensatz dazu bereits ein höheres Ausgangsniveau an Glukokortikoiden. »Normalerweise bietet die Cortisolantwort gesunden, ungestressten Frauen einen stärkeren Schutz«, sagt Fairweather. Sind wir allerdings – besonders in jungen Jahren – belastenden Ereignissen ausgesetzt und läuft die Entzündungsreaktion aus dem Ruder, geschieht bei uns Frauen etwas, das bei Männern nicht passiert: Der ursprünglich höhere Glukokortikoidspiegel sinkt. Damit ist unser Körper erheblich *schlechter* in der Lage, Entzündungen zu regulieren.

Wenn Mädchen mit ungefähr zehn Jahren langsam in die Pubertät kommen, steigt ihr Östrogenspiegel, und sie fangen an, mehr Antikörper und Autoantikörper zu bilden. Wenn Frauen jedoch anhaltendem chronischem Stress ausgesetzt sind, regulieren die Glukokortikoide Entzündungsprozesse nicht mehr korrekt. Gleichzeitig haben sie nach wie vor einen hohen Östrogenspiegel – und die Autoantikörper können Amok laufen.

Viele Autoantikörper, schwache Systemkontrollen: Laut Fairweather erhöht diese Kombination »die Wahrscheinlichkeit erheblich, dass Mädchen später eine Autoimmunerkrankung entwickeln, ganz besonders rheumatische Autoimmunerkrankungen wie Lupus erythematodes oder Sjögren-Syndrom«.

Diesen Vorgang kann man sich folgendermaßen vorstellen: Die Glukokortikoide ähneln dem Burgtor, das über dem Burggraben geschlossen wird, um die Bewohner im Inneren zu schützen. Die richtige Anzahl Soldaten oder Antikörper darf passieren, gefährliche Söldner oder Autoantikörper müssen draußen bleiben. Mädchen produzieren mehr von diesen gefährlichen Autoantikörpern, deren Zahl sich durch das Östrogen erhöht. Sind sie schon früh chronisch-anhaltenden Belastungen ausgesetzt, können die eigentlich schützenden Glukokortikoide ihrer Aufgabe nicht nachkommen. Das Burgtor gibt allmählich nach, sodass die gefährlichen Autoantikörper einen Großangriff starten können.

Fairweather ergänzt: »Es dauert eine Weile, bis Entzündungsprozesse und Autoantikörper in den Wochen, Monaten und Jahren nach einem belastenden Ereignis zu Organschäden führen. Wenn ein Kind mit zwölf Jahren chronischem Stress ausgesetzt ist, können 30 Jahre oder mehr vergehen, bis aus dem von dieser chronischen Belastung verursachten Immunschaden eine klinisch feststellbare Krankheit wird.«

Zu diesem späten Zeitpunkt ist der Zusammenhang zwischen der Belastung für das kleine Mädchen und der Krankheit der erwachsenen Frau weder für die Patientin noch für ihre Ärztin klar erkennbar.

□

Der höhere Östrogenspiegel von Mädchen ab zehn Jahren ist möglicherweise nicht die einzige Erklärung. Laut Margaret McCarthy, Professorin für Neurowissenschaften an der University of Maryland School of Medicine, könnte die Widerstandskraft des Mannes in seiner Immunantwort begründet sein, die »vom hohen Testosteronspiegel gesteuert wird«. Testosteron unterdrückt das Immunsystem – ein weiterer Grund, weshalb Männer erheblich seltener Autoimmunkrankheiten einschließlich Multipler Sklerose entwickeln.

Ungeachtet dieser wissenschaftlichen Erkenntnisse übersehen die meisten Ärzte Autoimmunerkrankungen bei Frauen. Neue Studien zeigen, dass eine Frau im Durchschnitt fünf Ärzte in viereinhalb Jahren aufsucht, ehe sie eine korrekte Diagnose erhält – und beinahe die Hälfte der Patientinnen werden in den frühen Stadien der Erkrankung als »Hypochonderinnen« eingestuft.[8]

McCarthy untersucht Geschlechterunterschiede im Gehirn

und bietet eine weitere Hypothese an, warum Frauen häufiger an chronischen Krankheiten wie Autoimmunerkrankungen leiden. »Wir haben klare Beweise dafür, dass die moderne Welt Frauen stärker zusetzt als Männern«, sagt McCarthy. Mädchen machen mehr belastende Erfahrungen, wenn sie in die Pubertät kommen, und sind Studien zufolge auch im Alltag mehr zwischenmenschlichen und anderen Stressoren ausgesetzt als Jungen.[9]

Mädchen ernten häufiger Kritik und hören, dass sie nicht attraktiv oder nicht sexy oder aber zu sexy, zu dick oder zu »flach« seien. Im Laufe ihres Lebens sind Frauen zudem körperlich verletzlich; sie bekommen für die gleiche Arbeit weniger Lohn als ein Mann und haben weniger Arbeitsplatzsicherheit, tragen aber gleichzeitig mehr Verantwortung für die Betreuung der Kinder und die Pflege der Eltern. Erfolgreiche Frauen gelten schnell als aggressiv statt als durchsetzungsfähig; sie gelten eher als schrill statt als stark.

Wenn Mädchen erwachsen werden und diese alles durchdringende Ungerechtigkeit zu spüren bekommen, ist das ein chronischer Stressor, der das Immunsystem belastet und die jungen Frauen auf epigenetische Veränderungen und Krankheit programmiert. »Die Vorstellung, dass Mädchen unter größeren Belastungen erwachsen werden, hebt die anderen genannten Gründe nicht auf; sie kommt noch hinzu«, sagt McCarthy. »Trotzdem nehmen Ärzte den Tribut, den dieser gesellschaftliche Stress vom weiblichen Körper fordert, nicht ernst.«

Wenn Frauen zu Opfern werden, wird dieser Zusammenhang erschreckend deutlich. Der Psychiater Bessel van der Kolk erforscht Traumata und ihre Bewältigung und hat das Buch *Verkörperter Schrecken: Traumaspuren in Gehirn, Geist und Körper und wie man sie heilen kann* geschrieben. Er fand heraus, dass weibliche Inzestüberlebende im Vergleich zu nichttraumatisierten Frauen abnorme Relationen zwischen den Immunzellen aufwiesen. Sie hatten mehr von einer bestimmten Sorte von Zellen, was sich laut van der Kolk folgendermaßen auswirkt: »Das Immunsystem dieser Menschen reagiert auf Gefahren hypersensibel und neigt deshalb dazu, sich zu verteidigen, obwohl dies gar nicht erforderlich ist und auch wenn es dazu die Zellen des eigenen Körpers angreifen muss.« Dies wiederum erhöht ihr Risiko für Autoimmunerkrankungen.[10]

Das junge weibliche Gehirn ist auf einzigartige Weise verwundbar

Zehn Prozent der Männer mit einem ACE-Wert von 1 leiden unter Depressionen; aber 18 Prozent der Frauen. 33 Prozent der Männer mit einem ACE-Wert von 4 erkranken später an Depressionen – und bereits das ist eine beunruhigend hohe Zahl. Dem stehen beinahe 60 Prozent der Frauen mit einem gleich hohen ACE-Wert gegenüber, die als Erwachsene chronische Depressionen bekommen. Wie schon bei den Autoimmunerkrankungen haben Frauen ein beinahe doppelt so hohes Risiko, dass toxischer Stress neuroinflammatorische Erkrankungen wie Depressionen und Angststörungen verursacht.

An der University of Wisconsin-Madison bat der Neuropsychiater Ryan Herringa, Juniorprofessor für Kinder- und Jugendpsychiatrie, eine ziemlich typische und 64 Personen starke Gruppe von 18-Jährigen, Fragen zu belastenden Kindheitserfahrungen zu beantworten. Herringas Kollegen beobachteten die Jugendlichen im Rahmen einer als Wisconsin Study of Families and Work (dt. »Studie der University of Wisconsin zu Familie und Arbeit«) bekannten Längsschnittstudie.

Die Jugendlichen sollten angeben, ob sie Aussagen zustimmten wie: »Als Kind oder Jugendlicher wurde ich als ›dumm‹ oder ›faul‹ bezeichnet«; oder: »Menschen in meiner Familie sagten verletzende oder beleidigende Dinge zu mir«; oder: »Ich dachte, meine Eltern wünschten, ich wäre niemals geboren worden«; oder: »Ich hatte das Gefühl, von einem Mitglied meiner Familie gehasst zu werden«. Sie mussten auch Fragen zu offenkundigeren körperlichen und sexuellen Misshandlungen sowie emotionaler Vernachlässigung beantworten.

Anschließend mussten sich die Jugendlichen einer MRT-Untersuchung unterziehen, um die Verbindungen zwischen den drei Gehirnbereichen für Angstverarbeitung und -bewältigung zu messen.

Einer dieser Bereiche ist der präfrontale Cortex. Er hilft uns, Gedanken zu analysieren, nachzudenken und über unser Handeln und unser Verhalten zu entscheiden. Man könnte den präfrontalen Cortex als eine Art Erfahrungssimulator sehen. Wir spielen Dinge zuerst im Kopf durch, bevor wir sie im echten Leben tun. Zudem können wir entscheiden, wie wir zu einem Menschen, einem Ort oder einem Ereignis in unserer Vergangenheit oder einem unmittelbar bevorstehenden Ereignis wie einem Mittagessen mit einem Ex-Freund stehen.

Der präfrontale Cortex erhält die Anweisungen, wie er Gedanken und Reflexionen verarbeiten soll, von der Amygdala – dem Angst- und Emotionszentrum des Gehirns. Die Amygdala löst die Kampf-oder-Flucht-Reaktion aus, wenn wir uns bedroht fühlen, Angst haben oder uns an gefährliche Situationen erinnern.

Das dritte Hirnareal ist der Hippocampus. Er speichert Erinnerungen und hilft, einen Fehlalarm von einem echten Gefahrensignal der Amygdala zu unterscheiden.

Herringa erklärt dies so: »Wenn Sie sich abends zu Hause einen Gruselfilm ansehen, kann der Hippocampus dem präfrontalen Cortex mitteilen, dass dies nur ein Film ist und es keinen Grund gibt, auszuflippen oder sich in eine echte Kampf-oder-Flucht-Reaktion zu stürzen.«

Diese drei Hirnareale sollten auf die beschriebene Art zusammenarbeiten, wenn die verbindenden Schaltkreise korrekt funktionieren. Wie stark die Verbindungen sind, können Wissenschaftler mithilfe der Magnetresonanztomographie (MRT) erkennen.

Herringa entdeckte einen dramatischen Unterschied bei den Verbindungen zwischen dem präfrontalen Cortex und dem Hippocampus männlicher und weiblicher Jugendlicher, die sehr belastende negative Erfahrungen gemacht hatten, verglichen mit Jugendlichen, die keine Belastungen erlebt hatten.

Das war bis zu einem gewissen Grad zu erwarten gewesen. Aber diese Veränderungen zeigten sich auch in den Gehirnen von Kindern, die zu Hause häufige und *erheblich* geringere Belastungen wie Beschimpfungen, Hänseleien, harsche elterliche Reaktionen oder einen Mangel an emotionaler Unterstützung erlebten.

In der Folge »kann sich der Hippocampus schwertun, den präfrontalen Cortex mit korrekten Informationen darüber zu versorgen, wann und wo man sich im Alltag sicher fühlen kann und wann und wo nicht«. Dies galt sogar für Jugendliche, die *nicht* als misshandelt eingestuft worden waren, aber größere Schwierigkeiten hatten, eine sichere von einer unsicheren Umgebung zu unterscheiden. Daraus konnte wiederum eine erhöhte Wachsamkeit (Hypervigilanz) entstehen: Diese Jugendlichen spähten gewissermaßen »immer schon um die nächste Ecke, um die nächste emotionale oder körperliche Bedrohung absehen zu können«.

Herringas Studie erbringt eindeutige, physische Beweise dafür, dass schon geringfügige chronische Belastungen das Alarmsystem empfindlicher machen und Entzündungsprozesse fördern können.

Eltern empfinden die Ergebnisse dieser Studie vielleicht als besorgniserregend. Es ist hier aber nicht von den seltenen Momenten die Rede, in denen Eltern am Ende einer langen und anstrengenden Arbeitswoche gereizt auf ihre Kinder reagieren oder frustriert sind, weil ihre Kinder das Computerspiel nicht beenden wollen, um den Müll rauszutragen. Viele Eltern haben weniger achtsame Augenblicke und bereuen später, dass sie zu hart mit einem Kind waren, das sie lieben und dem sie niemals bewusst schaden würden. Dies kann besonders für Eltern gelten, die bereits dadurch stark gefordert sind, dass sie gesundheitliche Schwierigkeiten, finanzielle Belastungen oder andere Probleme bewältigen müssen, die an ihren Reserven zehren. Wenn sie als Kinder selbst wenig Unterstützung erfahren haben, fehlt ihnen vielleicht die erzieherische Kompetenz, um es bei den eigenen Kindern besser zu machen. Oft, so Herringa, »haben wir es mit Eltern zu tun, die versuchen, mit schwierigen Situationen im eigenen Leben klarzukommen, und die dies eigentlich nicht an ihren Kindern auslassen wollen. Sie sind gute Eltern und machen das Beste aus dem Wenigen, das sie haben.«

Es geht hier nicht um Schuldzuweisungen.

Aber das Wissen, wie wiederholte Belastungen auf unsere geliebten Kinder wirken, kann dazu beitragen, uns zu achtsameren Eltern, Trainern und Mentoren zu machen. (Wir werden dieses Thema in Kapitel 8 erörtern.)

Herringas Forschungen brachten auch die überraschende Erkenntnis, dass belastende Erfahrungen mit schwächeren neuronalen Verbindungen zwischen dem präfrontalen Cortex und dem Hippocampus in den Gehirnen von männlichen wie weiblichen Jugendlichen einhergehen. Bei Mädchen waren *zudem* die neuronalen Verbindungen zwischen dem präfrontalen Cortex und der Amygdala, dem Angstzentrum des Gehirns, geschwächt.

Was hatte dies zu bedeuten? Herringa meint: »Diese direkte Verbindung zwischen dem präfrontalen Cortex und der Amygdala hilft uns, unsere ängstlichen und emotionalen Reaktionen zu kontrollieren.« Sie entscheidet wesentlich darüber, wie stark wir emotional auf das reagieren, was uns im Alltag zustößt – und wie groß die Wahrscheinlichkeit ist, dass wir Ereignisse als belastend oder gefährlich empfinden.

»Wenn Sie ein Mädchen mit belastenden Kindheitserfahrungen sind und diese Verbindungen in Ihrem Gehirn weniger ausgeprägt sind, können Sie davon ausgehen, dass Sie später in so gut wie allen Stresssituationen im Leben – bei finanziellen Sorgen, einem Beinahe-Unfall beim Autofahren, Beziehungsstress oder familiären Streitigkeiten – mehr Angst und Unbehagen empfinden werden«, sagt Herringa.

Mädchen, bei denen diese neuronalen Verbindungen geschwächt sind, werden als ältere Jugendliche eher an Angst und

Depressionen leiden. Dies deckte sich mit Herringas Erfahrungen mit jungen Frauen, die er seit einigen Jahren in seiner Praxis beobachtete. Diese Mädchen »schienen überall Angst zu haben. Es ist, als seien sie nicht mehr in der Lage, kontextabhängige Grenzen zu ziehen, wann sie Angst haben sollten und wann nicht.« Sie litten unter einer Angst und einer Unruhe, die gleichaltrige Jugendliche ohne belastende Erfahrungen einfach nicht kannten.

Wie Herringa sagt, beeinträchtigen Misshandlungen in der Kindheit die Regulationsfähigkeit der Angstschaltkreise im Gehirn. Darüber hinaus kann die Wirkung der Misshandlungen auf die Verbindung von Frontallappen, Amygdala und Hippocampus »erklären helfen, warum Frauen ein größeres Risiko haben, später an Angst und Depressionen zu leiden«.[11]

□

Andere Forscherinnen und Forscher betrachten die Folgen von Kindheitsbelastungen für das Gehirn aus anderen Perspektiven. Hilary P. Blumberg ist Professorin für Psychiatrie und leitet das Mood Disorders Research Program der Yale School of Medicine. Sie untersuchte 42 männliche und weibliche Jugendliche im Alter zwischen zwölf und 17 Jahren, die als Kinder traumatisiert worden waren. Dabei entdeckte sie, dass je nachdem, welche Belastungsfaktoren die Jugendlichen erlebt hatten, andere Hirnareale betroffen waren.

So waren bei denjenigen, die körperliche Misshandlungen erlebt hatten, Verluste im präfrontalen Cortex sowie in einem Hirnareal zu verzeichnen, das als Inselrinde (*Insula*) bezeichnet wird. »Die Insula ist dem Gefühl der eigenen Körperlichkeit und Handlungsfähigkeit zugeordnet«, erklärt Blumberg.

Diese Erkenntnisse legen nahe, dass »Verluste in diesem Bereich mit den Gefühlen von Dissoziation verknüpft sein könnten, die körperlich misshandelte Kinder so häufig schildern«. Kinder nehmen Abstand von dem Gefühl, im eigenen Körper zu sein, weil sie nur so dem Schrecken der Dinge entfliehen können, die ihnen widerfahren. Sie begeben sich im Geiste »an einen anderen Ort« – als würde ihnen nicht gerade der Arm verdreht, als würden sie nicht gerade ins Gesicht geschlagen oder sexuell misshandelt.

Emotional vernachlässigte Kinder zeigten Verluste in Hirnarealen, die für die Emotionsregulation zuständig sind. Die emotionale Misshandlung kann laut Blumberg »die Entwicklung der Schaltkreise zur Regulierung von Emotionen dahingehend beeinflussen, dass Jugendliche anfälliger für Depressionen werden«.

Blumberg entdeckte ferner auffallende Unterschiede bezüglich der Bereiche, in denen es zu Veränderungen kam – je nachdem, ob es sich um einen Jungen oder ein Mädchen handelte. Mädchen, die von Belastungen berichteten, erlitten eher Verluste der grauen Substanz in Hirnregionen, die mit Emotionsregulation und Depressionen in Verbindung standen – wie dem präfrontalen Cortex, der Amygdala und dem Hippocampus.

Bei Jungen ging eher Gehirnsubstanz im Bereich des Nucleus caudatus verloren, der für die Impulskontrolle und das Verhalten verantwortlich ist.[12]

Blumberg vermutet, dass die unterschiedlichen Veränderungen in den Gehirnen von Jungen und Mädchen »zu dem vergleichsweise höheren Risiko für affektive Störungen bei Mädchen und Störungen der Impulskontrolle bei Jungen beitragen« könnten, die belastende Erfahrungen machen mussten.

Selbstverständlich können infolge von Kindheitsbelastungen auch Mädchen Probleme mit Aufmerksamkeit und Impulskontrolle bekommen und Jungen deprimiert und ängstlich werden – was jeder Kinder- und Jugendpsychiater bestätigen kann. Darüber hinaus können selbst Kinder, die niemals schlecht behandelt wurden, Depressionen, Ängste und Aufmerksamkeitsdefizit-/Hyperaktivitätsstörungen (ADHS) entwickeln. Ernährung, Gene, chemische Substanzen, Viren und Infektionen spielen allesamt eine Rolle. Allerdings kann dieses neue Verständnis für die Auswirkungen belastender Erfahrungen auf das Gehirn sowie die Unterschiede zwischen Jungen und Mädchen dazu beitragen, das Leiden der Jugendlichen zu erklären, das wir sehen.

Die Mutter der zehnjährigen Laura steht vor den Trümmern ihrer Ehe. Sie ist deprimiert und ängstlich, kritisiert regelmäßig an ihrer Tochter herum und setzt sie herab. Der Vater des siebenjährigen Stephen steht unter extremem beruflichem und finanziellem Druck. Er schreit seinen Sohn an, als er einen Flip-Flop im See verliert, und nennt ihn »Hübscher«. Dieser Stress beschneidet Neuronen in einem jungen Gehirn, das sich noch im Wachstum befindet.

Jahrelang sieht es so aus, als sei mit Laura und Stephen alles in Ordnung. Nichts verrät, was sich bei ihnen zu Hause abspielt. Sie lachen und sind gut in der Schule. Aber mit Beginn der Pubertät findet in ihrem Gehirn die normale entwicklungsbedingte Beschneidung der Gehirnzellen statt. Neuronen gehen verloren, und mit einem Mal funktioniert ihr Gehirn nicht mehr optimal. Es fehlen die Verbindungen, um funktionsfähige und gut integrierte Schaltkreise zu bilden, wie sie für den Umgang mit Stimmungen, zum Erkennen von Gefahren und für eine weitere erfolgreiche Entwicklung nötig sind.

Situationen, die in einem komplexen, chaotischen, aber durchaus zu bewältigenden Leben etwas Alltägliches sein sollten, werden zu unüberwindbaren Hürden. Laura ist besorgt, ängstlich und neigt bei Belastungen zu Überreaktionen; sie kann schlecht beurteilen, wie sie auf die kleinen und großen Meinungsverschiedenheiten richtig reagieren soll. Die belastenden Momente ihres Alltags gehen ineinander über. Sie empfindet ein ständiges leichtes Flirren der Angst.

Bei Stephen könnten die neuronalen Verbindungen zwischen Hippocampus und präfrontalem Cortex geschwächt sein, sodass er weniger gut abschätzen kann, ob eine Entscheidung gut oder schlecht ist. Er kann unentschlossen und planlos wirken. Mögliche Veränderungen im Bereich des Nucleus caudatus können auch dazu führen, dass er impulsives Verhalten schlechter kontrollieren kann.

Forschungen mit Tieren machen diese Ergebnisse noch deutlicher. Als Wissenschaftler schwache Entzündungen im Hippocampus von Ratten auslösten, konnten die Tiere nicht mehr unterscheiden, ob eine Umgebung sicher oder unsicher war. Die Neuroinflammation störte bestimmte neuronale Schaltkreise.[13] Dies beeinträchtigte die Entscheidungsfindung; es erschwerte die Unterscheidung, ob etwas gut oder schlecht war, und machte es schwierig, eine vernünftige Wahl zu treffen.

Es ist schmerzhaft, so zu leben.

Mädchen und der genetische Zusammenhang zwischen frühen Belastungen und späteren Depressionen

Ein Gen namens »CRH-Rezeptor 1« oder CRHR1-Gen, das hormonelle Prozesse reguliert, könnte dazu beitragen, einige Männer auch angesichts belastender Ereignisse vor Depressionen und Ängsten zu schützen.

Kerry Ressler, Professor für Psychiatrie und Verhaltenswissenschaften an der Emory University School of Medicine, beschäftigt sich als einer der führenden Experten mit der Frage, wie Angst langfristig die Gesundheit des Gehirns verändert. Trotz klarer Zusammenhänge zwischen Kindheitsbelastungen und Depressionen beim Erwachsenen bekommen nicht alle Menschen, die als Kinder traumatisiert wurden, auch tatsächlich Depressionen. Frauen sind zweifellos besonders anfällig, aber manche Männer – oder auch Frauen – bleiben selbst dann resilient, wenn sie als Jugendliche oder Erwachsene Stressoren ausgesetzt sind.

Ressler untersuchte, welche Folgen die Verbindungen zwischen Erbgut, Art der Misshandlung und Geschlechtsunterschieden haben könnten. Seine besondere Aufmerksamkeit galt einer Variante des CRHR1-Gens, von der er vermutete, sie könne eine schützende Wirkung gegen Kindheitstraumata – und die Produktion von Stresshormonen – haben. Er bezeichnete sie als schützendes Allel »A«.

Sein Team kam wie viele weitere Studien zu dem Ergebnis, dass Frauen erheblich häufiger an Depressionen leiden als Männer. Wie Felitti und Anda entdeckten die Forscher zudem, dass Frauen als Kinder häufiger schwerere Misshandlungen erlebt hatten. 44 Prozent der Frauen, aber nur 35 Prozent der Männer berichteten von mittelschweren bis schweren Misshandlungen in der Kindheit. Dieser Unterschied war fast ausschließlich darauf zurückzuführen, dass Frauen als Kinder häufiger sexuell missbraucht worden waren. Bei Männern war hingegen die Wahrscheinlichkeit größer, dass sie als Kinder körperlich misshandelt worden waren.

Ressler warb über 1000 Probandinnen und Probanden in den Wartezimmern eines öffentlichen städtischen Krankenhauses und einer städtischen Klinik für Frauenheilkunde und Geburtshilfe an. Er teilte sie in Gruppen von Personen ein, die entweder emotionale oder körperliche Misshandlung oder sexuellen Missbrauch erlebt hatten. Anschließend bildeten die Forscher weitere Untergruppen mit denjenigen, die mindestens eine Form von mittelschwerer oder schwerer Misshandlung erlitten hatten oder aber nicht misshandelt worden waren.

Bei allen drei Formen der Misshandlung – ob emotional, körperlich oder sexuell – zeigte sich eine signifikante Korrelation mit späteren Depressionen. Darüber hinaus machten die Forscher einige alarmierende Entdeckungen, die ihnen gänzlich neu waren.

Als die Forscher auch den Faktor »Geschlecht« in ihre Auswertung einbezogen, kamen sie zu unglaublichen Ergebnissen: Männer mit der schützenden Variante A des CRHR1-Gens waren »nach Misshandlungen und Missbrauch in der Kindheit gut gegen die Entwicklung von Depressionen geschützt«.

Werden Jungen mit dieser Genvariante in der Kindheit traumatisiert, ist die Wahrscheinlichkeit geringer, dass sie später als Erwachsene an Depressionen erkranken.[14] Bei Frauen schien diese Genvariante allerdings keine solche Wirkung zu haben.

Ressler zufolge ist dies sehr bedeutend, »weil dieser Genort wesentlich an der Stressregulation beteiligt ist«. Es kann vielleicht auch erklären, warum doppelt so viele Frauen an Depressionen erkranken wie Männer.

Natürlich leiden viel zu viele junge Männer an Depressionen. Aber bei einigen Glücklichen kann CRHR1 wie eine Art »Teflon-Gen« verhindern, dass sich nach Kindheitsbelastungen Depressionen einstellen und festsetzen. Diese Erkenntnis wird von anderen Forschungen gestützt. Wissenschaftler der Medical University of South Carolina stellten fest, dass Frauen mit Kindheitsbelastungen in einer aktuellen Stresssituation – in diesem Fall einem Stresstest im Labor – insgesamt mehr Stresshormone und mehr Cortisol ausschütteten als Männer mit einer ähnlich belastenden Kindheit unter den gleichen Umständen.[15]

Margaret McCarthy untersucht einen weiteren Unterschied zwischen den Geschlechtern, der einen Einfluss darauf haben könnte, dass Frauen nach belastenden Kindheitserfahrungen häufiger an Depressionen leiden. Sie und ihre Kollegen haben einen großen Geschlechterunterschied bei der Neurogenese, also der Bildung neuer Neuronen, in den Gehirnen von Rattenjungen entdeckt, die sich noch in der Entwicklung befinden. In der ersten Lebenswoche bilden die Männchen ungefähr doppelt so viele neue Neuronen wie die Weibchen. McCarthy zufolge ist dies von Bedeutung, weil es den Männchen erlaubt, später einige der unschönen Dinge zu »vergessen«, die ihnen zugestoßen sind – unter anderem frühe Belastungen. »Das könnte theoretisch heißen, dass sich die Männchen nicht so gut an ihre lausige Kindheit erinnern wie die Weibchen. Denn die zusätzlichen neuen Neuronen verdrängen und ersetzen die alten – und damit auch die Erinnerungen.« Wenn Studien McCarthys

Hypothese bestätigen, könnte dies mehr Aufschluss darüber geben, weshalb frühe Belastungen bei Frauen anders wirken.

Hier eine Zusammenfassung der Dinge, die wir bereits wissen: Belastende Erfahrungen führen bei Frauen häufiger sowohl zu Autoimmunerkrankungen als auch zu Depressionen. Frauen können infolge von Kindheitsbelastungen die körperliche Veranlagung für eine stärkere Cortisolantwort sowie eine stärkere Fehlregulierung dieser entzündungsfördernden Reaktion erwerben. Dadurch sind sie später allgemein anfälliger für Gesundheitsprobleme. Frauen mit Kindheitsbelastungen weisen eine stärkere Störung der Verknüpfungen zwischen den Hirnarealen auf, die Ängste und übersteigerte Reaktionen auf Belastungen zügeln. Auch dies erhöht die Wahrscheinlichkeit, dass sie später im Leben an Depressionen erkranken. Darüber hinaus könnten Männer über Genvarianten verfügen, die sie nach traumatischen Kindheitserfahrungen vor Depressionen schützen. Sie könnten andererseits aber anfälliger für Verhaltens- und Aufmerksamkeitsstörungen sein.

Angesichts dieser Forschungen überrascht eines vielleicht am meisten: Studien zeigen immer wieder, dass viele Mädchen vielfältigeren chronischen unvorhersehbaren toxischen Stressoren ausgesetzt sind als Jungen – was sie in besonderer Weise biophysikalisch beeinflusst und zu Depressionen sowie Autoimmunerkrankungen führen kann. Trotzdem wissen nur sehr wenige Ärzte um die Existenz und die Bedeutung dieser Zusammenhänge.

Vincent J. Felitti formuliert es so: »Jeder Arzt sieht jeden Tag mehrere Patientinnen und Patienten mit hohen ACE-Werten. Dies sind oft auch die schwierigsten Fälle des Tages, und meist handelt es sich dabei um Frauen.[16] Deshalb werden ihre Symptome und die zugrunde liegenden Ursachen, die sowohl bei der Erkrankung als auch der Heilung eine Rolle spielen, allzu häufig übersehen und abgetan.«

Da ist es schon etwas ganz Besonderes, dass es den 64 Prozent der US-Amerikanerinnen und US-Amerikaner mit belastenden Kindheitserfahrungen dennoch so häufig gelingt, ein bemerkenswert liebevolles und anständiges Leben aufzubauen, so viel Mut und Nachsicht zu zeigen und so oft emotional aufzublühen.

Kapitel 5

Wann Eltern »gut genug« sind

Die Liebe der Eltern ist ein Segen – ein Leben lang. Wenn wir das Gefühl haben, so wahrgenommen und geliebt zu werden, wie wir wirklich sind, und Unterstützung zu bekommen, damit wir uns so entwickeln können, wie wir es uns erhoffen, hat dies ein Leben lang positive Auswirkungen auf Körper und Geist. Forscher versuchten bereits vor Bekanntwerden des Zusammenhangs zwischen Kindheitsbelastungen und dem späteren Gesundheitszustand den Nutzen der elterlichen Liebe für das Wohlergehen von Erwachsenen zu beziffern.

Anfang der 1950er-Jahre baten Wissenschaftler der Harvard University 126 gesunde männliche Studierende, die Beziehung zu ihren Müttern und Vätern als »sehr eng«, »tolerant« oder »angespannt und kühl« einzustufen. Auf diese Weise wollten sie ein Gefühl für die Wahrnehmung der Studenten bekommen, wie liebevoll, fair, gerecht und herzlich ihre Eltern mit ihnen umgingen.

35 Jahre später, im Jahr 1993, warfen Psychologen einen Blick in die Krankenakten der Männer, die inzwischen Mitte 50 oder Mitte 60 waren. Bei 91 Prozent der Männer, die Jahrzehnte zuvor die Beziehung zu ihrer Mutter als »tolerant« oder »angespannt und kühl« beschrieben hatten, war spätestens in den mittleren Jahren eine schwere Krankheit festgestellt worden – unter anderem Herzerkrankungen, Bluthochdruck und

Magengeschwüre.[1] Die Studenten, die angegeben hatten, dass die Beziehung zu *beiden* Eltern »angespannt und kühl« oder »tolerant« gewesen sei, litten zu 100 Prozent – ausnahmslos alle – in den mittleren Jahren an schweren Krankheiten.

Nur 45 Prozent derjenigen, die ihre Beziehung zu ihren Müttern als »warmherzig und freundlich« beschrieben hatten, erkrankten bis Mitte 50 in irgendeiner Weise. Auch die jungen Männer, die sich von ihrem Vater geliebt gefühlt hatten, erkrankten in den mittleren Jahren seltener.

Deshalb werteten die Forscher die Zahlen noch auf eine weitere Weise aus: Sie sahen sich an, mit welchen Wörtern die jungen Männer ihre Eltern beschrieben hatten. 95 Prozent der Probanden, die Mutter und Vater *nicht* in einem positiven Licht geschildert hatten, litten später an Herzerkrankungen, Bluthochdruck und anderen Krankheiten. Dieses Ergebnis war unabhängig von der familiären Krankengeschichte, ob die Männer rauchten oder geschieden waren, oder ob ihre Eltern gestorben oder geschieden waren.[2]

Forscher der Johns Hopkins University beleuchteten mit einer ähnlichen Studie die Beziehung männlicher Medizinstudenten zu ihren Eltern sowie ihren Gesundheitszustand 40 oder 50 Jahre später. Studenten mit weniger herzlichen und liebevollen Beziehungen hatten eine deutlich höhere Wahrscheinlichkeit, in den mittleren Jahren an Krebs zu erkranken.

Die Wissenschaftler der Harvard University und der Johns Hopkins University kamen zu dem Schluss, dass das Ausmaß an Nähe zu den Eltern, das jemand in seiner Kindheit und Jugend erleben durfte, im Hinblick auf spätere Erkrankungen bedeutsamer ist als jeder andere Einzelfaktor. Ein Mangel an Nähe trug sogar wesentlich stärker zu späteren Erkrankungen bei als Rauchen, Trinken, Scheidung der Eltern, Tod eines Elternteils oder der Kontakt mit schädlichen Umweltgiften.

Wenn Sie es besser machen möchten als Ihre Eltern

Der mit dem MacArthur Fellowship ausgezeichnete Neurowissenschaftler Robert Sapolsky twitterte unlängst: »Nichts macht einen Menschen so neurotisch vor Sorge hinsichtlich der Folgen seines Tuns, seiner Gedanken und Versäumnisse, wie Kinder zu haben.«

Menschen mit belastenden Kindheitserfahrungen machen sich später oft Gedanken, wie sie sich als Eltern wohl machen werden.

Cindy war das achte Kind einer großen katholischen Familie, in der es immer chaotisch zuging.

Cindys Mutter war in einer Familie von Alkoholikern aufgewachsen und hatte mit 19 Jahren das erste Kind bekommen. Als Cindy – zwei Monate zu früh – zur Welt kam, war ihre älteste Schwester bereits ein Teenager. Zu diesem Zeitpunkt, so Cindy, »hatte sich meine Mutter schon seit über 16 Jahren um ihre Kinder gekümmert«.

Sie erzählt weiter: »Als Kind hatte ich das Gefühl, dass meine Mutter beinahe so etwas wie ein Kriegsopfer war. Man hatte mir gesagt, dass ich bei meiner Geburt mehr Aufmerksamkeit bekommen hätte als meine Geschwister, weil ich ein Frühchen war. Zumindest das wirkte sich zu meinen Gunsten aus.«

Über beide Äste von Cindys Stammbaum waren kaum erzieherische Kompetenzen weitergegeben worden. Ihre Großmutter hatte früh den Mann verloren. Sie hatte Cindys Vater und seine fünf Brüder mit eiserner Faust erzogen. »Und er hat uns mit der eisernen Faust erzogen, die er von ihr geerbt hat«, sagt sie.

Cindys Eltern ließen sich scheiden, als sie klein war. Ihr Vater verließ die Familie. Als Cindy dann zwölf Jahre alt war, verkündete ihre Mutter schließlich: »Ich kümmere mich seit 30 Jahren um euch, aber jetzt will ich meine Ruhe. Zieht zu eurem Vater. Soll er sich doch um alles kümmern.« Die neue Frau des Vaters gab nicht gern Geld für die Kinder ihres Mannes aus und »beschwerte sich über die Höhe unserer Zahnarztrechnungen«.

Cindy sagt: »Ich war sehr gut in der Schule, und das wusste mein Vater zu schätzen, sodass ich in gewisser Hinsicht kaum Probleme mit ihm hatte.« Ein schwaches Lächeln huscht über ihr Gesicht. »Das war meine Rettung. Mein Vater war sehr leistungsorientiert und belohnte mich für gute Noten, aber er verlangte immer noch mehr. Wenn ich eine Eins nach Hause brachte, fragte er: ›Warum hast du keine Eins plus?‹ Die guten Noten waren ein zweischneidiges Schwert, und er sagte oft: ›Du hältst dich für ach so gebildet, aber es fehlt dir an gesundem Menschenverstand!‹ Und das stimmte einfach nicht.«

Doch diese beschämenden Momente waren laut Cindy unerheblich, verglichen »mit dem, was er meinem Bruder antat. Er hat nie die Hand gegen mich erhoben, aber zu meinem Bruder, der bei der Scheidung unserer Eltern erst neun Jahre alt war, war er wirklich brutal.« Cindy sagt, sie könne sich »sehr genau an einen Tag erinnern, als mein Bruder ungefähr elf war und auf dem Boden lag, während mein Vater ihn vor meinen Augen verprügelte. Mein Bruder war so wütend und verletzt, dass er mit der Faust Löcher in die Wände unseres Hauses schlug. Mein Vater hielt uns mit Gewalt unter Kontrolle, während meine Mutter einfach von allem überfordert war. Und mein Vater hat niemals Verantwortung für den Schaden übernommen, den er meinem Bruder zugefügt hat.« Cindys Bruder ging kurz aufs College, aber er brach sein Studium ab.

Ein anderer Bruder ging ebenfalls aufs College und gründete schließlich eine Firma für Terrassenbau. »Ich kann mich erinnern, dass Vater zu ihm sagte: ›Ich schäme mich, den Leuten zu sagen, dass du mein Sohn bist. Du verdienst deinen Lebensunterhalt damit, Nägel einzuschlagen.‹«

»Ich habe zugesehen, wie meine Geschwister litten«, erzählt sie. »Eine meiner Schwestern landete mit Mitte 20 in einer Wohngruppe – meine Eltern hatten von ihr verlangt auszuziehen. Eine andere Schwester wurde süchtig. Auch das musste ich mit ansehen.« Cindy erinnert sich an ein »Aha-Erlebnis« mit zehn oder elf Jahren. Es war »ein Zwiegespräch mit mir selbst, in dem ich mir klarmachte: Wenn du hier rauswillst, geht das nur über *Leistung*. Deshalb war es für mich eine Frage des schieren Überlebens, dass ich in jeder Klassenarbeit, für jedes Referat eine gute Note bekam. Ich plante meine Flucht schon in sehr jungen Jahren.« Cindys Plan ging auf. Sie machte ihren Abschluss an einer bekannten Hochschule für Geisteswissenschaften.

Doch als Cindy 20 Jahre alt war, brach ihr Immunsystem zusammen. »Ich bekam jede Grippe oder Erkältung, die gerade umging«, sagt sie. »Eine Infektion ging in die andere über. Ich war ungefähr ein Jahr lang fast ständig krank.« Sie bekam chronische Harnwegsprobleme und entwickelte »eine schreckliche Phobie vor dem Wasserlassen. Dieser Teufelskreis aus Angst und Sorge machte meine Blasenprobleme noch viel schlimmer. Es war, als wäre mein Immunsystem kampfesmüde.«

Dann bekam Cindy akute Muskelschmerzen. »Ich war Anfang 20, als ich eines Tages heftige Nackenschmerzen bekam – obwohl ich nicht wusste, wie ich mich verletzt haben könnte. Die Schmerzen waren so stark, dass ich nicht einmal den Kopf heben konnte, um aufzustehen.« Eine veränderte Immunfunktion, ein erhöhtes Infektionsrisiko, Muskelkrämpfe und Schmerzen: Cindy war in den Zwanzigern, aber sie steckte in dem unerträglich schmerzenden und verbrauchten Körper einer alten Frau.

Cindy arbeitete hart an ihrer Karriere und suchte bemerkenswert bewusst und gewissenhaft nach jemandem, den sie lieben und von dem sie wiedergeliebt werden konnte – und der ganz anders war als ihr Vater. »Nach jemandem, der nicht kritisch war, der zuhörte, der das Beste in den Menschen sah.« Cindy begegnete ihrem Mann, als sie erst 24 Jahre alt war. »Ich spürte, wie sich dieses große Fenster der Heilung vor mir auftat. Er war die unerschütterliche Präsenz, nach der ich mich schon so lange gesehnt hatte.«

Aber mit der zunehmenden Stabilität in ihrem Leben wurde sie sich allmählich der eigenen emotionalen Unstetigkeit bewusst. »Manchmal hatte ich nachts Panikattacken, und mein Mann hörte mir stundenlang einfach nur zu und beruhigte mich.« Irgendwann, so sagt sie, »wurde mir klar, wie unfair das ihm gegenüber war. Ich sagte zu ihm: ›Ich könnte mich bis in alle Ewigkeit bei dir ausheulen, aber ich muss erwachsen werden, damit ich dir eine vollwertige Partnerin sein kann. Ich will nicht mehr die Kaputte sein. Und irgendwann wirst du es leid sein, immer zuhören, immer der Starke sein zu müssen.‹«

Die Frage, was für eine Mutter sie wohl wäre, bereitete Cindy so große Sorgen, dass sie sich nicht vorstellen konnte, Kinder zu haben. »Ich hatte eine Heidenangst, dass mir die Kompetenz als Mutter fehlen und ich den Schmerz meiner Kindheit weitergeben würde. Mir war klar, dass es eine bessere Möglichkeit zu leben geben musste als das, was ich von meinen Eltern gelernt hatte. Ich wusste, das Leben sollte nicht so schmerzhaft sein.«

Cindy wusste, wie sehr sie von ihrer Vergangenheit beeinflusst wurde, und erklärte ihrem Mann: »Ich werde erst Kinder kriegen, wenn ich weiß, dass ich emotional stabil bin und ihnen geben kann, was alle Kinder verdienen.«

Cindy und ihr Mann bekamen ihr erstes Kind – einen Sohn –, als Cindy Anfang 30 war. »Wir reduzierten beide unsere Arbeitszeit. Wir waren ein eingespieltes Team und lösten uns gegenseitig ab.« Cindy liebte ihre Arbeit, und ihr Sohn war ein glückliches Kind. Das gab ihr das Vertrauen, mit 35 Jahren ein zweites Mal Mutter zu werden. Das zweite Kind – ein Mädchen – war sehr viel schwieriger.

»Sie war eines dieser Kinder, die nicht zu beruhigen sind«, sagt Cindy. »Manchmal schrie sie sich die Lunge aus dem Leib.« Ihre Tochter reagierte sehr empfindlich auf Reize und laute Geräusche. Sie war unruhig. Wenn es Cindy nicht gelang, sie zu beruhigen, wurde sie angespannt und ängstlich. »Ich hatte das Gefühl, als Mutter zu versagen. Weil ich kein Vorbild hatte und nicht wusste, was eine gute Mutter ausmachte, wusste ich nicht, was normal war«, sagt Cindy. »In dem Versuch, perfekt, liebevoll und stets aufmerksam zu sein, verwandelte ich mich in einen tanzenden Derwisch und vernachlässigte mein eigenes Wohlbefinden. Wenn meine Tochter dann doch einmal schlief, zwang ich mich dazu, mit meinem Vorschulkind zu spielen.«

Als Cindys Tochter älter und ruhiger wurde, wurde das Leben einfacher. »Zumindest, bis ich in die Wechseljahre kam.« Dann kehrten die körperlichen und emotionalen Symptome zurück: die Depressionen, mit denen sie schon als jüngere Frau gekämpft hatte, und auch die Panikattacken. Eine grippeähnliche Erschöpfung überkam Cindy. Sie hatte den Eindruck, nicht mehr so gut mit ihren Gefühlen umgehen zu können. Sie trat eine neue Arbeit an, auf die sie sich freute, aber es klappte nicht wie erhofft. Sie vergaß Dinge und schämte sich dann.

Im Englischen gibt es den Spruch: »Die Angst frisst Kinder – und die Erwachsenen, zu denen wir einmal werden.« Das traf auf Cindy zu. »Nachdem ich jahrelang das Gefühl gehabt hatte, besser mit den Dingen umgehen zu können, mit denen ich konfrontiert wurde, wurde ich nun mitten in der Nacht wach, weil ich mich im Bett hin- und herwarf. Ich machte mir Vorwürfe, weil ich mich nicht mit Willenskraft zwingen konnte, besser mit dem Leben klarzukommen. Wenn man eine schwere Kindheit hatte, wirken die Ereignisse der Vergangenheit später zunehmend surreal. Es ist, als ob sie nie geschehen wären, und man vergisst ihre Folgen. Ich dachte: ›Meine Kindheit ist vorüber. Wie kann sie mich immer noch so stark beeinflussen? Warum kann ich sie nicht einfach hinter mir lassen?‹ Die Kombination aus Wechseljahren und beruflichem Stress ließen das Trauma meiner Kindheit wieder aufflammen. Sie brachte emotionale Herausforderungen mit sich, mit denen ich mich schon lange nicht mehr hatte herumschlagen müssen.«

Cindy erkannte, dass sie Möglichkeiten finden musste, sich zu heilen, wenn sie verhindern wollte, dass die Vergangenheit

»meiner eigenen Kindheit in die Gegenwart meiner Kinder überschwappte«.

Wenn Eltern bei Belastungen überreagieren

Auch Grace macht sich Sorgen, dass ihre Kindheit die Erziehung der eigenen Kinder beeinflussen könnte.

Grace hat zwei fünfjährige Mädchen – Zwillinge – und bekam mit 41 Jahren scheinbar von einem Tag auf den anderen die Diagnose Multiple Sklerose. Als Grace klein war, erkrankte ihre jüngere Schwester an Leukämie. Sie starb, als Grace zwölf Jahre alt war. Grace hatte ihr Knochenmark gespendet.

Grace sagt, es falle ihr schwer, ihre Kinder besonnen zu erziehen. Der Grund dafür liege in der Welt ihrer Kindheit: »Eine Katastrophe jagte die nächste. Jeder Tag war von der Sorge bestimmt: ›Was kommt als Nächstes? Werden meine Eltern heute Abend zu Hause sein oder im Krankenhaus? Wird meine kleine Schwester morgen noch leben?‹ Ich denke, dadurch hat sich mein Nervensystem ganz anders entwickelt, als das bei einem Familienalltag der Fall gewesen wäre, den wir vier mit links bewältigt hätten. Die Gedanken meiner Eltern kreisten immer um meine Schwester, und das verstehe ich. Unsere Eltern waren spitze, aber sie konnten sich nicht wirklich um mich kümmern und gleichzeitig meiner Schwester all das geben, was sie brauchte und verdiente.«

Sie sagt: »Als ich schwanger war, dachte ich immer nur: ›Werden meine Zwillinge gesund zur Welt kommen? Werde ich die Geburt überleben?‹ Aber Freundinnen, die etwa zur gleichen Zeit schwanger waren wie ich, machten sich keinen solchen Stress. Sie suchten im Internet nach Strampelanzügen mit niedlichen Sprüchen.«

Grace räumt ein: »In meinem Kopf läuft ständig der Katastrophensender. Als ich mit den Mädchen auf dem Spielplatz um die Ecke war, kam eine meiner Töchter angelaufen und sagte: ›Mama, der Junge war gemein zu mir. Er hat ein böses Wort zu mir gesagt!‹ Sie schluchzte. Als ich sie so sah, wurde ich *so* wütend, dass ich zu zittern begann. Mir bebten buchstäblich die Hände, und meine Finger flatterten auf und ab. Ich konnte nicht mehr ruhig sprechen. Ich war völlig aufgelöst, weil sie so bestürzt und verloren wirkte. Und bevor ich nachdenken konnte, packte ich meine Mädchen an den Händen und schrie die Mutter des Jungen an: ›Sie müssen etwas unternehmen! Ihr Sohn tyrannisiert andere Kinder!‹ Dann machte ich mich auf den Heimweg und zerrte meine beiden heulenden Mädchen hinter mir her. Mir schwirrte der Kopf, als ich die Szene im Geiste noch einmal durchspielte. Ich war so in Gedanken, dass ich nicht daran dachte, *sie* zu trösten. Ich zog sie einfach hinter mir her, während ich im Geiste noch einmal durchkaute, was ich hätte sagen oder tun sollen.«

Grace sagt: »Ich will meine Kinder nicht so erziehen. Ich will keine Mutter sein, die so in ihren eigenen Ängsten gefangen ist, dass sie nicht mehr auf vernünftige, ruhige und beruhigende Weise überlegen kann, was das Beste für ihre Kinder ist. Wie kann man seine Kinder beruhigen, wenn einem die Hände zittern?« Grace will ihren Kindern vorleben, wie sie das Leben achtsam und ruhig bewältigen können: »Ich möchte eine Mutter sein, die mit ihren Kindern sogar ein brennendes Haus verlassen, sich mit ihnen auf den Randstein setzen, die Arme um sie legen und sagen könnte: ›Es wird alles gut. Alles wird gut‹, während die Feuerwehrleute den Brand löschen. Aber ich bin das Gegenteil dieser ruhigen Mutter.«

Eine Frau mit anderen belastenden Kindheitserfahrungen – die von ihren Eltern zum Beispiel verspottet und herabgesetzt wurde, wenn sie Hilfe brauchte – hätte möglicherweise umgekehrt reagiert. Sie hätte vielleicht die eigenen Gefühle und die Gefühle ihrer Kinder abgewürgt, unterreagiert und zu ihrem Kind gesagt, es solle die Sache einfach vergessen: »Sei nicht traurig, heul nicht, geh wieder zurück und spiel weiter!« Sie hätte ihre Kommentare auch mit Kritik mischen können: »Sei keine Heulsuse!«

Unabhängig davon, ob die Eltern über- oder unterreagieren, kommt bei dem Kleinkind die Botschaft an: »Wenn es mir schlecht geht und ich Mama davon erzähle, mache ich sie damit entweder trauriger – oder wütender. *Mama kann mir nicht helfen.*«

Grace formuliert es so: »Ich weiß, dass ich nicht die Mutter bin, die ich gern wäre. Ich bemühe mich, aber ich habe es noch nicht geschafft. Manchmal mache ich mir deswegen Vorwürfe. Ich frage mich, wann *ist* man als Mutter eigentlich gut genug?«

Die Erziehung unserer Kinder ist der schwierigste, aber auch der beste Job, den wir je haben werden. Unsere Kinder sollen wissen: Wir, ihre Mütter und Väter, werden sie stets mit offenen Armen empfangen, werden ihnen stets einen sicheren Hafen bieten – ganz gleich, was geschieht. Wir wollen, dass sie sich immer so geliebt fühlen wie damals, als sie klein waren und in unsere Arme gelaufen kamen. »*Ist ja gut. Ist schon gut*«, sagen wir. Sie wissen, sie sind für uns das Wichtigste auf der ganzen Welt.

Doch wenn wir unsere Kinder angesichts der Herausforderungen des Lebens achtsam erziehen und alle ihre Bedürfnisse erfüllen wollen, ist das anstrengend. Manchmal haben wir einfach zu viel um die Ohren oder sind erschöpft. Kinder können unkooperativ sein und endlos viel Energie haben. Jugendliche können ichbezogen, respektlos, vergesslich oder trotzig wirken und schlechte Entscheidungen treffen. Da kann man schnell mal überfordert sein, die Geduld verlieren und Dinge murmeln oder schreien, die man später bereut. Wer einen Teenager im Haus hat, wird mit an Sicherheit grenzender Wahrscheinlichkeit von Zeit zu Zeit einmal ausrasten.

Nicht alle Erfahrungen im familiären Alltag können »liebevoll und eng«, »herzlich und freundlich« oder »verständnisvoll und mitfühlend« sein. Pannen passieren – wenn die Überreaktion eines Familienmitglieds ein anderes zum Ausrasten bringt. (Eine meiner Freundinnen sagt über Tage, an denen die ganze Familie verrücktspielt: »Das war nicht unser bester Tag als Familie.«)

Wir wissen nie, ob kleine Bemerkungen – Worte, die zwar etwas ungeschickt oder unklug gewählt sind, aber noch lange keinen Kindheitsbelastungen Vorschub leisten – falsch verstanden oder falsch gedeutet werden, sich in den Köpfen unserer Kinder festsetzen, dort jahrelang herumspuken und einen Unmut erzeugen, von dem wir keine Ahnung haben.

Wir erziehen unsere Kinder immer, so gut wir können. Wenn wir versagen, hoffen wir darauf, dass sie unsere Defizite vergessen.

Aber die ACE-Studie und der Childhood Trauma Questionnaire (CTQ) offenbaren, dass nur etwa ein Drittel der Kinder in Familien aufwächst, in denen sie keine belastenden Erfahrungen machen. Das heißt, dass beinahe zwei Drittel der Eltern ihre Probleme haben – ob sie sich dessen bewusst sind oder nicht. Vielleicht gehen die Stressoren auch auf Ereignisse, Krankheiten, äußere Einflüsse, Unfälle oder Verluste zurück, über die sie keine Kontrolle haben.

Wir werden uns nun die neuesten neurowissenschaftlichen Erkenntnisse dazu ansehen, wie der chronische unvorhersehbare toxische Stress der eigenen Kindheit Ihre Fähigkeit beeinträchtigen kann, die gute Mutter oder der gute Vater zu sein, der Sie gern wären. Sie müssen einen Schritt zurücktreten und sich absolut ehrlich fragen: Wie sehr neige ich innerhalb der Familie zu Überreaktionen, wenn es mal schwierig wird?

Selbst wenn die Antwort lautet: »Ich neige sehr stark zu Überreaktionen«, ist es zum Glück noch nicht zu spät – weder für uns selbst noch für unsere Kinder.

Man kann schlecht geben, was das eigene Gehirn nicht kennt

Es heißt, durch die Liebe, die andere uns entgegenbringen, lehrten sie uns zu lieben. Aber was ist, wenn es Ihnen niemand vorgemacht hat? Neue Erkenntnisse aus der interpersonellen Neurobiologie zeigen, dass frühe Verluste und chronischer unvorhersehbarer Stress die neuronale Vernetzung junger Gehirne auf eine Art und Weise verändern, die unsere Fähigkeit, später erfolgreiche und bedeutsame Beziehungen aufzubauen und zu führen, dramatisch beeinflusst.

Robin Karr-Morse ist Familientherapeutin und Mitautorin des Buchs *Ghosts from the Nursery: Tracing the Roots of Violence.*[3] Ihre Arbeit zeigt, wie vorgeburtliche Traumata und Traumata in den ersten drei Lebensjahren die Wahrscheinlichkeit erhöhen, dass wir zu Eltern, Lebens- oder Ehepartnern werden, die angesichts von Belastungen überreagieren.

»Die Umgebung im Mutterleib und in den ersten drei Lebensjahren beeinflusst die entscheidende Phase, in der die Grundstruktur und -chemie des Gehirns angelegt wird, obwohl die Entwicklung des Gehirns sich in den Kinder- und Jugendjahren fortsetzt«, erklärt Karr-Morse.

Nimmt ein Säugling über die Sinne eine Gefahr wie laute, wütende Stimmen im Zimmer nebenan wahr, wird sein Gehirn in Alarmbereitschaft versetzt. Eine unwillkürliche Kampf-oder-Flucht-Reaktion setzt ein: Sein Herz schlägt heftig, er atmet schnell und flach, er schwitzt, und Sauerstoff strömt in seine Glieder. Da ein Säugling weder kämpfen noch fliehen kann, wird laut Karr-Morse »ein dritter neurologischer Zustand eintreten, das ›Erstarren‹«. Der Säugling wird weder schreien noch weinen, sondern wird gewissermaßen empfindungslos. Diese Erstarrung ist ein Traumazustand, auch »Trauma-State« genannt.

»Ein Säugling hat ein nagelneues kleines Nervensystem. Da braucht es nicht viel, um ihn zu traumatisieren«, sagt Karr-Morse. »Wenn ein Baby regelmäßig derartige emotionale Traumata erlebt, kann es viel Zeit im Zustand der Erstarrung verbringen.«[4]

Ist das Gehirn erst einmal besonders wachsam gegenüber der Gefahr, reagiert es auch schneller darauf: Die Amygdala bleibt in höchster Alarmbereitschaft, um einschätzen zu können, was als Nächstes geschieht. Sobald sie irgendwelche Gefahrensignale in der Umgebung des Säuglings entdeckt, wird das kleine Gehirn in einen Zustand erhöhter Wachsamkeit versetzt.

Die Forscher bezeichnen dieses Phänomen als »Kindling« (von engl. *kindling*, »Kienspan, Anzündholz«). Nun genügt schon ein winziger Funke, ein kleiner Anstoß, damit im Gehirn des Säuglings gewissermaßen das Feuer einer überschießenden Stressreaktion auflodert und umgehend ein Schwall von Stresshormonen und Chemikalien ausgeschüttet wird. Laut Karr-Morse ist früher Stress, als würden Kienspäne *(kindlings)* im Gehirn ausgelegt. Dies führt dazu, dass »ein Mensch mit frühen chronischen Traumata später erheblich anfälliger dafür ist, angesichts belastender Ereignisse überzureagieren«.

Diese Entwicklung beginnt manchmal bereits vor der Geburt. »Frauen sind in der Schwangerschaft häufig gestresst. Wenn sich die HHN-Achse aufgrund von extremem chronischem Stress jedoch dauerhaft im Kampf-oder-Flucht-Modus befindet, wächst das Kind in einer Umgebung heran, in der viel zu viel Cortisol in Umlauf ist«, erklärt Karr-Morse. »Das kann einen gewaltigen Einfluss auf das Nervensystem des Fötus haben. Der Säugling kann von Geburt an empfindlich, extrem wachsam oder anfällig für Reize aller Art sein, weil sein Nervensystem hochreguliert wurde.«

Wenn eine junge Mutter an postnataler Depression leidet, das Kind vernachlässigt oder aber übertrieben besorgt reagiert, verhindert dies auch weiterhin, dass »der Säugling lernt, sein Nervensystem zu regulieren«.

Unumgängliche Umstände wie ein Aufenthalt auf der Neugeborenen-Intensivstation können das in der Entwicklung befindliche Nervensystem ebenfalls hochregulieren.

Der körperliche Gesundheitszustand einer Mutter in der Schwangerschaft kann sich ein Leben lang auf die Gesundheit ihres Kindes auswirken. Wenn eine Mutter in einem bestimmten Zeitfenster der Schwangerschaft an einer Grippe erkrankt, erhöht sich durch den Einfluss der Viren die Wahrscheinlichkeit von Schizophrenie oder Autismus bei ihrem Kind.[5] Kinder, die in den Jahren einer Hungersnot empfangen und im Mutterleib nicht ausreichend ernährt werden, haben später mehr Gesundheitsprobleme und sind als Erwachsene körperlich kleiner – während Kinder, deren Mütter in der Schwangerschaft gut ernährt werden, später gesünder und größer gewachsen sind. Diese Faktoren können sich über Generationen hinweg auswirken und sogar die Gesundheit der Enkelkinder beeinträchtigen.[6] Diese Forschungen helfen uns zu verstehen, wie der vorgeburtliche Stress, dem unsere Mütter unter Umständen ausgesetzt waren, sowohl unser körperliches als auch unser emotionales Wohlbefinden dauerhaft beeinflussen kann.

Wie Kinder den Stress ihrer Eltern übernehmen

Forscher untersuchen auch andere Wege, auf denen der Stress der Eltern auf das Kind übertragen werden kann. Einige der Erkenntnisse sind überraschend. So fanden zum Beispiel Wissenschaftler der Universität Haifa heraus, dass sogar die Auswirkungen von Stress, den die Mütter vor der Empfängnis erlebt hatten, über die DNS an die Kinder vererbt werden können.

Der Nachwuchs leicht gestresster weiblicher Laborratten, die mit nicht gestressten männlichen Ratten verpaart wurden, war ängstlicher als die Jungen von nicht gestressten Müttern.

Bei gestressten Rattenweibchen kam es zur verstärkten Expression eines Proteins, das die Zellen veranlasste, *mehr* von den mit Stress und Angst verbundenen Hormonen auszuschütten. Je stärker die Expression dieses Proteins, desto gestresster wurde die weibliche Ratte und desto gestresster waren auch ihre Jungen. Noch verblüffender aber war, dass dieses ängstliche Verhalten epigenetisch von der Mutter an den Nachwuchs weitergegeben wurde.[7] Der Stress hatte nichts mit der Qualität der späteren elterlichen Fürsorge zu tun: Das Stressprotein befand sich bereits in hoher Konzentration in den Eizellen der gestressten Weibchen – bevor die Ratten überhaupt trächtig wurden.

Dies legt nahe, dass die Eizellen eines Weibchens »erworbene Informationen« weitergaben. Man könnte auch sagen, die mütterlichen Eizellen übertrugen die Traumata der Mutter auf ihre Jungen, noch bevor sie geboren wurden.

Alle diese Forschungen fanden mit Ratten, nicht mit Menschen statt. Schließlich können wir keine Teile aus den Gehirnen von Menschen entnehmen, in Scheiben schneiden und untersuchen. Aber die Forschungen stützen die Vorstellung, dass Stress von den Zellen der Mutter auf das Kind übertragen werden könnte – und wir gerade erst zu verstehen beginnen, wie das geschieht.

Stress kann auch in Form von – wie die Forscher sagen – »empathischem Stress« von den Eltern auf das Kind übergehen. Studien zeigen, dass es manchmal schon genügt, einen anderen Menschen in einer belastenden Situation zu sehen, um beim Beobachter eine körperliche Stressreaktion auszulösen.[8] Wenn Sie sich in unmittelbarer Nähe eines sehr gestressten Menschen befinden, kann sein Stress zu Ihrem Stress werden – nicht nur emotional, sondern auch biologisch. Wenn sein Cortisolspiegel steigt, steigt auch der Ihre. Das ist »empathischer Stress«.

Durch die sogenannte Gefühlsansteckung kann sich Stress auch auf Kleinkinder auswirken. Forscher der University of California in San Francisco wollten feststellen, was dabei zwischen Mutter und Kind passiert. »Die ersten Lektionen, wie wir Stress und starke negative Gefühle im Alltag bewältigen können, lernen wir im Rahmen der Eltern-Kind-Beziehung«, sagt Sara F. Waters, eine der Forschungsleiterinnen dieser Studie. Es hat den Anschein, als ginge diese Übertragung weit über Worte oder gar den sichtbaren Ausdruck hinaus.

Für die Studie warben Waters und ihre Kollegen 69 Mütter und ihre zwölf bis 14 Monate alten Kleinkinder an. Sie versahen Mütter und Kinder mit Sensoren zur Messung der Herz-Kreislauf-Funktion und ermittelten die Ausgangswerte, während beide gemeinsam dasaßen und sich ausruhten. Anschließend trennten sie die Mütter von ihren Kindern und baten sie, vor einer Gruppe von Wissenschaftlern einen vorbereiteten fünfminütigen Vortrag zu halten – und weitere fünf Minuten lang Fragen zu beantworten.

Bei einem Drittel der Mütter reagierten die Wissenschaftler sehr positiv. Während die Mütter sprachen, hörten sie zu, nickten, lächelten und lehnten sich nach vorne, als wollten sie mehr erfahren. Ein weiteres Drittel der Mütter bekam negative Rückmeldungen. Die Zuhörer runzelten die Stirn, schüttelten den Kopf und verschränkten die Arme vor der Brust, als gefiele ihnen nicht, was sie hörten. Bei einem weiteren Drittel der Mütter fand kein Austausch mit den Zuhörern statt.

Nach dieser Erfahrung hatte sich bei den Müttern mit den negativen Rückmeldungen der kardiale Stress erhöht. Sie räumten ein, mehr negative als positive Gefühle zu haben.

Dann gaben die Forscher den Müttern ihre Babys zurück.

Die Kinder, die in die Arme der Mütter gelegt wurden, deren Vortrag negativ beurteilt worden war, registrierten ihren emotionalen Schmerz sofort. Je stärker der physiologische Stress der Mutter, desto stärker war auch die physiologische Stressreaktion des Kindes, sobald es wieder bei seiner Mutter war. Die Herzfrequenz dieser Kinder erhöhte sich nur wenige Augenblicke, nachdem sie wieder bei ihren stressgeplagten Müttern waren – und schoss über die Ausgangswerte hinaus.[9]

Diese Kinder konnten nicht sprechen und das, was sie spürten, zum Ausdruck bringen. Sie wussten einfach, dass etwas nicht in Ordnung war. Mama war gestresst – und sie waren es auch.

Diese Kinder nahmen Waters zufolge »den psychischen Nachhall der belastenden Erfahrungen ihrer Mütter wahr«. Sie erklärt: »Wir übersehen leicht, wie überaus fein Babys auf den emotionalen Grundzustand ihrer Bezugspersonen eingestellt sind, ehe sie sprechen und sich voll ausdrücken können.« Ein Kleinkind »kann Ihnen zwar weder sagen, dass Sie einen gestressten Eindruck machen, noch kann es Sie fragen, was los ist. Aber sobald es in Ihren Armen liegt, registriert es die körperlichen Reaktionen, die Ihren emotionalen Zustand begleiten – und die über die Anspannung in der Stimme, den Herzschlag, den Gesichtsausdruck, den Geruch oder andere schwer erkennbare Kanäle der ›Stressansteckung‹ zwischen Mutter und Kind übertragen werden.« Auf diese Weise kann ein Säugling die negativen Emotionen seiner Eltern in seinen winzigen Körper aufnehmen.

Konflikte zwischen den Eltern können ebenfalls Auswirkungen darauf haben, wie das kindliche Gehirn auf Stress reagiert. Sie nehmen oft zu, wenn junge Eltern mit der Belastung durch schlaflose Nächte, neue Zeitabläufe, weniger Zeit für die eigene Beziehung und vielleicht auch unterschiedliche Auffassungen davon fertigwerden müssen, was das Beste für das Kind ist.

Forschungen zeigen, dass Babys den Stress aufgrund von Streitigkeiten zwischen den Eltern aufschnappen und übernehmen können – sogar im Schlaf. Alice Graham forscht an der Oregon Health and Science University. Sie entdeckte diesen Zusammenhang, als sie Mütter auf Fragebögen beantworten ließ, wie oft sie normalerweise zu Hause mit dem Partner stritten, und die Gehirntätigkeit ihrer sechs bis zwölf Monate alten Kinder mittels funktioneller Magnetresonanztomographie (fMRT) untersuchte.

Während der Untersuchung setzten Grahams Mitarbeiter den Babys Kopfhörer auf. Sie spielten ihnen Sätze vor, die keinen Sinn ergaben und die sowohl in neutralem als auch in wütendem Tonfall vorgetragen wurden. Wenn Babys, deren Eltern zu Hause viel stritten, einen wütenden Tonfall vernahmen, zeigten sie eine stärkere neurologische Reaktion in den mit der Verarbeitung von Stress und Emotionen verbundenen Hirnarealen.[10]

Gestresste Eltern – leidende Kinder

Der Stress der Eltern kann sich auf die körperliche Gesundheit der Kinder auswirken, während sie heranwachsen und sich entwickeln. So ist zum Beispiel bei Kindern, deren Mütter an Ängsten und Depressionen leiden, die Wahrscheinlichkeit sehr viel größer, dass sich bis ins Alter von fünf, sechs und sieben Jahren irgendwelche körperlichen Symptome – wie Kopfschmerzen, Bauchschmerzen, Schmerzen und Erschöpfung – einstellen.[11] Dies kann zumindest zum Teil daran liegen, dass deprimierte Mütter oft anders auf die emotionalen Bedürfnisse ihrer Kinder reagieren als Mütter ohne Depressionen.

Weil beispielsweise Grace so sehr mit den eigenen Gefühlen beschäftigt war, dass sie immer stärker wurden und sich schließlich in einer wütenden Überreaktion entluden, konnte sie ihren Zwillingen nicht den Trost geben, den sie brauchten. Die Mädchen lernten von ihr auch nicht, den eigenen Schmerz zu regulieren.[12]

Laut einer neuen Studie konnten Mütter mit unterschiedlichem ethnischem und sozioökonomischem Hintergrund, die ihre frühen negativen Erfahrungen entweder verarbeitet oder positive Erfahrungen mit ihren Bezugspersonen gemacht hatten, besser auf das Schreien ihrer Neugeborenen reagieren und sie trösten. Depressive Mütter oder Mütter, denen es immer noch schwerfiel, die Gefühle bezüglich ihrer Vergangenheit zu kontrollieren, hatten umgekehrt eine höhere Herzfrequenz und zeigten stärkere Anzeichen einer Belastung, was über die Schweißmenge auf ihrer Haut gemessen wurde. Sie reagierten außerdem weniger gut auf das Schreien ihrer Säuglinge. Sie konzentrierten sich stärker auf sich selbst als auf die Bedürfnisse ihrer unglücklichen Kinder.

Wenn ein Kind keine Unterstützung bei der Regulierung seiner Angst bekommt und im Kampf-oder-Flucht-Modus verharrt, erhöht dies die Wahrscheinlichkeit körperlicher Symptome, die über die Kindheit und Jugend hinaus auch beim

Erwachsenen bestehen bleiben. Kleinkinder, die von ihren Müttern nicht beruhigt werden konnten, haben als Teenager häufiger Übergewicht oder entwickeln ein metabolisches Syndrom. Jugendliche, die nicht gelernt haben, sich selbst zu beruhigen, wenden sich möglicherweise weniger zuträglichen Formen der Selbstberuhigung zu: Sie bleiben lange auf und sehen fern, um Angst und Schlaflosigkeit zu lindern, essen zu viel oder ernähren sich von Junkfood.[13]

Weitere Studien mit Müttern und Kindern aus schwächeren sozioökonomischen Schichten, deren Ergebnisse nicht in die ursprüngliche ACE-Studie eingeflossen waren, offenbaren: Gesundheitliche Probleme wie das in der Lebensmitte auftretende metabolische Syndrom lassen sich oft auf die Ereignisse der frühen Kindheit zurückführen. Die gute Nachricht lautet, dass Kinder mit fürsorglichen Müttern sogar dann besser abschneiden, wenn sie weniger finanzielle Vorteile genießen. Kinder, deren Eltern sich für ihr Wohlergehen interessierten und ihnen zeigten, wie man Stress bewältigt, waren gesünder. Eine fürsorgliche Mutter kann die metabolischen Folgen sozialer Benachteiligung in der Kindheit sogar ausgleichen.[14]

Wenn der Stress nicht von den Eltern kommt: Schule und Freunde

Auch weitere wichtige Beziehungen wie zum Beispiel zu Geschwistern, Freunden, Trainern und Lehrern können ein Kind und seine Entwicklung positiv wie negativ beeinflussen. Darüber hinaus wirken sich die Erfahrungen, die ein Kind in den vielen Schulstunden und mit Gleichaltrigen macht, auf seine

Stress-Signalwege aus. Wird es von Gleichaltrigen ausgeschlossen oder schikaniert, kann dies sogar lebenslange Folgen für seine Gesundheit haben.

John ist inzwischen 40 Jahre alt und leidet unter starken Darmproblemen sowie chronischer Erschöpfung. Er versteht den Zusammenhang zwischen den Kämpfen mit seinem narzisstischen Vater und seinen aktuellen Gesundheitsproblemen. Er verweist aber auch darauf, dass es beim ACE-Fragebogen »kein Kästchen gibt, in das man ein Kreuzchen machen« kann für die Schikanen Gleichaltriger, denen er als Kind ausgesetzt war.

Wie er sagt, war es in der siebten Klasse ziemlich schlimm: »Wir zogen einmal quer durchs ganze Land nach Kalifornien, und ein Junge in meiner neuen Schule fing an, auf mir herumzuhacken und zu sagen, ich hätte einen ›echt großen Kopf‹. Also einen körperlich *großen* Kopf. Er stiftete noch zwei weitere Jungen zum Mitmachen an, und die drei setzten sich in den Unterrichtsstunden immer im Kreis um mich herum. Sie hänselten und schikanierten mich, wann immer sie ungeschoren damit davonkamen.« In der achten Klasse wurde es noch schlimmer. Nun nahmen die Jungen John auch seine Sachen weg. Eines Tages geschah im Naturwissenschaftsunterricht Folgendes: »Kurz bevor wir die Hausaufgabe abgeben mussten, nahm dieser Junge mir den Rucksack weg. Da hatte ich endgültig genug. Ich war es einfach so leid, von ihm tyrannisiert zu werden. Ich wollte mir den Rucksack zurückholen, und es kam zu einer Art Tauziehen, zu einem Kampf, bei dem jeder von uns einen Rucksackgurt in der Hand hielt. Und als einer der Gurte riss, fiel er hin. Der Lehrerin und seinen Eltern erzählte er, ich hätte ihn geschubst, und mein Vater wurde richtig wütend auf mich. Meine Mutter stärkte mir den Rücken und glaubte mir. Aber mein Vater stand nicht hinter mir.«

Schikane (oder Mobbing) ist ein Belastungsfaktor, der mit Erkrankungen beim Erwachsenen in Verbindung steht. Wissenschaftler der Duke University beobachteten 1420 Jungen und Mädchen im Alter von neun bis 21 Jahren, die Opfer von Mobbing geworden waren – sowie diejenigen, die sie schikaniert hatten. Sie prüften regelmäßig, wie viel C-reaktives Protein (CRP) die Kinder im Blut hatten. Ärzte nutzen diesen Marker für systemische Entzündungsprozesse im Rahmen der Diagnose von Herz-Kreislauf-Erkrankungen und anderen Krankheiten. Die Mobbing-Opfer hatten höhere CRP-Werte, und der Anstieg der Werte war direkt proportional zur Anzahl der Mobbing-Vorfälle, die sie erduldet hatten.[15]

»Es gibt nur eine weitere Form sozialer Belastung, bei der wir eine derartige Langzeitwirkung verzeichnen, nämlich wenn Kinder körperlich misshandelt oder vernachlässigt werden«, sagt William E. Copeland, außerordentlicher Professor für Psychiatrie an der Duke University und einer der Autoren der Studie. »Diese Art der sozialen Ablehnung ist stärker und wirkt länger nach, als wir ursprünglich dachten.«

Andere Studien zeigen, dass Menschen, die als Kinder schikaniert wurden, später viel eher unter Depressionen, Ängsten und anderen psychischen Störungen leiden.[16] Wenn Kinder in ihren Beziehungen zu Gleichaltrigen den umfassenden Schmerz sozialer Ausgrenzung erfahren, haben sie körperlich unter diesem sozialen Schmerz zu leiden. Hirnscans bestätigen dies. Der soziale Schmerz, den zum Beispiel ein Kind erlebt, das wiederholt von allen Spielen ausgeschlossen wird, aktiviert die gleichen Schaltkreise im Gehirn, die auch für die sensorische Verarbeitung körperlicher Schmerzen zuständig sind.[17]

Eine weitere Studie beobachtete 800 Jugendliche im Alter von 16 Jahren, bis sie 43 Jahre alt waren.[18] Bei denjenigen, deren Lehrer von problematischen Beziehungen zu Gleichaltrigen berichtet hatten, war die Wahrscheinlichkeit deutlich erhöht, dass sie in der Lebensmitte Herz-Kreislauf-Erkrankungen, Bluthochdruck und Übergewicht bekamen – unabhängig davon, ob sie auch zu Hause Belastungen erlebt hatten.

Dies ist besonders beunruhigend, wenn man jüngste Statistiken in Betracht zieht, wonach Mobbing weit verbreitet ist. Eine neue SAFE-Umfrage ergab, dass in den Vereinigten Staaten ungefähr jedes vierte Schulkind regelmäßig während der Schulstunden schikaniert wird.[19] Von der sechsten bis zur zehnten Jahrgangsstufe werden Kinder am ehesten Opfer von Schultyrannen oder beteiligen sich an der Schikane anderer. Beinahe die Hälfte aller Kinder gab an, Belästigungen oder Schikanen in den Schultoiletten zu fürchten.[20] Viele Kinder, die sagten, sie hätten Erfahrungen mit Mobbing gemacht, erfanden Ausreden oder suchten nach anderen Möglichkeiten, um nicht zur Schule gehen zu müssen.

Inzwischen reichen die Schikanen sogar über den Schulhof hinaus und bis ins Zuhause eines Kindes hinein. Die Täter können ein Kind mit Smartphone immer und überall erreichen. Es ist bestürzend, dass ungefähr 80 Prozent aller Highschool-Schülerinnen und Schüler online schikaniert werden.[21] Ungefähr 15 Prozent von ihnen geben an, dass sie online sogar bedroht worden seien.

Die Schwierigkeiten zu Hause und die Schwierigkeiten in der Schule hängen oft zusammen. Christina Bethell, Professorin an der Johns Hopkins Blomberg School of Public Health, stellte fest, dass bei 48 Prozent der Kinder von null bis 17 Jahren einer von neun Belastungsfaktoren sowie bei 23 Prozent dieser Kinder zwei oder mehr Belastungsfaktoren vorliegen. Bei Kindern mit mindestens zwei Belastungsfaktoren war die Wahrscheinlichkeit, dass sie eine Klasse wiederholen mussten oder kein Interesse an der Schule hatten, über 2,5-mal so groß wie bei Kindern, die keine belastenden Erfahrungen machten. Berücksichtigt man die Unterschiede bei Alter, Ethnizität und finanziellem Hintergrund der Kinder, sind emotionale, verhaltens- oder entwicklungsbezogene Schwierigkeiten wie Aufmerksamkeitsdefizit-/Hyperaktivitätsstörung (ADHS), Ängste und Depressionen bei Kindern mit zwei oder mehr Belastungsfaktoren beinahe fünfmal so wahrscheinlich. Besonders die Wahrscheinlichkeit von ADHS war dreimal so hoch. Und über drei Viertel der Kinder mit emotionalen, verhaltens- oder entwicklungsbezogenen Störungen wie Aufmerksamkeitsdefizit-/Hyperaktivitätsstörung, Ängsten oder Depressionen hatten in der Kindheit belastende Erfahrungen gemacht.[22]

Andere Studien zeigen, dass schon bei Kindern mit einem ACE-Wert von 1 die Wahrscheinlichkeit von Lern- und Verhaltensproblemen zehnmal so hoch ist wie bei Kindern, die weder Traumata noch chronischen unvorhersehbaren Stress oder Vernachlässigung erlebt haben.[23] Und bei Kindern mit belastenden Kindheitserfahrungen ist die Wahrscheinlichkeit von Verhaltens- oder Lernproblemen 30-mal so hoch wie bei Kindern ohne Belastungen. Es kann vorkommen, dass Lehrer die Empfehlung aussprechen, die Aufmerksamkeitsdefizit-/Hyperaktivitätsstörung dieser Kinder zu behandeln, weil sie nicht wissen, dass eigentlich eine Traumatisierung oder eine posttraumatische Belastungsstörung vorliegt, die der psychotherapeutischen Behandlung bedarf.[24] Die Symptome sind die gleichen, aber die Behandlung ist ganz unterschiedlich.

Die chronischen Ängste und Sorgen der Kinder um gute schulische Leistungen und gute Noten sowie der Kampf um die Collegezulassung können ebenfalls ein starker Stressfaktor in ihrem Leben sein.

Die Dokumentarfilmerin Vicky Abeles, Regisseurin des Films *Race to Nowhere,* will ein Bewusstsein für die möglichen Langzeitfolgen von ungesundem schulischem Stress, den Zusammenhang zwischen chronischem Stress und dem besorgniserregenden Anstieg von Ängsten, Schlafstörungen und Depressionen bei Jugendlichen sowie die Dinge schaffen, die wir dagegen unternehmen können. Sie glaubt, dass unsere leistungsbesessene Kultur gerade dabei ist, einen neuen Belastungsfaktor zu schaffen, der bislang unbemerkt und unbehandelt geblieben ist.

»Es ist offensichtlich, welchen Schaden unsere leistungsbesessene Kultur unseren Kindern zufügt«, sagt Abeles. »Im ganzen Land quälen sich Jugendliche regelmäßig durch Zwölf-Stunden-Tage mit Schule, Sport und Hausaufgaben – in dem Bemühen, sich der unerfüllbaren gesellschaftlichen Vorstellung von Erfolg anzunähern.« Abeles glaubt, dass diese »schulische Plackerei, bei der so viel auf dem Spiel steht, in den beeinflussbaren und prägenden Jugendjahren wie alle anderen Kindheitsbelastungen dazu führt, dass ein Gemisch aus Stresshormonen den Körper und das Gehirn unserer noch im Wachstum befindlichen Kinder überschwemmt. Dies programmiert die Jugendlichen auf einen lebenslangen Kreislauf aus Angst und Depressionen, schwächt ihr Immunsystem und erhöht ihre Anfälligkeit für Infektionen und Herz-Kreislauf-Erkrankungen ein Leben lang.« Abeles sagt, Jugendliche stünden unter extremem gesellschaftlichem Leistungsdruck; sie seien in einem verrückten modernen Kampf um gute Noten gefangen, um einen Studienplatz an einer der Spitzenuniversitäten zu ergattern – und würden von Versagensängsten überwältigt, wenn dies nicht gelänge. »Was spätere gesundheitliche Probleme angeht, sind sie tickende Zeitbomben.«

Vor Kurzem veröffentlichte die American Psychological Association eine landesweite Untersuchung mit dem Titel *Stress in America.*[25] Dabei gaben die amerikanischen Jugendlichen an, dass ihr Stressniveau während des Schuljahrs bei knapp 6 von 10 Punkten liege. So viel Stress gilt als emotional ungesund und übersteigt bei Weitem den Wert, den die meisten Erwachsenen nennen. Bei dieser Umfrage mit mehr als 1000 Jugendlichen zwischen 13 und 17 Jahren berichteten viele Teenager, sie würden sich aufgrund der Belastung überfordert oder deprimiert fühlen. 83 Prozent der Jugendlichen sagten, dass die Schule »ein gewisser oder wesentlicher Stressfaktor« sei. Mehr als jeder vierte Jugendliche berichtete von »extrem starkem Stress« während des Schuljahrs. 40 Prozent der Befragten sagten, sie seien im vorangegangenen Schulmonat wütend oder reizbar gewesen. Fast jeder Dritte gab an, dass ihm wegen der Belastung zum Heulen zumute sei.

Im Sommer geht der Stress auffallend zurück.

Viele Kinder machen sich so große Sorgen, ob sie den Erwartungen entsprechen, dass eine gute Leistung noch erheblich mehr einschließt als lediglich zu lernen, wie man sich durch den üblichen normativen Stress der Pubertät quält – einen schlechten Tag bewältigt, an dem man eine schlechte Note bekommt, oder eine echt harte Woche übersteht, wenn Prüfungen oder Tests für die Zulassung zum Studium anstehen. Die Stressreaktion hält über einen längeren Zeitraum an – in vielen Fällen von September bis Juni. Das ist chronischer Stress.

Bedenken Sie, wie Forscher im Labor einen Zustand starker Belastung hervorrufen: Sie verlangen von den Probanden, Mathematikaufgaben zu lösen oder eine kurze Rede zu halten, wobei sie beurteilt werden. Dies ist eine perfekte Nachbildung von schulischem Stress. Man könnte auch sagen, die Forscher erzeugen eine belastende schulähnliche Umgebung, um den Cortisolausstoß der Teilnehmer nach oben zu treiben. Möglicherweise verwandeln die amerikanischen Zulassungssysteme zur Highschool und zum Studium die Highschool in ein potenziell toxisches Labor, in dem viel zu häufig ein Anstieg von Herzfrequenz, Blutdruck, Blutzuckerspiegel und Stresshormonspiegel sowie eine Aktivierung des Immunsystems provoziert werden.

Dies ist für kurze Zeit auch durchaus sinnvoll – etwa während einer Prüfung. Es weckt ein Gefühl von Dringlichkeit in einem jungen Menschen, damit er die Sache übersteht und sein Allerbestes gibt. Wenn dieser Zustand allerdings tagaus, tagein anhält, wenn er für Schüler »ganz normal« ist, wird der chronische Stress die Gehirnstruktur verändern, epigenetische Veränderungen hervorrufen, die Stressreaktion verstärken und Entzündungsprozesse, Beschwerden, Depressionen und Erkrankungen verursachen. Er wird auch die Schaltkreise im Gehirn stören, die am Lernprozess und am schulischen Erfolg beteiligt sind. Wenn die Amygdala immer in höchster Alarmbereitschaft ist – »Was passiert, wenn ich bei diesem Test nicht gut genug abschneide? Wird mich überhaupt ein College nehmen?« –, ist es schwerer, gute Leistungen zu erbringen. Da überrascht es nicht, dass die Prüfungsängste in den letzten zehn Jahren zugenommen haben – genau wie das Stressniveau von Jugendlichen und die Häufigkeit chronischer Schmerzen und Erkrankungen wie Migräne-Syndrome und Rückenschmerzen.[26] Kein Wunder, dass viele stark konkurrenzbetonte öffentliche und private Schulen als »Stressfabriken« bezeichnet werden. Der schulische Stress, dem viele Jugendliche heute ausgesetzt sind, ließe sich auch als »belastende schulische Erfahrungen« einstufen.

Wenn die Jugendlichen ins College kommen, dürfte sich auch das Drittel aus den glücklichen Familien an den ständigen Druck gewöhnt haben, der die Amygdala schneller in einen Stresszustand versetzen und damit ihr ganzes akademisches und berufliches Leben überschatten wird. Und diejenigen, die auch zu Hause Belastungen ausgesetzt sind, fühlen sich möglicherweise mit einem Mal nirgends mehr sicher.

Mehr Prüfungen, mehr Druck in der Schule, beim Sport und beim Kampf um einen Platz in einem guten College – also mehr chronischer unvorhersehbarer Stress – bei weniger Schlaf: Ein solches Umfeld garantiert weder Belastbarkeit, noch fördert es Charakterstärke oder schärft das Denken. Es ist vielmehr ein Garant für Abbauprozesse im Gehirn.

Im Grunde kommt es nicht darauf an, wodurch der Stress verursacht wird – ob durch Armut, chronische Misshandlung oder den Quälgeist im Schulbus. Stress beeinträchtigt die Entwicklung der Struktur und der Architektur des Gehirns.

Wie die frühkindliche Biologie spätere Beziehungen beeinflusst

Nachdem vor Kurzem eine weitere längere Liebesbeziehung in die Brüche gegangen war, wollte John wissen, was seine Kindheitsbelastungen mit seinem schlechten Gesundheitszustand und seinen Beziehungsproblemen zu tun hatten. Er entdeckte Muster und grundlegende Unsicherheiten in seinem Verhalten, die er nicht abschütteln konnte und die ihre Wurzeln offenbar in seinen Kindheitserlebnissen hatten. Er sagt: »Das war der Auslöser, um mir genauer anzusehen, wie meine Vergangenheit meine Gegenwart steuert.«

John erinnert sich: Während seines Studiums und seiner Promotion »wollte mein Vater nie wissen, was ich tat, was ich studierte. Er erkundigte sich nie nach meiner Karriere. Er sprach nur von Dingen, von denen er dachte, ich wüsste sie nicht.« Einige Jahre später arbeitete John für eine bekannte Denkfabrik in New York. Als seine Eltern und seine Schwester zu Besuch waren, sollte er vor großem Publikum über ein Projekt sprechen, das er geleitet hatte, und erzählen, was ihn zu seiner Arbeit inspiriert hatte. Seine Eltern und seine Schwester hörten sich den einstündigen Vortrag über Johns Interessen und Leidenschaften an. »Hinterher wurde mir klar, dass ich von dem, was ich öffentlich über meine Motivation erzählt hatte, noch nie irgendetwas zu meinem Vater gesagt hatte. Meine Mutter sagte: ›Das war toll! Es war großartig, deine Geschichte zu hören. Du warst wunderbar!‹ Mein Vater stand daneben und schwieg. Er sagte kein einziges Wort. Er war nicht in der Lage, ein einziges lobendes Wort für mich zu finden.«

Dieser »Mangel an Respekt vor mir oder an Liebe für mich, dieses Gefühl, dass ich wertlos bin«, sagt John, »durchdrang unsere ganze Beziehung«.

Unlängst brauchten seine Eltern einen neuen Wagen. John sagte zu seinem Vater: »Ich gebe dir das Geld, und dann erledigen wir das.« John kaufte seinem Vater den Wagen, und als er damit in die elterliche Garage fuhr, begann sein Vater, ihm Vorhaltungen zu machen, er würde den Wagen nicht richtig einparken. »Da bin ich komplett ausgetickt«, sagt John. »Ich habe angefangen, ihn anzubrüllen, und noch während ich ihn anbrüllte, war ich stinkwütend auf mich selbst, weil ich so ausgerastet bin. Dieser Mensch, der so ausflippte, so überreagierte, das wollte ich nicht sein. Ich wollte nicht so sein. Ich wollte nicht sein wie er.«

John sagt, irgendetwas in ihm raune ihm ständig zu, dass er unwürdig sei, und er habe »niemals das Gefühl, liebenswert zu sein, so, wie ich bin. Und dieses Gefühl schleicht sich auf heimtückische Weise in alle meine Beziehungen. Ich bin extrem unsicher.«

Er glaubt, das tief verwurzelte innere Gefühl der Unwürdigkeit würde ihn auch dazu veranlassen, sich in Beziehungen immer wieder destruktiv zu verhalten. »Ich wünsche mir nichts sehnlicher, als mich in meiner Haut wohlzufühlen und auf dieser Welt glücklich zu sein. Aber jedes Mal, wenn eine starke Beziehung möglich scheint, sabotiere ich sie«, sagt John. »Ich bin so kaputt und fühle mich so unwohl in meiner Haut, dass ich nicht weiß, wie ich mit jemandem zusammen sein soll, der sich in seiner Haut wohlfühlt. Um das unangenehme Gefühl loszuwerden, dass ich nicht in diese Welt passe, versage ich mir das, was ich mir am meisten wünsche: Liebe.«

Als er mit Anfang 30 die Frau verließ, die er so innig liebte, machte er sich deswegen »fix und fertig«. Er sagt, seine Trauer über sein Verhalten sei riesengroß gewesen. »Ich habe zehn Pfund abgenommen. Ich konnte nichts mehr essen. Ich war damals noch im Studium, und wenn ich auf dem Weg zur Arbeit über diese eine Brücke fuhr, dachte ich jedes Mal: ›Was wäre, wenn ich den Wagen einfach von der Brücke steuere? Ich habe es ohnehin nicht verdient zu leben.‹«

John stellte fest, dass er in seinen letzten Beziehungen »bedürftiger war, als mir lieb ist, während ich gleichzeitig kritisch und kühl blieb. Ich hänge mich an einen anderen Menschen und brauche jemanden, der mir sagt, dass ich in Ordnung bin, und stoße ihn gleichzeitig weg. Ich habe die beschämende, vorwurfsvolle Stimme meines Vaters verinnerlicht, aber jetzt versorge ich den inneren Kritiker selbst mit Munition. Weil ich es nicht schaffe, die leise Stimme in mir loszuwerden, die mich unwürdig nennt, soll mich ein anderer davon befreien und mir sagen, dass ich liebenswert bin.«

Im vergangenen Jahr beschloss John mit 40 Jahren, sich Hilfe zu suchen. »Als ich meinem Therapeuten erzählte, wie sehr ich mir eine langfristige Beziehung wünschte, bin ich einfach heulend zusammengebrochen«, sagt er. »Ich hatte das Gefühl, dass dies unerreichbar war.«

John versteht: »Mein Vater versuchte, den Lebensfunken in mir auszulöschen, den jedes Kind in sich trägt, den seine Eltern entfachen und der dem Kind versichert, dass es auf dieser Welt gut und richtig ist. Er wollte ihn auslöschen, weil er ihn selbst nicht spüren konnte.«

Diese Scham ist nicht Johns Scham. Sie kommt daher, dass er einen narzisstischen Vater hatte und deshalb kaum glauben kann, jemand könne ihn lieben oder um sich haben wollen. Deshalb reagiert er oft, als wäre er unerwünscht. Weil er seinem Vater nicht vertrauen oder nahekommen konnte, kann er die Sprache der Liebe und der Nähe schlecht verstehen.

Im Laufe der Zeit verursachen emotionale Unbeständigkeit und die Tendenz, übertrieben auf Belastungen zu reagieren, körperliche Schmerzen und schmerzhafte Beziehungen.

Es spielt aber noch etwas anderes hinein. Kindheitsbelastungen erzeugen tiefgreifende funktionelle Veränderungen in Hirnarealen, die dafür zuständig sind, wie wir eigene Gefühle erkennen, unsere Bedürfnisse und Wünsche zum Ausdruck bringen und uns in andere einfühlen. Diese Fähigkeiten benötigen wir – und Menschen wie John –, um Kontakt zu anderen aufzunehmen und erfolgreiche Beziehungen zu führen.

Die Neurobiologie der Liebe

Ruth Lanius ist Neurowissenschaftlerin, Professorin für Psychiatrie und leitet die Abteilung zur Erforschung posttraumatischer Belastungsstörungen an der University of Western Ontario in Kanada.[27] Sie widmet sich seit Beginn ihrer akademischen Laufbahn der Frage, wie sich neurologische Veränderungen im jungen Gehirn aufgrund von Traumata und Belastungen im Laufe des Lebens auf die Fähigkeit zu zwischenmenschlichen Beziehungen auswirken.

Wenn unser Gehirn im Ruhezustand ist und nichts Besonderes passiert – wenn wir uns zum Beispiel zwischen intensiven Gefühlszuständen befinden –, ist es laut Lanius in einer Art »Leerlauf«. Ein Netz neuronaler Schaltkreise, das sogenannte

Default Mode Network (dt. »Ruhezustandsnetzwerk«), brummt still vor sich hin wie ein Wagen, der im Leerlauf in der Einfahrt steht. Zu den Hirnarealen des Ruhezustandsnetzes gehören die Bereiche, die für die Erinnerung zuständig sind, sowie die Bereiche, die uns helfen, Gedanken zu erzeugen und zu erkennen, dass auch andere Menschen denken, sowie unsere Gedanken zu integrieren. Alle diese Bereiche sind für unsere inneren Denkprozesse unverzichtbar.

Dieses Netzwerk ist immer auf Standby und stets bereit, uns bei der Entscheidung zu helfen, was als Nächstes zu tun ist. »Die gute Konnektivität [Verbindungsdichte] in diesen Hirnarealen hilft uns, Wichtiges von Unwichtigem zu unterscheiden, damit wir für alle Anforderungen unserer Umwelt gerüstet sind«, erklärt Lanius. »Dieses Netzwerk steht auch in enger Beziehung zu den Hirnarealen, die mit dem Selbstverständnis, dem eigenen Gefühlszustand zusammenhängen.«

Das Ruhestandsnetzwerk von Menschen, die Traumata erlitten haben, hat eine sehr schlechte Konnektivität. Sie wissen kaum, wer sie eigentlich sind, wenn Ruhe und Frieden herrschen. Es hat den Anschein, als besäße ihr Gehirn keinen gesunden Leerlauf – man könnte auch sagen, kein Gefühl von Ausgeglichenheit. Sogar eher geringfügige Traumata – die unvorhersehbaren chronischen Stressoren belastender Kindheitserfahrungen – können Lanius zufolge die Neurokonnektivität in diesem Teil des Gehirns schwächen. »Es ist sehr ergreifend, auf einem Hirnscan zu beobachten, was geschieht, wenn das Ruhezustandsnetzwerk bei einem Menschen nicht richtig funktioniert. Man könnte fast sagen, dass Menschen mit schwacher Konnektivität im Ruhezustandsnetzwerk das fehlt, was wir Selbstverständnis nennen.«

Das Ruhezustandsnetzwerk nimmt Schaden, wenn durch die

wiederholte Traumatisierung ein Gefühl der Ohnmacht entsteht. Kinder können weder von zu Hause noch vor ihren Peinigern fliehen. Sie können weder flüchten noch kämpfen, also erstarren sie. Sie werden emotional gelähmt.

Der Kinder- und Jugendpsychiater Daniel J. Siegel ist Autor des Buchs *Aufruhr im Kopf: Was während der Pubertät im Gehirn unserer Kinder passiert* und der führende Wissenschaftler auf dem Gebiet der interpersonellen Neurobiologie. Er erklärt das Dilemma eines Kindes folgendermaßen: »Wenn ein Elternteil das Trauma verursacht, befiehlt das Gehirn dem Kind, vor diesem Menschen davonzulaufen, um zu überleben. Gleichzeitig verlangt es aber auch von ihm, sich an diesen Menschen zu wenden – weil er das Überleben *verkörpert*.«

Siegel erklärt: »Wenn ein Teil des Gehirns sagt: ›Lauf zu Mama‹, und der Hirnstamm sagt: ›Lauf davon‹, stehen wir vor einem unlösbaren biologischen Paradox. Es werden zwei Schaltkreise mit widersprüchlichen Zielsetzungen im Gehirn aktiviert. Das Kind kann nicht beides gleichzeitig tun. Es kommt zu einer Fragmentierung des kindlichen Geistes, weil sich beide Schaltkreise um Zusammenarbeit und Integration bemühen, obwohl dies unmöglich ist.«

Eltern, die ihre Gefühle und Reaktionen nicht im Griff haben, können Kinder in Angst und Schrecken versetzen. Sie sind ein chronischer unvorhersehbarer Stressor im Leben ihrer Kinder. »Gefühle werden zwecklos«, sagt Lanius über diese Kinder. »Man würde verrückt, wenn man all diese Gefühle hätte und gleichzeitig wüsste, dass man nicht danach handeln kann. Also distanziert man sich von seinem emotionalen Zustand. Man verliert das emotionale Bewusstsein für das, was um einen herum geschieht.«

Selbst wenn das Trauma eine andere Ursache hat – wenn ein Elternteil stirbt oder todkrank ist oder sich Eltern scheiden lassen –, kann ein Kind die Kampf-oder-Flucht-Reaktion nicht durch Kampf oder Flucht lösen. Es bringt einfach nichts.

Lanius zufolge schaltet das Ruhestandsnetzwerk allmählich ab. Es hilft dem Kind nicht mehr herauszufinden, was wichtig ist oder was es wissen muss, um entscheiden zu können, was es als Nächstes tun soll. »Man kann nur überleben, wenn man seine Gefühle abschaltet«, erklärt Lanius. Daher sind sich Menschen mit frühen chronischen Traumata im Anschluss an ihre Kindheit ihres Gefühlszustands oft kaum bewusst.

Viele Jahre später hat dieses Erstarren oder Abschalten enorme Auswirkungen auf unsere Beziehungen. Es kann sein, dass wir unangenehme Gefühle einfach abstellen und nicht in der Lage sind, mitfühlend gegenüber uns selbst und anderen zu reagieren. Oder wir empfinden eine Abneigung gegen jeden, der Anzeichen von Hilfsbedürftigkeit zeigt. Wir sind eventuell nicht in der Lage, gefährliche oder ungesunde Situationen und Interaktionen zu erkennen, und beginnen chaotische und schädliche Beziehungen bzw. verharren darin, weil sie vertraut und sicher scheinen. Wir wechseln ohne große Vorwarnung von einem Zustand geringer Emotionalität in einen Zustand gesteigerten Empfindens. Unter Umständen sind wir in Beziehungen oder gegenüber hilfsbedürftigen Freunden und Angehörigen zu freigebig, weil wir es nicht mitbekommen, wenn uns die eigenen inneren Signale dazu auffordern, deutlichere Grenzen zu ziehen – und explodieren vor Wut, wenn wir merken, dass wir mehr geben, als wir bekommen.

Lanius hilft Patienten, die als junge Menschen traumatisiert wurden, sich ihrer Gefühle bewusst zu werden – oft zum allerersten Mal (in Kapitel 7 erfahren Sie mehr darüber). »Viele von ihnen haben noch nie etwas Positives empfunden. Sie sind überhaupt nicht in der Lage, positive Gefühle zu empfinden, und wenn dies doch einmal der Fall sein sollte, werden sie sofort von negativen Gefühlen überschwemmt«, sagt sie.

Eine Studie bestätigt dies. Sie kam zu dem Ergebnis, dass Kinder, die schon früh im Leben einen Elternteil verloren hatten, zwar nicht unbedingt mehr negative Stimmungen erlebten als andere; sie erlebten schlicht weniger *positive*. Die Forscher zeigten den Studienteilnehmern 40 Bezeichnungen für Stimmungen. Diejenigen, die in jungen Jahren einen Elternteil verloren hatten, erlebten die negativen Wörter als negativ. Der Messung ihrer Hirnwellen zufolge erlebten sie aber auch die gezeigten positiven Begriffe (»liebevoll, warmherzig, zärtlich, erfreut, glücklich, begeistert«) als negativ.[28] Anderen Forschungen zufolge leiden Kinder, die früh zu Halbwaisen werden, später unter einem geringen Selbstwertgefühl.[29] Sie fühlen sich einsam, isoliert und können ihre Gefühle nicht ausdrücken – nicht einmal 71 Jahre nach ihrem Verlust.

Hirnscans zeigen, dass bei Menschen, die sich ihrer Gefühle nicht bewusst sind, gut vernetzte neuronale Schaltkreise in wichtigen Bereichen verloren gegangen sind. Je weniger sie sich ihrer Emotionen bewusst sind, desto schwächer ist nicht nur die Aktivierung des Ruhezustandsnetzwerks, sondern auch eines Hirnareals namens Inselrinde (*Insula*). Dieser Bereich ist an der Wahrnehmung innerer Vorgänge beteiligt – also daran, wie gut wir uns der Signale des eigenen Körpers bewusst sind, die uns darauf aufmerksam machen, was uns gerade widerfährt.

Möglicherweise gehen wir eine dunkle Straße entlang, und mit einem Mal vermitteln uns unsere körperlichen Empfindungen das starke Gefühl, dass etwas nicht in Ordnung ist: Die Härchen auf unseren Armen richten sich auf, unser Herz schlägt schneller. Wir werden uns einer gewissen Panik bewusst – noch bevor wir die Schritte hinter uns hören. Mit diesen Signalen teilt uns der Körper mit, dass wir in Gefahr sein könnten, damit wir etwas zu unserem Schutz unternehmen.

Bei Menschen mit gedämpfter Emotionalität entdeckte Lanius auch eine schwächere Aktivität in einem bestimmten Bereich der Hirnrinde. Dies deutet darauf hin, dass »sie nicht selbstreflexiv sind. Sie sind sich ihrer Emotionen weder bewusst, noch sind sie in der Lage, achtsam darüber nachzudenken.«

Dieser Mangel an Gewahrsein der eigenen Gefühle, dieser Mangel an Bewusstsein, auf welche Weise man möglicherweise zu zwischenmenschlichen Unstimmigkeiten oder Spannungen beiträgt, ist ein Problem für Eltern und Menschen in Beziehungen. Schließlich kann man die eigenen Probleme nur bewältigen, wenn man weiß, worin sie bestehen. Wem es an Bewusstsein fehlt, der kann das eigene Verhalten nicht erkennen – und wer das eigene Verhalten nicht kennt, der weiß nicht recht, wie er das Zusammenspiel in den wichtigsten Beziehungen im eigenen Leben verbessern soll.

Lanius' MRT-Studien zeigen auch, dass frühe Traumatisierungen die Aktivität in einem Bereich des Gehirns dämpfen, der uns hilft, Gefühle zu regulieren. Wenn wir unsere Gefühle nur schwer beeinflussen können und uns von Belastungen schlecht erholen, ist unsere Wut leichter zu entfachen. Wir reagieren unter Umständen zu heftig, wenn wir etwas als Zurückweisung oder Ungerechtigkeit empfinden, oder wir zeigen bei Meinungsverschiedenheiten und Uneinigkeit eine reflexartige Reaktion. Wir werden aggressiv, streitlustig, abwehrend und zornig. Bei nicht ausreichender Gefühlskontrolle geschieht laut Lanius Folgendes: »Wenn man nicht in der Lage ist, intensive Gefühle zu zügeln, kommt es zu einer verstärkten Aktivität in der Amygdala. Intensive Gefühlszustände wie Angst, Schuld, Furcht, Scham und Schmerz verstärken sich.« Wir reagieren mit großer Wucht auf alles und auf jeden, der gerade vor uns steht.

Wir können aber auch umgekehrt reagieren: Wir sind so überängstlich und unfähig, unsere Gefühle zu verarbeiten, dass wir still werden, uns klein machen, den Rückzug in die Passivität antreten und Konfrontationen um jeden Preis vermeiden. Möglicherweise werden wir von Gefühlen des Verlusts und des Verrats überwältigt.

Menschen, die in der Kindheit belastende Erfahrungen gemacht haben, schwanken meist zwischen zwei Gemütszuständen: Der Übermodulation von Gefühlen, wobei sie emotional abschalten, weil sie nicht wissen, was sie wirklich empfinden; und der Untermodulation, wobei sie in den intensiven Gefühlszuständen und starken Empfindungen gefangen sind, die schwierige Begegnungen leicht auslösen können.

Bei Menschen, die als Kinder mehrfach traumatisiert wurden, kann die Entwicklung des Gehirns in mehreren Bereichen gehemmt sein. Dies kann ihr Leben als Erwachsene auf unendlich vielfältige Art und Weise beeinflussen. »Da ihr Bewusstsein für die eigenen Gefühle möglicherweise grundsätzlich schwach ausgeprägt ist, wissen sie vielleicht noch nicht einmal, dass sie ständig zwischen diesen beiden Gemütszuständen schwanken«, sagt Lanius.

Bindung ist ein biologischer Vorgang

Wenn Säuglinge oder kleine Kinder hungrig sind, eine volle Windel oder Angst haben und die Erfahrung machen, dass sich jemand um sie kümmert und ihre Bedürfnisse erfüllt, entsteht Bindung. Sie sind sicher.

Werden die Bedürfnisse eines Säuglings oder Kindes erfüllt – wird es gefüttert, seine Windel gewechselt und von der Mutter oder dem Vater getröstet –, entwickelt es in den meisten Fällen nach und nach, Mal um Mal eine sichere Bindung. Wird es regelmäßig getröstet, wenn es Hilfe braucht oder Angst hat, lernt es schließlich, sich selbst zu beruhigen.

Es gibt Schaltkreise im Gehirn, die das menschliche Verhalten regulieren und einem Kind ein Gefühl dafür vermitteln, wer es ist und dass es zählt – sodass es sowohl ein Verständnis seiner selbst als auch eine Verbindung zu anderen entwickelt. Diese Schaltkreise entstehen infolge der Reaktionen seiner Bezugspersonen auf seine Bedürfnisse. Diese frühen Beziehungen aktivieren das Wachstum aller Hirnregionen, die wir für gesunde Beziehungen brauchen.

Ein Baby lächelt, die Mutter spricht liebevoll zu ihm, das Baby brabbelt fröhlich zurück, die Mutter lächelt. In diesem kurzen Augenblick stellt sich die Mutter auf den Ausdruck des Babys ein und spiegelt ihn dem Kind zurück. Die Erfahrung, gesehen und erkannt zu werden, wird in den neuronalen Schaltkreisen des Kindes verankert.[30]

Wird das Grundbedürfnis eines Kindes nach Geborgenheit und Sicherheit nicht erfüllt, so wird es erwachsen, ohne je gelernt zu haben, wie es sich anfühlt, auf gesunde Weise getröstet zu werden oder sich selbst zu beruhigen, wenn es auf die unvermeidlichen Stressoren im Leben und in Beziehungen stößt. Es wird das Gefühl unsicherer Bindung haben.

Die meisten Psychologen sind sich einig, dass ein Kind zumindest an eine Bezugsperson eine sichere Bindung entwickeln muss. Nur so kann es lernen, die eigenen Gefühle ein Leben lang wirksam zu regulieren und als Erwachsener gesunde Bindungen in seinen Beziehungen zu schaffen.

Menschen mit Bindungsproblemen können oft nicht verstehen, warum andere zögern, ihnen so nahe zu kommen, wie sie es gern hätten; sie empfinden diese synaptische Verbindungslosigkeit als Zurückweisung und Isolation. Denken Sie an Kat. »Als ich zwischen 20 und Anfang 30 war, gingen alle meine Beziehungen in die Brüche, und ich dachte immer, es hätte am anderen gelegen. Jetzt erst wird mir im Rückblick klar, wie sehr ich damals zu emotionalen Überreaktionen neigte, und ich kann die Verantwortung für mein Verhalten übernehmen.« Kat versteht inzwischen, dass sie oft ängstlich war, wie »ein Fass ohne Boden« nach Bestätigung verlangte und »sarkastisch oder passiv-aggressiv wurde, wenn ich nicht genügend emotionale Streicheleinheiten bekam«. Andererseits hielt sie es auch nicht aus, wenn ihr jemand zu nahe kam. »Wenn in einer Beziehung eine Kleinigkeit vorfiel, platzten die Traurigkeit und Angst und Panik, die ich als Kind empfunden hatte, einfach aus mir heraus. Ehe ich mich versah, wurde ich kritisch, vorwurfsvoll, herrschsüchtig, aggressiv und streitlustig.« Jedes Mal, wenn eine Beziehung »übel implodierte«, bestätigte dies Kats Schlussfolgerung, dass andere Menschen sie nicht liebten – sie nicht lieben konnten.

Deshalb waren die unzureichend verbundenen Areale in Kats Gehirn sehr lange nicht ans Netzwerk angeschlossen.

Bei John werteten die Psychologen sein tiefes Bedürfnis nach Nähe und seine Selbstsabotage als Hinweis auf die frühe unsichere Bindung an seinen Vater.

Wenn es in unserer Vergangenheit unsichere Bindungen gab, beeinflusst dies auch unser Verhalten als Eltern. Forscher des Institute of Child Development der University of Minnesota begleiteten in einer Studie 73 Kinder von der Geburt an, bis sie junge Erwachsene waren.

Kinder, die von ihren Eltern nicht erfolgreich beruhigt wurden, verhielten sich in ihren späteren Liebesbeziehungen als Erwachsene ganz anders als Kinder mit herzlicheren und hilfreicheren Eltern. Junge Erwachsene, die als Kinder eine weniger feste Bindung an ihre Eltern gehabt hatten, taten sich schwerer damit, ihren Ärger, ihre Ängste und Besorgnisse – kurz: ihre negativen Gefühle – zu bewältigen und sich von Konflikten mit ihren erwachsenen Partnerinnen und Partnern zu erholen. Kindern mit sicheren Bindungen an liebevolle, ausgeglichene Eltern gelang es als Erwachsenen erheblich besser, mit Konflikten klarzukommen. Sie konnten ihre Angst oder ihre Wut bewältigen, ehe sie davon überwältigt wurden – und die Angelegenheit hinter sich lassen.

Nicht überraschend ist, dass Kinder mit sicherer Bindung an die Mutter auch gesündere Liebesbeziehungen hatten und angaben, langfristig in diesen Beziehungen erheblich glücklicher zu sein.[31]

Im Rahmen einer ähnlichen Längsschnittstudie begleiteten Wissenschaftler Familien im US-Bundesstaat Oregon über drei Generationen. Eltern, die liebevoll und beständig waren, nicht überreagierten und Anteil am Tun ihrer Kinder nahmen, hatten nicht nur einen positiven Einfluss darauf, wie ihre Heranwachsenden sich letztlich entwickelten, sondern auch darauf, wie kompetent sie später die eigenen Kinder erzogen.[32] Positive Erziehungsgewohnheiten und die Fähigkeit zur Bewältigung der eigenen Tendenz zu Überreaktionen im Familienleben wurden an die Generation der Kinder und sogar an die Enkelkinder weitergegeben.

Im Rahmen einer weiteren großen Studie erklärten beinahe 1000 Männer und Frauen zwischen 25 und 45 Jahren, sie hätten als Kinder ein besseres Verhältnis zur Mutter als zum Vater gehabt. Dies galt besonders für die Jungen. Woran das liegt, wissen wir nicht. Vielleicht ist etwas Wahres an der Behauptung, Väter seien ihren Söhnen gegenüber strenger. Männer, die sich als Kinder gut mit ihrem Vater verstanden hatten, reagierten als Erwachsene weniger stark auf belastende Alltagserfahrungen als Männer, die ein schlechtes Verhältnis zu ihrem Vater gehabt hatten.[33] Weitere Studien zeigten, dass es Männern mit guten Erinnerungen an den eigenen Vater eher gelingt, angesichts alltäglicher Stressoren Ruhe und Stabilität zu bewahren.

Bei einer auf 25 Jahre ausgelegten Studie begleiteten Forscher Jungen im Alter von neun bis 35 Jahren.[34] Viele von ihnen hatten in diesem Alter bereits eine eigene Familie. Die Männer, deren Väter fragwürdige Erziehungsmethoden angewandt hatten, waren selbst in Sachen Erziehung erwartungsgemäß weniger geschickt. Wenn das Verhalten ihrer Väter als feindselig, wütend, bedrohlich oder aber als nachlässig eingestuft worden war (das heißt, sie wussten nicht, wo ihre Söhne waren, und spielten keine aktive Rolle in ihrem Leben und bei ihren Aktivitäten) oder wenn sie ihnen gegenüber nicht konsequent gewesen waren, hatte dies einen Einfluss darauf, wie sich die Söhne gegenüber den Menschen in ihrem Umfeld verhielten. Sie waren weniger gut darin, gesunde und liebevolle Bindungen und Beziehungen zu Lehrern und Mitschülern, Trainern und Mentoren aufzubauen. Sie hatten *grundsätzlich* weniger positive Beziehungen, wurden eher als antisozial gesehen und schlossen sich eher anderen Jugendlichen an, die sie negativ beeinflussten.

Wenn diese Jungen später selbst eine Familie hatten, waren sie als Väter inkonsequent und ineffektiv und ihre Kinder zeigten mehr negative und schwierige Verhaltensweisen als andere.

Eine schlechte Erziehung führt zu Unsicherheit und weniger gesunden Liebesbeziehungen, wenn man erwachsen ist. Ist die Erziehung über Generationen hinweg konstruktiv, wird diese Erziehungskompetenz weitergegeben. Die Kinder lernen, sich weitere positive Einflüsse und Mentoren zu suchen. Sie können besser mit anderen Menschen umgehen und bauen gute Beziehungen auf, die ihnen helfen, glücklich, ausgeglichen und erfolgreich zu sein. Und die Familien, die sie später einmal mit gesunden Partnerinnen und Partnern gründen, sind »gut genug« – das heißt, auf die Bedürfnisse der Kinder wird in ausreichendem Maße eingegangen.

Es ist plausibel, dass Johns Erfahrungen mit einem Vater, der unzureichend auf ihn einging, später zu Problemen in seinen Liebesbeziehungen führten. Doch ein Aspekt unseres Verständnisses, wie sich gestörte Familienverhältnisse weitervererben, ist völlig neu: Die Erkenntnis, dass ein schlechter Erziehungsstil – der Kindheitsbelastungen begünstigt – auch biologische Veränderungen in den Gehirnen der Kinder erzeugt und damit ihre neurobiologischen Voraussetzungen verschlechtert, als Erwachsene gute Partner und Eltern zu sein.

Gestörte Familienverhältnisse und Todesfälle in der Familie werden zum neurobiologischen Erbe.

Es handelt sich um eine Rückkopplungsschleife zwischen den Generationen: Wenn wir Eltern hatten, die aufgrund früher Verletzungen in belastenden Situationen zu Überreaktionen neigten, ihre Gefühle also schlecht regulieren konnten, ist die Wahrscheinlichkeit größer, dass auch wir als Partner zu Überreaktionen neigen oder einen Partner wählen werden, der diese Tendenz hat. Darüber hinaus erhöht sich auch die Wahrscheinlichkeit, dass wir als Eltern unsere Kinder nicht fair behandeln und Kinder großziehen werden, die ihrerseits emotionale Narben davontragen und später im Kreise der eigenen Familie überreagieren.

Diese allgemeine menschliche Wahrheit wird von bekannten Filmen, Romanen und Theaterstücken aufgegriffen. So zeigen unter anderem *Der Distelfink* von Donna Tartt und *August: Osage County* von Tracy Letts sowie alle Werke von Henrik Ibsen und Anton Tschechow, dass schädigende Beziehungen in der Kindheit zu schädlichen Beziehungen im späteren Leben führen. Wir bekommen vor Augen geführt, dass chronischer unvorhersehbarer toxischer Stress in der Kindheit uns verändern kann. Das ist es, was die Geschichten dieser fiktionalen Charaktere so fesselnd macht.

Wenn wir ohne sichere Bindung aufwachsen, sind wir nicht auf Liebe programmiert. Wie der Bindungsforscher Louis Cozolino schreibt, geht es bei uns Menschen nicht ums Überleben der »Fähigsten«. Es geht vielmehr um das Überleben derjenigen, die Fürsorglichkeit erfahren – und »diejenigen, die von klein auf die beste, positive Fürsorge erfahren haben, überleben am besten«.[35]

Es leuchtet ein, dass Menschen, die bei der Partnerwahl wiederholt schlechte Entscheidungen fällen und schwierige Beziehungen führen, immer wieder die gleichen Fehler machen. Sie werden dazu sowohl biologisch als auch emotional motiviert. Mit der Frau, die nicht aufhören kann, ihrem Mann jede kleine Verletzung zum Vorwurf zu machen, und dem Mann, der nicht aufhören kann, seine Frau zu kontrollieren, verhält es sich so: Ihr Gehirn hat nicht die nötige Liebe bekommen, damit die entscheidenden neuronalen Verbindungen gebildet werden konnten, die eine sichere, liebevolle Bindung erzeugen. Sie werden immer wieder mit den gleichen neurobiologischen Defiziten konfrontiert.

Aber das ist nur die halbe Wahrheit. Glücklicherweise können wir die neurobiologischen Verbindungen, deren Entwicklung vor langer Zeit in der Kindheit unterbrochen wurde, auch später noch reparieren und wiederherstellen – um endlich in den Genuss von Beziehungen und einem Familienleben zu kommen, wie wir es uns ersehnen.

TEIL II

DAS »POST CHILDHOOD ADVERSITY SYNDROME« BERWINDEN: WIE WIR WERDEN K NNEN, WER WIR EIGENTLICH SIND

Kapitel 6

Der Beginn Ihres Genesungswegs

Die Erkenntnis, dass chronischer Stress in der Kindheit zu chronischen Erkrankungen und Beziehungsproblemen beim Erwachsenen führen kann, kann enorm befreien. Falls Sie sich fragen, warum Sie schon ein wenig zu lange und ein wenig zu stark um Ihr emotionales und körperliches Wohlbefinden ringen – warum Sie das Gefühl haben, gegen einen niemals schwächer werdenden unsichtbaren Strom anzuschwimmen –, kann dieses Aha-Erlebnis eine willkommene Erleichterung bringen. Endlich können Sie die Strömung *sehen.* Sie begreifen, dass sie schon Ihr Leben lang unablässig gegen Sie arbeitet.

Endlich verstehen Sie, auf welche Weise die Vergangenheit in die Gegenwart überschwappt und wie eine schwere Kindheit in spätere Schwierigkeiten und Turbulenzen münden kann. Als Laura – die wir im ersten Kapitel dieses Buches kennengelernt haben – erstmals von der Existenz belastender Kindheitserfahrungen erfuhr, sagte sie: »Jetzt verstehe ich, warum ich mich schon mein Leben lang fühle, als versuchte ich zu tanzen, obwohl ich keine Musik höre.«

An der alten Redensart »Wissen ist Macht« ist viel Wahres. Wenn Sie erst einmal wissen, dass Ihr Körper und Ihr Gehirn starke Beeinträchtigungen erfahren haben, können Sie endlich die nötigen wissenschaftlich gesicherten Schritte unternehmen, um die neurobiologischen Fingerabdrücke früher Belastungen zu beseitigen. Sie können Ihre Anfälligkeit für Entzündungen, Depressionen, Süchte, körperliche Schmerzen und Krankheiten verringern.

Sie haben die Wahl: Sie können in der Vergangenheit stecken bleiben und darüber nachdenken, was hätte sein können. Oder Sie können die Initiative ergreifen, um sich und den Menschen zu helfen, die Sie lieben. Sie können auf Resilienz setzen und sich zum Wachstum oder gar zur Transformation hin entwickeln.

Die Herausgeber des Standardwerks zur Diagnostik psychischer Erkrankungen, des sogenannten *DSM-5* (*Diagnostisches und Statistisches Handbuch Psychischer Störungen*, 5. Ausgabe), zogen unlängst in Erwägung, die Diagnose »Entwicklungstraumastörung« aufzunehmen. Dieser Begriff trägt den lang anhaltenden Folgen Rechnung, die chronische und unvorhersehbare belastende Kindheitserfahrungen für die spätere psychische und geistige Gesundheit und das Wohlbefinden haben können.

Weil das Verständnis für die diagnostischen Merkmale und die Behandlungsmöglichkeiten der Entwicklungstraumastörung noch im Entstehen ist, wurde sie nicht ins *DSM-5* aufgenommen. Aber selbst diese Bezeichnung bringt nicht vollends zum Ausdruck, wie tiefgreifend, unsichtbar und subtil uns chronische unvorhersehbare toxische Stressfaktoren nach heutigem Wissen biologisch verändern und chronische Erkrankungen verursachen.

Ich schlage vor, dieses Problem als »Post Childhood Adversity Syndrome« (dt. »Postkindheitsbelastungssyndrom«) zu bezeichnen. Im Grunde aber brauchen wir kein diagnostisches Etikett, um zu begreifen, dass der lange Arm einer leidvollen Kindheit aus der Vergangenheit nach uns greift. Die Bezeichnung könnte sich jedoch bei der Prüfung der Heilungsstrategien als hilfreich erweisen.

Die Wissenschaft behauptet, unsere Biologie müsse nicht unser Schicksal sein. Belastende Kindheitserfahrungen können ein Leben lang nachwirken, aber das muss nicht so sein. Wir können unser Gehirn neu hochfahren. So wie körperliche Wunden und blaue Flecken heilen, so wie wir unseren Muskeltonus wiederaufbauen können, können wir auch die Funktion nicht ausreichend verbundener Hirnareale wiederherstellen. Gehirn und Körper sind niemals statisch; sie befinden sich immer im Werden und in der Veränderung.

Wir können eine übersteigerte, ungesunde Reaktion auf Belastungen selbst dann dämpfen, wenn wir schon seit Jahrzehnten oder gar ein Leben lang darauf programmiert sind. Wir können angemessener auf die unvermeidbaren Stressoren des Lebens reagieren und eine übermäßige Entzündungsreaktion drosseln. Wir können neurobiologische Widerstandskraft entwickeln. Wir können eine schlechte Epigenetik in eine gute Epigenetik verwandeln und uns selbst retten.

Moderne Wissenschaftler kennen eine Reihe von vielversprechenden Ansätzen, um die Bildung neuer Neuronen zu begünstigen (die sogenannte Neurogenese), neue synaptische Verbindungen zwischen diesen Neuronen herzustellen (die sogenannte Synaptogenese), neue Denk- und Reaktionsmuster zu fördern, nicht ausreichend verbundene Hirnareale wieder einzubinden und unsere Stressreaktion zurückzusetzen, um die Entzündungen abzubauen, die uns krank machen.

Wir tragen die Fähigkeit in uns, unsere Gesundheit zu verbessern. Dieses mutige Unterfangen könnten wir als »Neurobiologie des Erwachens« bezeichnen.

In diesem Kapitel werden wir uns ansehen, wie Sie die Heilung sofort in Gang bringen können. Einige der genannten Vorschläge lassen sich im heimischen Wohnzimmer umsetzen. In anderen Fällen müssen Sie einen Kurs besuchen oder Internetangebote nutzen. In Kapitel 7 werden wir Ansätze vorstellen, für die Sie professionelle Unterstützung benötigen, und in Kapitel 8 werden wir uns Strategien für die Erziehung widmen.

Der Weg zur Heilung: Zwölf Schritte, die Ihnen helfen, der Mensch zu werden, der Sie eigentlich sind

1. Füllen Sie den ACE-Fragebogen aus

Bevor Sie sich auf den Weg der Heilung begeben, sollten Sie dringend den ACE-Fragebogen ausfüllen und Ihren ACE-Wert ermitteln. Sie finden ihn zu Beginn dieses Buches oder im Internet unter http://zep-hh.de/service/diagnostik/.

Vincent J. Felitti ist einer der Autoren der ACE-Studie. Er hofft, dass die öffentliche Zugänglichkeit des Fragebogens im Internet dazu beitragen wird, mit dem Schweigen und der Scham aufzuräumen, die mit belastenden Kindheitserfahrungen einhergehen. Der Fragebogen, so Felitti, hilft vielen Menschen, »Gespräche über belastende Kindheitserfahrungen und ihre Auswirkungen auf unser Leben zu normalisieren. Wenn wir zulassen, dass über diese Dinge gesprochen wird, wird die oft so große Macht der Heimlichkeit gebrochen.«

Füllen Sie den Fragebogen aus, ermitteln Sie Ihren ACE-Wert und stellen Sie sich anschließend folgende Fragen:

Wie alt war ich, als diese Dinge geschahen? Je früher bestimmte Belastungsmuster auftraten, desto weniger kann ein Kind seine Situation verstehen oder sich Hilfe suchen.

Könnte es sein, dass ich mich an manche Ereignisse nicht erinnere? Oft machen wir belastende Erfahrungen, bevor wir alt genug sind, um die Erinnerungen zu speichern. Einige Ihrer Antworten werden möglicherweise eher auf Ihrer impliziten Erinnerung – wie Sie sich fühlen – als auf Ihrer expliziten Erinnerung an bestimmte Vorfälle beruhen. Niemand kann sich an die ersten Jahre seines Lebens erinnern. Dennoch könnten Sie über implizite Erinnerungen verfügen – also Dinge »wissen«, an die Sie sich nicht erinnern. Diese Dinge können Sie ebenso stark beeinflussen wie die expliziten Erinnerungen. Sie haben zwar unter Umständen keine bewusste Erinnerung daran, machen sie aber trotzdem immer wieder durch.[1] Denken Sie an Situationen, in denen Sie sich unwohl fühlen, und versuchen Sie, rückblickend den Grund für Ihr Unbehagen zu finden.

In welcher Beziehung stand ich zu der Person oder den Personen, die mit meinen belastenden Erfahrungen verbunden waren? Ging chronischer unvorhersehbarer Stress von einem Menschen aus, dem Sie vertrauten und von dem Ihr Überleben abhing?

Wie gut wurde ich von anderen Bezugspersonen in meinem Leben unterstützt? Wenn ein Elternteil zum Beispiel unzuverlässig war, gab es dann einen weiteren Elternteil oder ein anderes Familienmitglied, die auf Sie aufpassten oder denen Sie emotional nahestanden?

Ziehen Sie bei der Suche nach Antworten auf diese Fragen auch in Erwägung, Ihre Erkenntnisse mit einer Person Ihres Vertrauens zu besprechen. Vielleicht fällt ihm oder ihr noch etwas dazu ein. Sie können auch in Betracht ziehen, den ausgefüllten Fragebogen in diesem Buch oder den Ausdruck, falls Sie ihn online ausgefüllt haben, zum nächsten Termin bei Ihrem Arzt oder einem anderen Gesundheitsdienstleister mitzunehmen. Erklären Sie ihm oder ihr, dass Sie einen direkten Zusammenhang zwischen dem chronischen unvorhersehbaren Stress in Ihrer Kindheit und Ihrer chronischen Erkrankung vermuten. Fragen Sie Ihren Arzt oder Ihre Ärztin, was er oder sie darüber denkt.

Felitti glaubt, wenn dies genügend Patienten tun, schaffen wir in der Bevölkerung ein Bewusstsein für die Folgen, die belastende Kindheitserfahrungen für das Wohlbefinden der Erwachsenen haben, und beginnen damit, die Medizin »vom Patienten ausgehend« zu verändern.

Eines aber sollte klar sein: Wenn Sie dies tun, verlangen Sie von anderen Gesundheitsdienstleistern keineswegs, in die Rolle eines Therapeuten zu schlüpfen (darauf werden wir später noch genauer eingehen), Ihre Verordnungen oder Behandlungsempfehlungen zu verändern. Sie setzen sie lediglich über den Zusammenhang zwischen Ihrer Vergangenheit und Ihrer Gegenwart in Kenntnis. Im Idealfall werden sie angesichts der vielen neuen Forschungen auf diesem Gebiet einräumen, dass ein solcher Zusammenhang durchaus plausibel ist, und Ihren Behandlungsplan um einige der nachfolgend dargestellten Verfahren ergänzen.

Bei Patienten mit belastenden Kindheitserfahrungen reagiert Felitti wie folgt: »Ich zeige Verständnis. Ich bestätige ihre Geschichte und dass die Sache passiert ist – und eine Verbindung zu dem besteht, was sie gerade durchmachen.« Wenn etwas, das so lange ungesagt blieb, ausgesprochen und gewürdigt wird, kann bereits dies den Patienten ein spontanes Gefühl der Erleichterung verschaffen. Ein solches Bewusstsein für Ihre Erfahrung und eine solche Akzeptanz Ihrer Person können der Beginn einer Veränderung sein. Laut Felitti geschieht in diesem Augenblick Folgendes: »Selbst bei vermeintlich hartnäckigen chronischen Erkrankungen wird ein Heilungsimpuls gesetzt und ein Heilungsmechanismus in Gang gebracht. Schon ein einziges Gespräch darüber, dass belastende Kindheitserfahrungen Einfluss auf den aktuellen Gesundheitszustand eines Patienten haben, kann enorm viel Positives bewirken. Wenn wir darüber hinaus nach Dingen *fragen*, über die ein netter Mensch – wie wir als Kinder gelernt haben – eigentlich nicht spricht; wenn wir dem Patienten *zuhören* und ihn in seiner ganzen menschlichen Komplexität *akzeptieren*, so wie er ist, ist dies eine wirkungsvolle Form des *Handelns*, die Patienten große Erleichterung bringt.«

Eines erlebt Felitti immer wieder: »Sobald ein Patient sagen darf, dass ihm als Kind etwas zugestoßen ist, beginnt seine Heilung.«

2. Ermitteln Sie Ihren Resilienzwert

Der folgende Fragebogen zum Thema Resilienz wurde von einer Gruppe von Wissenschaftlern, Therapeuten, Ärzten und Kinderärzten erarbeitet. Er ist im Internet unter https://ACEstooHigh.com/got-your-ace-score abrufbar.[2]

Resilienz-Fragebogen

Bitte kreisen Sie zu jeder Aussage die Antwort ein, die am ehesten auf Sie zutrifft:

1. Ich glaube, dass ich als Kind von meiner Mutter geliebt wurde.

Trifft voll und ganz zu	Trifft eher zu	Unentschieden	Trifft eher nicht zu	Trifft überhaupt nicht zu

2. Ich glaube, dass ich als Kind von meinem Vater geliebt wurde.

Trifft voll und ganz zu	Trifft eher zu	Unentschieden	Trifft eher nicht zu	Trifft überhaupt nicht zu

3. Als ich klein war, wurden meine Mutter und mein Vater bei meiner Betreuung von anderen Menschen unterstützt, die mich zu lieben schienen.

Trifft voll und ganz zu	Trifft eher zu	Unentschieden	Trifft eher nicht zu	Trifft überhaupt nicht zu

4. Ich habe gehört, dass es Verwandte gab, die gern mit mir spielten, als ich Kind war – und umgekehrt.

Trifft voll und ganz zu	Trifft eher zu	Unentschieden	Trifft eher nicht zu	Trifft überhaupt nicht zu

5. Wenn ich als Kind traurig oder besorgt war, gab es Verwandte, die mir halfen, mich besser zu fühlen.

Trifft voll und ganz zu	Trifft eher zu	Unent-schieden	Trifft eher nicht zu	Trifft überhaupt nicht zu

6. Als ich ein Kind war, schienen mich die Nachbarn oder die Eltern meiner Freundinnen und Freunde zu mögen.

Trifft voll und ganz zu	Trifft eher zu	Unent-schieden	Trifft eher nicht zu	Trifft überhaupt nicht zu

7. Als ich ein Kind war, waren Lehrer, Trainer, Jugendleiter oder Geistliche für mich da.

Trifft voll und ganz zu	Trifft eher zu	Unent-schieden	Trifft eher nicht zu	Trifft überhaupt nicht zu

8. In meiner Familie gab es Menschen, denen an meinem schulischen Erfolg gelegen war.

Trifft voll und ganz zu	Trifft eher zu	Unent-schieden	Trifft eher nicht zu	Trifft überhaupt nicht zu

9. Meine Familie, Nachbarn und Freunde sprachen oft darüber, wie sie unser Leben verbessern konnten.

Trifft voll und ganz zu	Trifft eher zu	Unentschieden	Trifft eher nicht zu	Trifft überhaupt nicht zu

10. Zu Hause gab es Regeln, und es wurde erwartet, dass wir uns daran hielten.

Trifft voll und ganz zu	Trifft eher zu	Unentschieden	Trifft eher nicht zu	Trifft überhaupt nicht zu

11. Wenn es mir echt schlecht ging, fand ich fast immer jemanden, dem ich vertraute, mit dem ich reden konnte.

Trifft voll und ganz zu	Trifft eher zu	Unentschieden	Trifft eher nicht zu	Trifft überhaupt nicht zu

12. In meinen Jugendjahren merkten andere schnell, dass ich tüchtig und in der Lage war, Dinge zu erledigen.

Trifft voll und ganz zu	Trifft eher zu	Unentschieden	Trifft eher nicht zu	Trifft überhaupt nicht zu

13. Ich war selbstständig und tatkräftig.

Trifft voll und ganz zu	Trifft eher zu	Unentschieden	Trifft eher nicht zu	Trifft überhaupt nicht zu

14. Ich glaubte: Jeder ist seines Glückes Schmied.

Trifft voll und ganz zu	Trifft eher zu	Unent-schieden	Trifft eher nicht zu	Trifft überhaupt nicht zu

Wie viele dieser 14 Schutzfaktoren waren in Ihrer Kindheit und Jugend vorhanden? (Wie oft haben Sie die Antworten »Trifft voll und ganz zu« oder »Trifft eher zu« eingekreist?) _____

Wie viele dieser Antworten treffen auch heute noch auf Sie zu? _____

Der Resilienz-Fragebogen gewährt wie der ACE-Fragebogen Einblick in Ihre Lebensgeschichte. In diesem Fall werden Ihre Stärken beleuchtet. Wenn Sie sich anschicken, Ihre Wahrheit zu sagen, stellen die positiven Aspekte Ihrer Kindheitserfahrungen einen wichtigen Teil Ihrer Geschichte dar.

Jane Stevens, Journalistin und Gründerin des sozialen Netzwerks ACEsConnection.com und der Informationswebsite ACEsTooHigh.com, sagt: »Es ist wichtig, dass die Leute nicht nur ihren ACE-Wert, sondern auch ihren Resilienzwert ermitteln. So können sie verstehen, was ihnen geholfen hat, ihre belastenden Kindheitserfahrungen zu überstehen, und überlegen, wie sie als Erwachsene mehr Resilienzfaktoren in ihr Leben einbauen können.«[3]

3. Heilen Sie sich durch Schreiben

Falls Sie weder einen Arzt noch einen anderen Gesundheitsdienstleister haben, dem Sie Ihre Geschichte erzählen können, können Sie es auch mit »Heilung durch Schreiben« versuchen und Ihrer Wahrheit auf diese Weise Ausdruck verleihen. Dabei können Sie sich – vielleicht zum ersten Mal in Ihrem Leben – so sehen, wie Sie wirklich sind.

Bernie Siegel macht die Übung »Heilung durch Schreiben« häufig in seinen Seminaren. Vor einer Weile bat er eine Gruppe von Schülerinnen und Schülern einer Highschool, sich selbst einen Brief zum Thema »Warum ich mich liebe« zu schreiben. Im Anschluss daran mussten sie sich selbst einen Brief zu einem etwas schwierigeren Thema schreiben: was dafür spräche, ihrem Leben ein Ende zu setzen. Am Ende des Experiments sollten die Schülerinnen und Schüler sehen, dass der Stapel der Seiten, auf denen sie mögliche Gründe für einen Suizid notiert hatten, fünfmal so hoch war wie der Stapel mit den Briefen zu der Frage, weshalb sie sich lieben sollten.

»Erst als sie wussten, dass sie mit ihren schmerzlichen Gefühlen nicht alleine waren, konnten sie ehrlich damit umgehen und anfangen, sich ein Leben aufzubauen«, sagt Siegel. In seinen 30 Jahren als Dozent für Allgemein- und Kinderchirurgie an der Yale University hat er gelernt: »Egal, ob es bei Ihnen um die Erfahrung von emotionalem oder körperlichem Schmerz geht, kommt es darauf an, dass Sie diese Gefühle rauslassen. Wenn Sie sie weiter unterdrücken, wird der Körper irgendwann versuchen, Ihre Aufmerksamkeit zu erregen. Weil *Sie* nicht aufpassen. Unsere Kindheit ist in unserem Körper gespeichert, und eines Tages wird er die Rechnung präsentieren.«

Felitti bittet Patienten oft: »Schicken Sie mir vor unserem nächsten Termin eine ausführliche Geschichte Ihres Lebens.«

Studien zeigen: Wenn Patienten über belastende Erfahrungen schreiben, finden sie nicht nur Besserung, sondern verhindern auch, dass ihr Zustand sich verschlechtert.[4] James Pennebaker, Professor für Psychologie an der University of Texas at Austin, hat sich folgende einfache Übung ausgedacht: »Notieren Sie in den nächsten vier Tagen Ihre tiefsten Gedanken und Gefühle zu der emotionalen Krise, die Ihr Leben bis heute am stärksten beeinflusst. Lassen Sie beim Schreiben wirklich los, beschreiben Sie den Vorfall und erörtern Sie, welche Auswirkungen er auf Sie hatte. Wenn Sie möchten, können Sie diese Erfahrung mit Ihrer Kindheit, mit dem Verhältnis zu Ihren Eltern, mit Menschen, die Sie früher einmal geliebt haben und gerade lieben, oder auch mit Ihrer Karriere verknüpfen. Schreiben Sie jeden Tag 20 Minuten ohne Unterbrechung.«[5]

Pennebaker zufolge »kann es eine wohltuende Wirkung haben, wenn man über einen kurzen Zeitraum hinweg konzentriert schreibt«. So verbesserten sich zum Beispiel die Noten von Schülern, die gebeten wurden, Heilung durch Schreiben zu finden.[6] Menschen, die über emotionale Krisen schrieben, gingen seltener zum Arzt und zeigten eine veränderte Immunfunktion.[7] Wenn man seine Geheimnisse einfach aufschreibt, wirkt das nachweislich sogar dann positiv auf die Gesundheit, wenn man die Zeilen gleich wieder vernichtet – und die Übung hilft selbst Menschen im Kampf gegen lebensbedrohliche Krankheiten.

Wissenschaftler der Carnegie Mellon University entdeckten, dass der schlichte Akt, einen emotionalen Zustand niederzuschreiben, den körperlichen Zustand erheblich beeinflusst.[8]

Sie ließen Probanden eine schwierige mathematische Aufgabe lösen, während anwesende Wissenschaftler harsche Kritik übten – in der Absicht, die Studienteilnehmer wütend zu machen und zu beschämen. Eine Gruppe schrieb danach über ihre emotionale Verfassung, die andere nicht. Diejenigen, die ihre Wut und ihre Frustration nur wenige Minuten lang zu Papier gebracht hatten, zeigten einen geringeren Anstieg der Herzfrequenz und eine gesündere Herz-Kreislauf-Reaktion als diejenigen, die sich nicht ausgedrückt hatten.

□

Kendall hatte an einer undiagnostizierten Zöliakie gelitten und war von ihrer Familie verspottet und herabgesetzt worden. Sie beschloss, die Wahrheit und die Fakten über ihre gesundheitliche Situation als Kind sowie die »schädigende Reaktion« ihrer Eltern aufzuschreiben. Sie schrieb diesen Brief, weil sich ihre Eltern mehr Kontakt mit ihrer Familie wünschten und ihr nicht wohl dabei war.

Kendall gab das Dokument ihrer Therapeutin, die sich daraufhin zu einem Gespräch mit ihren Eltern traf. »Ich bin zum augenblicklichen Zeitpunkt weder gesund genug, noch habe ich die Energie oder den Wunsch, die Beziehung zu meinen Eltern wiederaufzunehmen«, sagt Kendall. »Aber diese Aufzeichnungen waren wichtig für mein Wohlbefinden und um meinen Eltern die erforderlichen Informationen zu geben.« Seit sie den Brief verfasst hat, haben sich im Hinblick auf ihre Gesundheit zwei Dinge verändert: »Zum ersten Mal seit der Diagnose heißt es nicht mehr, meine Zöliakie würde auf die Therapie nicht ansprechen«, erzählt sie. »Die letzte Koloskopie ergab, dass sich meine Darmzotten erholt haben.«

Auch Kat entschied, ihre Geschichte aufzuschreiben. »Es ist mir nicht leichtgefallen. In unserer Familie wurde man gemieden, wenn man die Sache erwähnte. Aber mit einem Mal verstand ich, dass ich mir die Erlaubnis geben musste, meine Wahrheit auszusprechen«, sagt sie. »Ich wollte meine Geschichte neu schreiben und aus meiner Perspektive erzählen, um ihr einen Sinn zu geben.« Und so begann Kat zu schreiben. »Da stand ich nun mit knapp 35 Jahren, pleite und kaputt, und ertrank in einer Flut von Erinnerungen. Ich trug noch immer das Gefühl des Augenblicks in mir, in dem ich zum ersten Mal die Leiche meiner Mutter gesehen hatte – diese furchtbare Angst und Trauer. Ich hatte nie zugelassen, dass alles an die Oberfläche kam, und konnte es nicht vollständig loslassen.«

Als sie sich aufmachte, sich selbst zu heilen, notierte sie jede Erinnerung, jedes Gefühl und auch ihre Erfahrungen. Kat Hurley veröffentlichte das Buch *I Think I'll Make It: A True Story of Lost and Found* im Selbstverlag und teilte ihre Wahrheit so mit allen Familienmitgliedern und der Welt. Durch das Schreiben konnte sie die Gefühle von Schuld und Scham loslassen. »Das Schreiben war ein ungeheuer heilsamer Prozess«, sagt sie.

Heute ist Kat Motivations- und Life-Coach und erzählt Schülerinnen und Schülern der Highschool, wie man Widrigkeiten überwindet. Sie erhebt ihre Stimme, um eine Wahrheit zu verkünden, die jahrzehntelang tabu gewesen war.

4. Malen Sie es auf

Sie können auch malen, um »die Wunden aufzudecken«, empfiehlt Bernie Siegel. Zeichnen Sie, was Ihnen einfällt. Siegel sagt: »Sie können eine Landschaft oder ein Bild von Ihrer

Familie malen. Warten Sie einfach ab, was hochkommt. Legen Sie die Zeichnung beiseite und holen Sie sie am nächsten Tag wieder hervor, um sie zu analysieren. Sie können es sich so ähnlich wie bei der Traumdeutung vorstellen. Bringt Ihnen die Übung irgendwelche Erkenntnisse?«

Siegel erinnert sich an eine Patientin, die sehr detailliert eine attraktive Frauengestalt und eine kleine Uhr an eine Wand im Hintergrund malte, als ob sie nicht weiter von Bedeutung wäre. Die Uhr hatte nur einen Zeiger. Er stand auf 12. »Damit forderte ihr Unterbewusstes sie auf, sich eine traumatische Erfahrung in ihrer Kindheit anzusehen, die sie mit zwölf Jahren gemacht hatte«, erklärt Siegel.

Eine weitere Frau, die bei Siegel in Behandlung war, litt unter starken Schmerzen im Becken. Sie war bei vielen Ärzten gewesen, die alle keine medizinische Ursache gefunden hatten. Siegel bat sie, ein Bild zu malen. Sie malte ein Herz, das in der Mitte gebrochen war und aus dem Blut tropfte. Siegel zählte die Blutstropfen. Es waren 21. »Also fragte ich, was ihr mit 21 Jahren zugestoßen war.«[9] Sie erzählte die Geschichte ihrer Traumatisierung, und ihre körperlichen Schmerzen begannen sich zu bessern.

Wir können wissenschaftlich nicht genau erklären, auf welche Weise die »Kunsttherapie« erlittene Traumata aufdecken kann. Aber Psychologen empfinden sie manchmal als hilfreich, um das aufzuspüren, was der Geist verbirgt.

In Kapitel 7 werden wir sehen, welche heilenden Schritte wir mit professioneller Hilfe unternehmen können. Heben Sie alle Zeichnungen oder Notizen auf, zu denen Sie sich veranlasst sehen – für den Fall, dass Sie Hilfe von außen in Anspruch nehmen. Sie können für den Heilungsprozess nützlich sein.

5. Achtsamkeitsmeditation – die beste Möglichkeit, das Gehirn zu reparieren

Die Hirnscans von Menschen mit Kindheitsbelastungen offenbaren häufig Vernetzungsverluste in bestimmten Bereichen. Diese Areale sind entscheidend, um liebevolle Beziehungen aufzubauen, bei Stress ruhig zu bleiben und die Entzündungsreaktion zu bremsen. Wenn diese Verbindungen nicht ausreichend entwickelt sind, sind wir uns weder der eigenen Gefühle bewusst, noch wissen wir, welche Auswirkungen unser Verhalten auf andere Menschen hat. Wir merken nicht, wie unsere defensiven Muster die Menschen verletzen, die uns am Herzen liegen – und was sie uns selbst antun. Wir haben keine Ahnung, wie wir unsere Beziehungen verbessern können. Wir sind eingeschränkt. Unser Glück ist eingeschränkt. Und wir schränken das Glück anderer ein.

Die Achtsamkeitsmeditation hilft, unser Gehirn zu verändern – es wieder vollständig hochzufahren und die Entzündungsreaktion neu einzustellen. Bei einer neuen Studie praktizierten Probanden im Rahmen eines achtstündigen Tagesseminars Achtsamkeitsmeditation und Stressreduktion durch Achtsamkeit (Mindfulness-based Stress Reduction, MBSR).[10] Sie zeigten körperliche Veränderungen, die ihre Reaktion auf Stress und die Menge entzündungsfördernder Hormone in ihrem Blut verringerten. Sie konnten sich schneller von Belastungen erholen und reagierten weniger stark auf Stress. Zwar wurden bei Stress nach wie vor entzündungsfördernde Hormone wie Cortisol ausgeschüttet, doch wenn der Stress vorüber war, sank ihr Cortisolspiegel schneller. Geht die Cortisolausschüttung schnell wieder zurück, verkürzt sich die Zeit, in der entzündungsfördernde Chemikalien Körper und Geist überschwemmen. Körperliche und neuronale Entzündungsprozesse sowie Krankheiten, Ängste und Depressionen nehmen ab. Die Meditation kann Sie lehren, wie Sie den Geist zur Ruhe bringen und Ihr körperliches und emotionales Wohlbefinden steigern können – selbst wenn Sie eine ganze Reihe belastender Erfahrungen machen mussten, während Sie erwachsen wurden.

Laut Ryan Herringa, Juniorprofessor für Kinder- und Jugendpsychiatrie an der University of Wisconsin-Madison, gilt dies auch für Kinder.[11] »Wenn Kinder sich in Achtsamkeit üben, können sie genau die Schaltkreise im Gehirn stärken, die durch frühe Belastungen und Traumata geschwächt wurden – einschließlich des Frontallappens und des Hippocampus.«

Es ist nachgewiesen, dass Achtsamkeitsmeditation Menschen hilft, ihre Gefühle zu regulieren, flexibel auf andere zu reagieren, Alternativen abzuwägen und angemessene Entscheidungen zu treffen. Sie verbessert Einfühlungsvermögen, Selbsterkenntnis und Selbstreflexion und trägt dazu bei, Angstgefühle zu lindern. Wenn Sie sich Ihres Atems und Ihrer körperlichen Empfindungen bewusst werden, setzen Sie einen grundlegenden Mechanismus in Gang, der Ihnen hilft, schmerzliche Gefühle zu regulieren und zu lindern.[12]

Die lizensierte psychosoziale Beraterin (LCPC), Psychotherapeutin und Forscherin Trish Magyari arbeitet achtsamkeitsbasiert.[13] Ihr Spezialgebiet sind Traumata und Erkrankungen. Magyari zufolge haben Erwachsene, die aufgrund von sexuellem Missbrauch in der Kindheit an einer posttraumatischen Belastungsstörung leiden und an einem »traumasensitiven« MBSR-Programm teilgenommen haben, weniger Angst und Depressionen sowie weniger Symptome der posttraumatischen

Belastungsstörung. Nach Kursende hielt diese Besserung noch zwei Jahre an. Eine weitere Studie verzeichnete bei den Teilnehmern eines achtwöchigen MBSR-Kurses eine Zunahme an Dichte und Konzentration der grauen Substanz im Hippocampus.[14] Dieser Bereich hat mit dem Gedächtnis, der Verarbeitung von Gefühlen und der Bewältigung von Stress zu tun. Es hat sich gezeigt, dass eine MBSR-Schulung (26 Unterrichtsstunden, die sich meist in acht kurze Einheiten und ein Tagesseminar aufgliedern) auch die graue Substanz im Hirnstamm vermehrt und dadurch hilft, die Ausschüttung von Stresshormonen zu dämpfen.[15]

Die Meditation könnte also dazu beitragen, die graue Substanz im Gehirn wieder aufzufüllen – und die Neuronen, die möglicherweise vor so langer Zeit beschnitten wurden.

Dies sind fantastische gesundheitliche Vorteile für eine so einfache Praxis: Sie konzentrieren sich auf den Atem, nehmen Notiz von Ihren Gedanken und benennen sie. Sie lassen sie los und erkennen, dass Sie nicht Ihre Gedanken sind. Sie befreien sich von Sorgen, Grübelei und Katastrophen-Fantasien, um stattdessen im gegenwärtigen Augenblick zu leben. Sie befreien sich von Ihren Entzündungsreaktionen.

Wenn Sie tief durchatmen und die Lungen mit Sauerstoff füllen, zirkuliert dieser Sauerstoff durch den Körper und gelangt in die Zellen, wo er alle lebensspendenden biologischen Vorgänge unterstützt. Während Sie in langen Atemzügen langsam und achtsam ein- und ausatmen, kurbeln Sie auch die Aktivität Ihres trägen Parasympathikus an und laden ihn wieder auf. Denn Ärzte können zwar viele Medikamente verschreiben, um die Aktivität des Sympathikus zu dämpfen, unter anderem Valium und selektive Serotonin-Wiederaufnahmehemmer. Aber ein Mittel zur Anregung des Parasympathikus gibt es nicht. Ihr Atem ist das beste derzeit bekannte Beruhigungsmittel.

Wenn Sie eine tägliche Meditationspraxis aufbauen möchten, sollten Sie sich selbst gegenüber eine Haltung bedingungsloser Güte einnehmen. Sie müssen der Meditationserfahrung erlauben zu sein, wie sie ist, erklärt die Meditationslehrerin und Psychologin Tara Brach.[16]

Legen Sie eine Zeit und einen Ort für die tägliche Meditation fest. Sie können sich auf einen Stuhl oder auf ein Kissen auf dem Boden setzen – je nachdem, was Ihnen angenehmer ist. Achten Sie auf Ihre Haltung, damit Sie wach und aufmerksam bleiben. Legen Sie die Hände bequem auf die Knie oder in den Schoß. Dann entspannen Sie sich und schließen Sie die Augen. Atmen Sie ein paarmal tief ein und aus. Lassen Sie bei jeder Ausatmung bewusst los und entspannen Sie Gesicht, Schultern, Hände und Bauch. Indem Sie körperliche Spannungen bewusst loslassen, öffnen Sie sich allem, was in der Meditation zum Vorschein kommt. Zu Anfang jeder Sitzung können Sie sich zunächst einmal Ihrer Sinneswahrnehmungen bewusst werden. Brach empfiehlt, mit der Aufmerksamkeit langsam durch den Körper zu wandern und sich dabei zu entspannen. Lauschen Sie Geräuschen mit offenen Sinnen. Spüren Sie den Raum, der Sie innerhalb Ihres Zimmers und darüber hinaus umgibt.

Wählen Sie einen Anker für die Meditation: Sie können sich darauf konzentrieren, wie Ihr Atem durch Ihre Nasenlöcher ein- und ausströmt; auf das Heben und Senken Ihrer Brust; auf die Empfindungen in Ihren Händen oder im ganzen Körper oder auf die Geräusche in Ihrem Körper und außerhalb davon.

Wenn Sie merken, dass Sie abgedriftet und in Gedanken versunken sind, kehren Sie zu Ihrem Anker zurück. Dazu können Sie sich beispielsweise auf das Ein- und Ausströmens des Atems in Ihren Nasenlöchern konzentrieren, rät Brach. Zugleich können Sie wahrnehmen, wie sich Ihr Körper anfühlt: Spüren Sie ein Kribbeln, eine Müdigkeit, ein Gefühl von Wärme? Können Sie in dem Raum, in dem Sie sich befinden, Geräusche wahrnehmen?

Daniel J. Siegel präsentiert das folgende hilfreiche Bild: Stellen Sie sich vor, das Gewahrsein wäre wie ein großes Rad. Die Nabe des Rads entspricht dem achtsamen Gefühl des Gewahrseins, und von dort aus verlaufen viele Speichen zum Rand. Sie sind so konditioniert, dass Sie mit Ihrer Aufmerksamkeit vom Gefühl inneren Gewahrseins an den Speichen entlang nach außen wandern und sie nacheinander auf verschiedene Punkte am Rand richten. Sie verurteilen sich für etwas, das Sie vor ein paar Stunden in einem Telefongespräch gesagt haben; Sie erinnern sich an eine Szene mit Ihrer Mutter, als Sie zehn Jahre alt waren; Ihr Nacken schmerzt; Sie fühlen sich beklommen angesichts eines bevorstehenden Arzttermins und sind wütend auf Ihren Mann, weil er bei der Zubereitung des Abendessens nicht geholfen hat. Sie denken sich Geschichten über die Dinge aus, die Sie oder andere falsch gemacht haben, und verheddern sich darin. Wenn die Verbindung zur Nabe – zum Gefühl inneren Gewahrseins – fehlt, wenn Ihre Aufmerksamkeit am Rand des Rads gefangen ist, sind Sie von sich selbst abgeschnitten und leben in einer »Trance«, wie Tara Brach sagt.

Das Achtsamkeitstraining ermöglicht es Ihnen, zur Stille im Mittelpunkt des Rads zurückzukehren und zu lernen, immer häufiger einzelne Augenblicke Ihres Lebens in vollem Gewahrsein zu leben.

Vergessen Sie zu Beginn Ihrer Meditationspraxis nicht, dass

Ablenkungen normal sind. Nehmen Sie einen aufsteigenden Gedanken zur Kenntnis, benennen Sie ihn – »Sorge«, »Urteil« – und lassen Sie ihn los.

Wir müssen uns für unsere Gedanken nicht verurteilen. Unser Geist erzeugt nun einmal Gedanken. Laut Brach ist dies ebenso normal wie die Tatsache, dass unser Körper Enzyme erzeugt. Die Gedanken sind nicht unser Feind. Sollten Sie bemerken, dass Sie in Gedanken abgedriftet sind, können Sie Ihre Aufmerksamkeit erneut den Geräuschen im Raum zuwenden, rät Brach. Versuchen Sie, sich in der Erfahrung des Hier und Jetzt zu entspannen. Gehen Sie mit Ihrer Aufmerksamkeit zu Schultern, Händen und Bauch und entspannen Sie Ihr Herz. Kehren Sie mit weit geöffneten Sinnen in die Gegenwart zurück und versuchen Sie, die Haltung der Achtsamkeit zu bewahren. Wann sind Sie in Ihren Gedanken, und wann sind Sie wirklich im gegenwärtigen Augenblick?[17]

□

Die Achtsamkeitsmeditation brachte einen der wichtigsten Wendepunkte in Kats Heilung. »Ich hatte mir den Film *The Dhamma Brothers* angesehen. Er zeigt, wie die *Vipassana*-Meditation Menschen in einem Gefängnis im US-Bundesstaat Alabama half, sich selbst zu vergeben. Die Häftlinge sagten, nichts in ihrem Leben sei heilender und lohnender gewesen und hätte sie mehr gestärkt, als das Meditieren zu lernen. Sie erkannten, dass sie nicht die Summe der Dinge waren, die ihnen im Leben widerfahren waren. Und ich dachte, wenn die Achtsamkeitsmeditation diesen Menschen helfen kann, nach so viel Gewalt Frieden zu finden, hilft sie vielleicht auch mir.«

Kat las Bücher über emotionale Heilung von Achtsamkeitstrainern und buddhistischen Lehrern. Sie verstand, dass sie nicht die Einzige war, die litt. Diese weisen Lehrer berichteten von Traumata aller Art und zeigten, dass der Weg aus dem Leiden darin bestand, einen inneren Pfad der Selbsterkenntnis zu beschreiten. Kat verstand zum ersten Mal, dass sie nicht allein war. Andere Menschen hatten den gleichen Selbsthass, das gleiche Gefühl von Verlust und die gleiche Scham empfunden wie sie. »Sie haben vielleicht nicht die gleichen Erfahrungen gemacht wie ich, aber sie haben gelitten wie ich.« Tief in ihrem Inneren regte sich das Gefühl, »dass vielleicht auch ich Heilung verdiente. Ich verspürte diesen unerklärlichen und angeborenen Wunsch, ganz und gar lebendig zu werden.«

Und Kat begriff noch etwas: »Obwohl so viel Leid zum Vorschein gekommen war, hatte ich niemals innegehalten, um mir anzusehen, wie verzweifelt sich mein Körper an die Opferrolle klammerte. Die Erfahrungen meiner Kindheit lieferten den klaren Beweis dafür, dass das Leben nicht fair zu mir gewesen war. Ich glaubte, mit Fug und Recht annehmen zu können, dass ich nie das Leben haben würde, das ich verdiente; ich ging fest davon aus, dass mir immer wieder schlimme Dinge zustoßen würden. Ich hatte einen Masterabschluss, aber ich parkte Autos und arbeitete an der Bar.« Kat glaubte, dass Menschen wie sie gewissermaßen »von Natur aus« nur ein eingeschränktes Leben führten – bis ihr klar wurde, dass sie sich »*entscheiden* konnte, auf die Suche nach Heilung zu gehen«.

Kat übte zunächst dreimal täglich fünf Minuten mit einer geführten Meditation. Dann steigerte sie sich auf zweimal täglich 20 Minuten. Im Laufe der Zeit und ihrer Praxis, bei der sie ganz ruhig wurde, sich auf den Atem konzentrierte, ihre Gedanken benannte und losließ, machte Kat eine Reihe lebensverändernder Erfahrungen.

»Ich saß im Schneidersitz auf meinem Bett. Draußen tobte ein heftiges Gewitter. Als ich meinen Geist zur Ruhe brachte, weckte das Grollen des Donners tief verschüttete Erinnerungen an Reisen mit meiner Mutter zu einem Strandhaus an der Küste von Delaware, als ich noch ganz klein war. Ich merkte, dass ich vor und zurück schaukelte.«

Kat verstand nicht, warum ihr Körper sich beim Meditieren wiegte. Als sie sich nach dem Warum fragte, passierte Folgendes: »Ich spürte die Gegenwart meiner Mutter, die mich in den Armen hielt. Ich spürte einfach, dass sie bei mir war. Und dann stieg dieses überwältigende Gefühl von Dankbarkeit ihr gegenüber auf – obwohl sie schon so lange nicht mehr Teil meines Lebens war. Dankbarkeit dafür, dass sie meine Mutter war; dass sie mich geliebt hatte, wie sie mich geliebt hatte. Dann spürte ich die Gegenwart meiner Großmutter. Ich empfand eine überwältigende Dankbarkeit dafür, wie sie mich geliebt und beschützt hatte, als ich bei ihr lebte. Ich spürte, wie ein warmes, durchdringendes Leuchten durch meine Haut nach außen strahlte, als würde tief in meinem ganzen Körper eine chemische Reaktion ablaufen. Ich fühlte mich so sicher und geborgen, wie ich mich noch nie zuvor gefühlt hatte – zumindest soweit ich mich bewusst erinnern kann. Ich fühlte mich geliebt, wirklich geliebt.«

Dieses Gefühl, sagt Kat, »machte mich empfänglich für das allumfassende Empfinden, dass ich mit etwas Größerem verbunden war – sogar größer als die Frauen, die mich geliebt hatten. Ich fühlte mich mit einer größeren Präsenz, einer Art liebevollem Gewahrsein verbunden. Und mit einem Mal verschwand die Leere, die mich mein Leben lang ausgehöhlt hatte – die Trauer darüber, dass ich das Opfer meines Lebens war, verlassen und allein.«

Kat sagt, dass sie beim Meditieren das Gefühl hat, ihre Lebensgeschichte loszulassen. »Es ist, als würde eine Last von meinem Körper genommen.«

Irgendwann nahm Kat an einem zehntägigen *Vipassana*-Retreat teil. »Am fünften Tag machten wir einen Bodyscan, bei dem wir das Gewahrsein auf verschiedene Körperbereiche richteten. Ich hatte höllische Schmerzen vom langen Sitzen. Wir sollten die Aufmerksamkeit auf unser rechtes Auge lenken. Mein rechtes Auge fing an zu tränen – nur mein rechtes Auge. Dann kamen wir zum Hals«, erzählt Kat.

Kat hätte ihren Hals lieber ignoriert. »Ich habe ein Problem mit meinem Hals«, erklärt sie. Ihr Vater hatte ihre Mutter mit bloßen Händen erwürgt. »Diese Erinnerung habe ich in meinen Körper übernommen«, sagt sie. »Ich konnte es nie leiden, wenn Kleidung oder Schmuck am Hals anlag. Aber da saßen wir, konzentrierten uns auf unseren Hals und atmeten. Ich spürte, wie in meinem Körper eine riesige Welle aufstieg. Der ganze Schmerz, der in ihm steckte, wurde immer größer. Es war, als ob ich alles, was geschehen war, verkörpert hätte und als ob diese ganze negative Energie in meinen Zellen gespeichert war. Die Konzentration auf den Hals weckte den Schmerz, den ich so lange verborgen hatte.«

Nach dieser Meditationsstunde brach Kat in hemmungsloses Schluchzen aus. »Ich konnte die Flut ungezügelter Emotionen nicht stoppen. Es war schmerzhaft, aber gleichzeitig fühlte es sich auch gut an. Ich war bereit für diese Reinigung.« Sie konnte kaum aufstehen. »Ich rappelte mich hoch. Ich war wie ein Rehkitz. Ich konnte kaum laufen, und als ich zur Tür der Meditationshalle ging, schluchzte ich noch immer. Ich schaute hinaus und sah einen Baum. Und plötzlich war es, als ob ich noch nie einen Baum gesehen hätte«, erzählt sie. »Alles war neu.«

Da erkannte Kat: »Ich hatte meinen Schmerz, die Geschichte meiner Verluste, meine Opferrolle, die Angst und die Trauer losgelassen, und ebenso das Gefühl des Scheiterns und der Scham und der Schuld, weil ich so oft verlassen worden war. Ich musste mich von allen negativen Gefühlen verabschieden, die ich im Laufe der Jahre in meinem Körper gespeichert hatte. Denn als ich losließ, entdeckte ich eine neue und tiefere Dimension der Ganzheit, ein Gefühl innerer Freiheit.«

Sie fährt fort: »Ich sah Dinge, die mir noch nie aufgefallen waren: einfache Dinge wie die Schönheit des Sonnenscheins oder Momente, in denen ich mit anderen zusammen war und mit ihnen lachte. Ich nahm Kontakt zu meiner Umwelt auf, als sähe ich die Schönheit der Welt zum ersten Mal. Mein Erwachen begann.«

□

Kat begann, ihre Umgebung klarer zu sehen, und sie lernte, zwischen Fühlen und Handeln eine Pause zu machen. Sie bekam ein Gespür für das, was sie emotional aus dem Gleichgewicht brachte und was tief in ihrem Inneren vor sich ging – für ihre Muster und die Art und Weise, wie sie gegen sich arbeitete. So konnte sie ihre erste gesunde Liebesbeziehung führen.

Heute ist Kat mit einer Frau verlobt, mit der sie eine ehrliche und sehr liebevolle Beziehung führt.

»Ich habe die Geschichte meines Gehirns neu geschrieben«,

sagt Kat. »Und deshalb konnte ich auch die Geschichte meiner Art zu lieben neu schreiben.«

Von den Menschen, deren Geschichten in diesem Buch geschildert werden, fanden auch andere Trost durch Meditation und Achtsamkeit. Ellie hatte als junges Mädchen in einer von Gewalt geprägten Welt zurechtkommen müssen, in der ihre deutlich älteren Brüder oft Haftstrafen verbüßten. Sie sah in der Achtsamkeits- und Meditationspraxis eine Möglichkeit, »den Zusammenhang zwischen meinen aktuellen Gedanken über mein mangelndes Selbstwertgefühl und meinen lang zurückliegenden Erfahrungen klar zu erkennen. So konnte ich versuchen, etwas an den Gedanken der Wertlosigkeit zu ändern, die sich mir Tag für Tag aufdrängten.« Es hilft ihr sehr, aufmerksam zu beobachten – »nicht nur, was ich denke, sondern auch, wie ich auf meine Gedanken reagiere«.

Für Ellie ist die Achtsamkeit »lebensverändernd«. »Ich war bei vielen Therapeuten, die mir halfen, meine Gefühle zu analysieren. Aber keiner hat mir gesagt, dass ich meine Gedanken einfach vorüberziehen lassen und so die Freiheit der Erkenntnis erleben kann, dass ich nicht meine Gedanken bin.«

Die Meditation ermöglicht Ihnen, Ihre Vergangenheit zu bewältigen, damit Sie in der Gegenwart leben, hier sein und genießen können, was genau hier, genau jetzt geschieht.

Wenn Sie sich jeden Tag zehn Minuten in Achtsamkeitsmeditation üben, kann dieser Akt der Psychohygiene Ihre Stressreaktion deutlich dämpfen.

Suchen Sie sich für den Einstieg am besten einen Kurs für Stressreduktion durch Achtsamkeit (MBSR) oder eine Achtsamkeitsmeditationsgruppe vor Ort, die von einem qualifizierten Lehrer geleitet wird. Zum Glück bieten inzwischen viele Gemeindezentren, Yogastudios und Krankenhäuser MBSR- und Achtsamkeitsmeditationskurse zu erschwinglichen Preisen an. Unter besonderen Umständen werden von einigen Anbietern auch Preisnachlässe und Stipendien für MBSR-Kurse gewährt, und die meisten Bibliotheken verfügen über eine große Auswahl an Meditations-CDs.

MBSR-Kurse in Ihrer Nähe finden Sie in Deutschland beispielsweise über die Homepage des MBSR-MBCT-Verbandes: https://www.mbsr-verband.de/kurse-kompaktkurse.html. Die Methode der Stressreduktion durch Achtsamkeit (MBSR) war ursprünglich entwickelt worden, um Menschen mit Schmerzen und Problemen zu helfen, die im Krankenhaus schlecht zu behandeln waren. Das Programm bedient sich einer Kombination aus Achtsamkeitsmeditation, achtsamem Gewahrsein, achtsamer Bewegung und Yoga.

Die Insight Meditation Society bietet weltweit Unterweisung und Anleitung in Einsichts- oder *Vipassana*-Meditation, einer Meditationsform der buddhistischen Tradition. Bei dieser einfachen Technik richtet man die gesamte Aufmerksamkeit auf den Atem. Die Einsichtsmeditation hilft, den Geist zur Ruhe zu bringen. Dadurch können Sie die eigenen Denkmuster besser erkennen, sich geistiger Konditionierungen und ihrer abträglichen Wirkung bewusst werden und lernen, stärker im gegenwärtigen Augenblick präsent zu sein. Weitere Informationen zu einem breiten Spektrum an Seminaren, öffentlichen Meditationsprogrammen und Retreats mit einigen der namhaftesten Meditationslehrer der Welt finden Sie auf der Internetseite http://www.dharma.org/.

Darüber hinaus sind im Internet viele fantastische *Vipassana*-Meditationen und Podcasts als Download verfügbar, die Sie kostenlos (oder gegen eine kleine Spende) herunterladen können. Mir war die Arbeit von Tara Brach, Sylvia Boorstein, Jack Kornfield, Sharon Salzberg, Trish Magyari (sie unterrichtet MBSR), Norman Fischer und Pema Chödrön eine besondere Hilfe. Ihre geführten Meditationen und ihre Lehren haben mein Leben verändert.

6. Tai-Chi und Qigong

Auf der Suche nach Heilung fühlte sich John zu Tai-Chi und Qigong hingezogen, die auch als Bewegungsmeditationen bezeichnet werden. Er besuchte einen Kurs in einer Tai-Chi-Schule in seiner Nähe und merkte schnell, dass ihn ein neues Gefühl der Ruhe überkam, wenn er die langsamen und bedächtigen Bewegungen ausführte. Er stellte fest, dass er zu Beginn der Praxis sehr aufgedreht war. »Aber nach 45 Minuten langsamer und bewusster Bewegung verstummte meine grüblerische innere Stimme. Ich konzentrierte mich voll und ganz auf das, was ich tat. So schuf ich nach und nach einen Raum, um wieder zu Kräften zu kommen, geistige Klarheit zu finden und die Dinge klarer zu sehen – in meinen Beziehungen, bei der Arbeit und bei meinen Gedanken über mich selbst. Diese Klarheit wurde zu einem mächtigen Werkzeug im Umgang mit meiner Stressreaktion, meinen Ängsten und Unsicherheiten. Statt auf Abwehr zu gehen oder anderen Vorwürfe zu machen, bewahre ich die klare Perspektive. Ich bin mitfühlender geworden. Ich verstehe, dass die Vergangenheit vorüber ist. Ich habe erkannt, dass nur eines meine Genesung verhindert, und das bin ich selbst. Die Stimme, die ich schon so lange höre – die Stimme meines Vaters, die mir sagt: ›Du bist nicht gut genug‹ –, ist nur eine Stimme in meinem Kopf.«

John praktiziert seit zwei Jahren Bewegungsmeditation. Seither hat sich viel getan: »Ich habe große gesundheitliche Fortschritte gemacht. Es hat sich viel verändert. Die chronische Erschöpfung ist weg. Ich habe wieder Energie. Ich gehe wieder zum Laufen und zum Wandern. In letzter Zeit habe ich an mehreren Fünf- und Zehn-Kilometer-Läufen teilgenommen. Ich kann wieder essen. Ich habe das Gefühl, dass ich ins Leben zurückgefunden habe.«

Seit einer Weile verbringt John mehr Zeit mit seinem Vater. Er nimmt ihn sogar mit in den Tai-Chi-Unterricht. Seine Bemühungen um Kommunikation mit dem Mann, der die meisten belastenden Erfahrungen seiner Kindheit verursacht hat, tragen überraschende Früchte. »Wenn ich jetzt mit ihm zusammen bin und er sich über irgendwas aufregt, reagiere ich gar nicht mehr. Ich flippe nicht mehr aus. Und ich kann sehen, dass er gelernt hat, einen Schritt zurückzutreten, sich zu beruhigen und sogar zu entschuldigen. Ich kann sehen, dass der Mensch, der mein Vater einmal war, auf den ich all die Jahre so wütend war, den ich gefürchtet und auf den ich reagiert habe, nicht mehr existiert; dass er nicht mehr ›dieser Kerl‹ ist. Ich habe mich verändert, und im Stillen hat auch er sich verändert.«

John, seine Eltern und sein jüngerer Bruder fahren seit Neuestem gemeinsam in den Urlaub. »Wir haben im Familienkreis beschlossen, uns zu Weihnachten und zum Geburtstag nichts zu schenken.« Sie machen etwas anderes: »Wir schenken uns lieber neue Erinnerungen, um die weniger schönen zu ersetzen«, erzählt John. »Wir haben richtig viel Spaß miteinander. Inzwischen genießen wir es, zusammen zu sein.«

Die neue Beziehung zu seinem ehemaligen Peiniger wirkt auch auf andere Bereiche heilend. Sie hilft John, sowohl die Wunden der Vergangenheit zu heilen als auch Hoffnung für die Zukunft zu entwickeln.

»Unsere Familie ist ›gut genug‹«, sagt John. Teil einer solchen Familie zu sein lässt ihn hoffen, dass auch er eines Tages eine Familie haben wird, die »gut genug« ist.

7. Mindsight

»Das Gehirn ist unser Ermöglicher – unser Kontrollzentrum«, erklärt Daniel J. Siegel. Er ermutigt alle Menschen mit belastenden Erfahrungen, eine Fähigkeit zu entwickeln, die er »Mindsight« nennt: die Fähigkeit, den Geist wirklich zu verstehen. Richtet man die Aufmerksamkeit auf den Geist und seine Funktion, kann man bestimmte Schaltkreise schaffen, das neuronale Netz reparieren und Verbindungen zwischen Neuronen in eben jenen Hirnarealen aufbauen, die häufig infolge früher Belastungen, Traumata und unsicherer Bindung geschwächt sind.

Der erste Aspekt von Mindsight ist Einsicht, also die Fähigkeit, die eigenen geistigen Vorgänge wahrzunehmen und innerlich zu reflektieren – was man auch als Selbstwahrnehmung oder Selbsterkenntnis bezeichnen könnte. Der zweite Aspekt ist das Einfühlungsvermögen, also die Fähigkeit, die inneren geistigen Vorgänge eines anderen Menschen wahrzunehmen – zu wissen, wer er oder sie ist. Der dritte Aspekt ist die Integration, also das Vermögen, diese beiden Fähigkeiten und weitere Prozesse zu einem vernetzten Ganzen zusammenzufügen.[18]

Die Integration hilft Ihnen, Probleme überlegt anzugehen und einen gesunden, klugen Umgang mit anderen zu pflegen. Sie unterstützt mitfühlende Beziehungen und eine empathische

Kommunikation. Sie hilft Ihnen, eine stimmige Verbindung zwischen Vergangenheit, Gegenwart und Zukunft herzustellen, damit Ihre Lebensgeschichte schlüssig wird. Laut Siegel versetzt Mindsight uns in die Lage, uns von Gefühlen wie Trauer und Wut nicht überwältigen zu lassen, sondern gewissermaßen über sie hinauszudenken.[19] Indem wir uns klarmachen, dass wir nicht ausschließlich aus diesen Gefühlen bestehen, fällt es uns leichter, sie anzuerkennen, anzunehmen und dann so zu verändern, dass wir nicht länger in Depressionen oder aber Wutausbrüche verfallen.

Wenn Sie wissen, was Sie fühlen, und mit Ihrer inneren Welt im Einklang sind, können Sie spüren, wenn Sie kurz davor sind, von einem Gedanken oder Gefühl überwältigt zu werden. Sie merken, dass Ihr Herz schneller schlägt, Ihre Atmung flach und Ihre Muskulatur angespannt ist – und Sie halten inne. Sie atmen tief durch und lassen sich etwas Zeit. Sie beruhigen sich.

Wenn Sie Mindsight entwickeln, bilden Sie neue Neuronen und neue synaptische Verbindungen. Sie vermehren die graue Substanz; und Sie vermehren das Myelin, das die Axonen umhüllt, und bilden damit neue weiße Substanz. Durch das Hineinspüren in das eigene Denken und das Denken anderer Menschen verbinden sich Gehirn und Körper auf neue Weise. Dementsprechend können Sie sich anders als bisher auf Ihre Umwelt einstellen. Dies fördert nicht nur Ihr Wohlbefinden, sondern ermöglicht auch gesündere Beziehungen.

Sie brauchen kein Trainingslager, um diesen wichtigen Prozess anzustoßen. Sie können einfach dort anfangen, wo Sie gerade stehen, indem Sie regelmäßig über Ihr Innenleben nachdenken und in Gesprächen stärker reflektieren.[20]

Probieren Sie folgende Übung: Schließen Sie die Augen und

fragen Sie sich: »Welche *Sinneswahrnehmungen* macht mein Körper in diesem Augenblick?« Vielleicht spüren Sie die Anspannung Ihrer Muskeln, den Schlag Ihres Herzens oder den Atem in Ihrer Lunge. Möglicherweise werden Sie sich einer Welle körperlicher Empfindungen bewusst. Welche Bilder entstehen vor Ihrem geistigen Auge? Welche Gefühle sind in Ihnen?[21] Probieren Sie diese Technik aus, wenn Sie sich das nächste Mal gestresst fühlen oder ein belastendes Gespräch führen.

Wenn Sie Gedanken und Gefühle einer Überprüfung unterziehen, erzeugt diese geistige Aktivität Energie im Gehirn. Siegel erklärt, dass im Gehirn Ionen durch die Membranen der Neuronen fließen. Dieser Ionenfluss sorgt dafür, dass chemische Substanzen freigesetzt werden, mit deren Hilfe die Neuronen miteinander kommunizieren können.[22] Die elektrochemische Energie trägt dazu bei, neue Verbindungen zwischen Hirnarealen herzustellen, die infolge früher Belastungen schlechter miteinander verbunden sind, indem sie das neuronale Wachstum anregt und das Gehirn stärkt.

Laut Siegel macht Mindsight Familien resilient.

In der Praxis des fünften Schritts – der Meditation – beginnen Sie bereits damit, Verbindungen zwischen Neuronen herzustellen und das Gehirn zu integrieren. Auch die folgenden Schritte sind hervorragend geeignet, um Mindsight zu entwickeln.

8. Liebende Güte

Die Meditation verändert die Beziehung zu Ihrem Denken. Sie begreifen, dass Sie nicht Ihre Gedanken sind und dass Ihre Grübeleien und die Geschichten, die Sie sich ausmalen, unter Umständen nichts mit dem zu tun haben, was tatsächlich gerade vor sich geht. Die Schulung des Mitgefühls verlangt, dass Sie aktiv an Ihren Gefühlen und Mutmaßungen über Sie selbst und andere arbeiten, um lang gehegten Groll, Feindseligkeit und Gleichgültigkeit loszulassen. Sie hilft Ihnen, mehr Mitgefühl, Verständnis und ein Gefühl der Verbundenheit mit anderen aufzubauen – und eine tiefe Zuneigung zu sich selbst zu entwickeln. Damit Sie – vielleicht zum ersten Mal in Ihrem Leben – wirklich zu sich selbst stehen können.

Charles Raison ist Professor am University of Arizona College of Medicine und forscht im Bereich der Geist-Körper-Medizin.[23] Er fand heraus, dass Jugendliche nach Abschluss einer sechswöchigen Ausbildung in Mitgefühlmeditation weniger Entzündungsmarker im Blut hatten als vorher.

In Hochsicherheitsgefängnissen, in denen die Häftlinge die Mitgefühlmeditation erlernten, ging die Gewalt um 20 Prozent oder mehr zurück.[24]

Die bekannteste Form der Mitgefühlmeditation – auch *Metta* oder liebende Güte genannt – ist erstaunlich einfach und beruhigend. Sie beginnt mit Mitgefühl gegenüber sich selbst. Das ist wichtig, denn wenn Sie sich selbst nicht vergeben, wenn Sie kein Mitgefühl mit sich selbst haben können, dürfte es Ihnen schwerfallen, anderen zu vergeben.

Setzen Sie sich hin, werden Sie still und konzentrieren Sie sich auf den Atem. Kommen Sie in einen Zustand der Ruhe und des Gewahrseins, sehen Sie währenddessen ein Bild von sich selbst vor Ihrem geistigen Auge und beginnen Sie damit, sich Gutes zu wünschen, indem Sie die folgenden Sätze laut wiederholen:

Möge ich von Liebe und Güte erfüllt sein.
Möge ich sicher und geborgen sein.
Möge ich lieben und geliebt werden.
Möge ich glücklich und zufrieden sein.
Möge ich gesund und stark sein.
Möge sich mein Leben mit Leichtigkeit entfalten.

Lassen Sie diese Sätze wirklich in Ihr Herz.

Konzentrieren Sie sich nun auf einen Menschen, den Sie sehr lieben. Sehen Sie ein Bild von ihm oder ihr vor Ihrem geistigen Auge und wiederholen Sie die Sätze noch einmal:

Mögest du von Liebe und Güte erfüllt sein.
Mögest du sicher und geborgen sein.
Mögest du lieben und geliebt werden.
Mögest du glücklich und zufrieden sein.
Mögest du gesund und stark sein.
Möge sich dein Leben mit Leichtigkeit entfalten.

Vergegenwärtigen Sie sich nun einen Menschen, den Sie nicht sonderlich gut kennen – den Chef Ihrer Postfiliale oder Ihren Friseur. Wiederholen Sie die Sätze ein weiteres Mal.

Denken Sie im Anschluss an einen Menschen, mit dem Sie Beziehungsprobleme oder Meinungsverschiedenheiten hatten – an einen Menschen, der Ihnen ein klein wenig Schmerz zugefügt hat. Aber versuchen Sie nicht, sich auf jemanden zu konzentrieren, der Sie nach Ihrem Dafürhalten traumatisiert hat. Gehen Sie kein Risiko ein.

Wiederholen Sie erneut alle sechs Sätze, während Sie an diesen etwas schwierigen Menschen denken.

Dehnen Sie Ihre Gefühle liebender Güte zum Schluss auf alle Lebewesen aus.

Mögen alle Lebewesen von Liebe und Güte erfüllt sein.
Mögen alle Lebewesen sicher und geborgen sein.
Mögen alle Lebewesen lieben und geliebt werden.
Mögen alle Lebewesen glücklich und zufrieden sein.
Mögen alle Lebewesen gesund und stark sein.
Möge sich das Leben aller Lebewesen mit Leichtigkeit entfalten.

Bleiben Sie, nachdem Sie die Liebende-Güte-Praxis beendet haben, noch einen Augenblick sitzen, ehe Sie die Augen öffnen. Genießen Sie das Gefühl liebevollen Gewahrseins, das Sie durchströmt.

9. Vergebung

Liebende Güte unterstützt Sie dabei, Ressentiments gegenüber sich selbst und anderen loszulassen. Ein gesunder erwachsener Mensch zu sein bedeutet auch, dass man sich geistige Strategien zurechtlegt, um sich nicht in längst vergangenen Geschichten zu verlieren.

Am Ende werden alle bisher genannten Schritte bedeutungslos bleiben, wenn es Ihnen nicht gelingt, die Vergangenheit loszulassen und sich selbst und anderen zu vergeben. Nur so werden Sie Vergangenes wirklich hinter sich lassen können.

Das mag unmöglich scheinen. Wenn ein Mensch, den wir geliebt haben und der uns eigentlich hätte beschützen sollen, stattdessen chronischen unvorhersehbaren toxischen Stress verbreitete, wird es nicht leicht sein, ihm zu vergeben. Es wird nicht leicht sein, ihm nicht übelzunehmen, wie viel uns dieser Verlust an Sicherheit und Vertrauen gekostet hat.

Jack Kornfield ist buddhistischer Meditationslehrer und Psychologe und setzt sich für den Wandel ein. Kornfield ist einer derjenigen, die die Lehren der Achtsamkeit und der Meditation in den Westen gebracht haben. Achtsamkeitsmeditation und Psychotherapie halfen ihm dabei, sein eigenes Trauma zu überwinden. Er lehrt die Bedeutung von Vergebung und Mitgefühl. Kornfield bezeichnet Vergebung als »die Fähigkeit loszulassen – das Leiden, den Kummer, die Last der erlittenen Schmerzen und des erlebten Verrats loszulassen und sich stattdessen für das Mysterium der Liebe zu entscheiden«.[25]

Das bedeutet nicht, dass man über das Geschehene hinwegsieht oder irgendjemandes Verhalten billigt. Kornfield sagt: »Es heißt nicht, zu vergeben und zu vergessen. Vergebung kann verständlicherweise auch mit dem Entschluss verbunden sein, sich zu schützen und dafür zu sorgen, dass so etwas nie mehr geschieht.« Vergebung ist weder »sentimental, noch geht sie schnell. Man kann die Dinge nicht einfach unter den Teppich kehren, lächeln und sagen: ›Ich vergebe.‹ Vergebung ist ein tiefgreifender Prozess des Herzens, und in diesem Prozess muss man dem Verrat an sich selbst oder anderen Rechnung tragen – der Trauer, der Wut, dem Schmerz und der Angst.« Kornfield räumt ein, dass dies lange dauern kann, und sagt sogar: »Wenn Sie sich in Vergebung üben, wird Ihnen unter Umständen klar, dass Sie diesem Menschen niemals vergeben werden – und ›niemals‹ dauert seine Zeit.«

Kornfield sagt aber auch: »Es ist nicht nötig, dass Sie Ihrem Leiden gegenüber loyal sind.« Doch wie oft sind wir unserem Leiden, unserem Bedauern, unseren Verlusten gegenüber loyal.

Wir konzentrieren uns »auf das Trauma, ›das mir zugestoßen ist‹. Ja, es ist passiert. Ja, es war furchtbar. Aber ist diese Erfahrung wirklich alles, was Sie ausmacht?« Ohne Vergebung wäre das Leben unerträglich, meint Kornfield. »Eine Welt ohne Vergebung ist kaum vorstellbar, denn wir wären an das Leiden der Vergangenheit gekettet und müssten es immer und immer wieder durchleben. Es gäbe keine Erlösung.«

Vergebung dient auch nicht nur dem anderen. Wir vergeben, damit wir in Zukunft ohne den heftigen Schmerz leben können, den ein Festhalten an der Vergangenheit verursacht. Laut Kornfield kann man auch sagen, Vergebung diene »der Fähigkeit, die eigene Lebensaufgabe zu erfüllen«.

Sie können sich Unterstützung durch Achtsamkeit, liebende Güte und geführte Visualisierung holen. Eine meiner Lieblingsübungen ist die Vergebungsmeditation in vier Schritten von James Gordon, Gründer und Leiter des Center for Mind-Body Medicine in Washington, D.C.[26] Er bringt Gruppen von Therapeuten bei, wie sie in krisengeschüttelten Ländern in aller Welt Kinder, die unter Naturkatastrophen und Kriegstraumata zu leiden haben, in Achtsamkeitsübungen unterweisen können.

Gordon schlägt vor, sich auf einen Stuhl zu setzen und in einen meditativen, entspannten Zustand zu kommen. Atmen und entspannen Sie sich, während Sie das Bild eines Menschen aufsteigen lassen, für den Sie Wut oder Verbitterung hegen. Stellen Sie sich jetzt vor, er säße Ihnen auf einem Stuhl gegenüber.

Sie müssen nicht gleich mit der Person beginnen, die Sie im Leben am tiefsten verletzt hat. Beginnen Sie lieber mit jemandem, gegen den Sie einen gewissen Groll empfinden. Betrachten Sie ihn oder sie und sagen Sie: »Ich vergebe dir. Ich vergebe dir alles, was du mir willentlich oder unwillentlich angetan hast.« Lassen Sie zu, dass Sie sich diesem Menschen öffnen. Stellen Sie sich vor, ihn oder sie für einen Augenblick in Ihr Herz zu lassen. Atmen Sie ein. Halten Sie ihn in Ihrem Herzen – während Sie ein- und ausatmen, bei ihm bleiben, sich entspannen, Vergebung für ihn und für das empfinden, was er getan hat. Atmen Sie aus und wieder ein. Bleiben Sie ein bis zwei Minuten oder länger dabei. Lassen Sie ihn oder sie dann mit den Worten gehen: »Ich vergebe dir.«

Bleiben Sie zwischen den einzelnen Schritten dieser Übung kurz sitzen, atmen Sie ein und aus und entspannen Sie sich ein paar Minuten lang.

Wiederholen Sie den Ablauf nun mit einem Menschen, den Sie in irgendeiner Weise verletzt haben. Stellen Sie sich vor, er oder sie säße Ihnen gegenüber. Betrachten Sie ihn oder sie und sagen Sie: »Verzeih mir, was ich dir willentlich oder unwillentlich angetan habe. Vergib mir.« Lassen Sie diesen Menschen ein paar Minuten in Ihrem Herzen und in Ihrem Kopf präsent sein und stellen Sie sich vor, wie Ihre Herzen miteinander verschmelzen. Atmen Sie ein und aus und spüren Sie, wie Vergebung aus seinem oder ihrem Herzen in Ihres fließt. Lassen Sie ihn oder sie gehen und danken Sie für die gewährte Vergebung. Spüren Sie Ihre Verbundenheit.

Atmen Sie ein paar Minuten lang tief ein und aus. Lassen Sie nun ein Bild von sich selbst vor Ihrem inneren Auge entstehen. Stellen Sie sich vor, Sie säßen sich selbst gegenüber. Betrachten Sie sich und sagen Sie: »Ich vergebe dir alle Verletzungen, alle Enttäuschungen, die du glaubst, dir zugefügt zu haben. Ich vergebe dir.« Spüren Sie, wie Sie Ihr Herz für sich selbst öffnen. Spüren Sie die Verbindung zu dem Bild von sich, das Ihnen auf einem Stuhl gegenübersitzt – spüren Sie die Verbindung zwischen Ihren Herzen. Bleiben Sie noch ein wenig bei dieser Verbindung und atmen Sie weiter tief durch.

Spüren Sie zum Schluss, wie sich das Gefühl der Vergebung, das in Ihnen und in Ihrem Herzen ist, auf alle Menschen dieser Welt ausdehnt, die der Vergebung bedürfen. Lassen Sie zu, dass es wächst und sich ausbreitet, während Sie ein- und ausatmen und sich entspannen. Sagen Sie zu sich selbst und allen Menschen dieser Welt, die der Vergebung bedürfen: »Ich vergebe dir.« Kehren Sie langsam zurück und werden Sie sich erneut Ihres Körpers auf dem Stuhl und Ihrer Füße auf dem Boden bewusst, während Sie weiter ein- und ausatmen. Wenn Sie bereit sind, öffnen Sie die Augen. Genießen Sie das aufkommende Gefühl der Entspannung und des Loslassens.

Übungen wie diese sind keine Pflästerchen, die man schnell mal aufklebt. Kornfield lehrt: »Vergebung schließt alle Dimensionen des Lebens ein. Vergebung ist eine Arbeit des Körpers. Sie ist eine Arbeit der Gefühle. Sie ist eine Arbeit des Geistes.« Vergebung beinhaltet »einen Identitätswandel«. Dazu nutzen Sie Ihre »unendliche Kapazität für Liebe und Freiheit. Sie bleibt unberührt von dem, was Ihnen widerfährt.«

Letztendlich müssen Sie bereit sein, das Vergangene loszulassen, um das Leben zu erschaffen, das Sie sich immer gewünscht haben.

Sie müssen vergeben – um *Ihrer selbst* willen!

10. Den Körper bewegen, den Körper heilen

Während wir mit dem Geist und dem Gehirn arbeiten, sollten wir die Bedeutung der Arbeit mit dem Körper nicht außer Acht lassen. Schließlich werden die physischen und muskulären Spannungen von Kampf-, Flucht- oder Erstarrungszuständen oft ein Leben lang gespeichert. Die folgenden Ansätze eignen sich besonders gut, um muskuläre Spannungen zu lösen, die sich über lange Zeit aufgebaut haben, und Entzündungsreaktionen einzudämmen.

Körper und Gehirn beruhigen – Yoga

PET-Scans zeigen: Nach dem Yoga verringert sich die Durchblutung der Amygdala, der Alarmzentrale im Gehirn, während Frontallappen und präfrontaler Cortex besser durchblutet werden. Diese letztgenannten Hirnareale gehen bei frühen Belastungen gewissermaßen vom Netz und müssen dazu gebracht werden, erneut hochzufahren.[27] Die Yogapraxis erhöht auch den Spiegel an Gamma-Aminobuttersäure (GABA), welche die Gehirnfunktion verbessert und für innere Ruhe sorgt. Ein zu niedriger Spiegel an Gamma-Aminobuttersäure macht anfälliger für Angst und Depressionen.[28] Menschen, die regelmäßig Yoga praktizieren, haben deutlich weniger Entzündungsmarker im Blut – sogar bei Belastungstests im Labor.

Traumabedingte Muskelspannungen lösen – »Trauma Releasing Exercises« (TRE)

Yoga ist auch deshalb nützlich, weil bestimmte Positionen dabei helfen, Spannungen in einem Muskel namens Psoas (dt. »Lendenmuskel«) zu lösen, der auch »Kampf-oder-Flucht-Muskel« genannt wird. Die Psoas-Muskeln verbinden Lendenwirbelsäule und Beine und stützen die inneren Organe. In Stresssituationen – also auch dann, wenn Sie plötzlich Angst, Sorgen oder Verluste erfahren – werden die Psoas-Muskeln aktiviert. Dies bereitet uns darauf vor, kämpfen, zutreten oder zuschlagen zu können. Kinder mit belastenden Kindheitserfahrungen haben oft stark angespannte Psoas-Muskeln. Es ist wie bei einem Tier, das sich gegen einen Angriff wappnet. Sie befinden sich ständig im Kampf-oder-Flucht-Modus. Mit der Zeit wird diese Anspannung so normal, dass wir nicht einmal mehr wissen, dass wir an Gefühlen aus der Vergangenheit festhalten.

David Berceli hat die sechs Tension and Trauma Releasing Exercises (TRE) entwickelt, um Menschen zu helfen, die infolge von Stress, Belastungen und früher Traumatisierung gespeicherten Muskelspannungen zu lösen. Diese Entspannung verursacht ein muskuläres oder neurogenes Zittern, das chronische Muskelverspannungen tief im Körperinneren löst. Wird dieses Zittern im Inneren des Körpers – einem vom Psoas geschützten Bereich – ausgelöst, hallt es im ganzen Körper wider, wandert an der Wirbelsäule entlang und löst tiefsitzende chronische Spannungen vom Kreuzbein bis zum Schädel.

Mary begann mit Tension and Trauma Releasing Exercises, nachdem sie David Berceli in dem Yogastudio kennengelernt hatte, in dem sie übte. »Als ich die Übungen zum ersten Mal ausprobierte, löste ich ein intensives Zittern und Beben aus. Meine Beine bebten einfach immer weiter.« Als Mary spürte, wie viel aufgestaute Energie ihr Körper freisetzte, wurde ihr klar: »Wenn ich als Kind Angst hatte, durfte ich nicht zittern. Ich durfte meinen Vater nicht sehen lassen, dass ich Angst vor ihm hatte. Ich wäre nur dafür gedemütigt worden. Also habe ich gelernt, das Zittern zu beherrschen. So wie ich als Kind nie geweint habe, weil mich niemand getröstet hätte, erlaubte ich mir auch nicht zu zittern.« Als Mary lernte, diese Spannungen mit Tension and Trauma Releasing Exercises und Yoga abzubauen, hatte sie das Gefühl, »dem Leben näherzukommen. Wie die Blumen, die in den Ritzen im Gehsteig wachsen.« Inzwischen, so sagt sie, »kann ich mit fast allem fertigwerden, ohne auszuflippen, weil ich durch die körperliche Bewegungspraxis die Kunst der Selbstberuhigung gelernt habe. Es ist ein Geschenk, das ich mir selbst machen konnte.« Die Folge ist: »Es geht mir körperlich besser.« Das Reizdarmsyndrom und die unerträglichen Schmerzen im unteren Rücken sind weg. Und obwohl die Veränderungen der Hautpigmentierung aufgrund der Autoimmunerkrankung Vitiligo bleiben, schreitet die Krankheit nicht weiter fort. »Meine Depressionen, Ängste und Selbstmordgedanken sind ebenfalls verschwunden«, erzählt Mary. »Ich sehe das Gute in mir und weiß, dass sich viele meiner Talente – dass ich so liebevoll und fürsorglich mit anderen umgehen kann – aus den Belastungen in meiner Kindheit entwickelt haben. Als ich lernte, vom Zustand der Traumatisierung zu dem der Entspannung zu wechseln, hat sich mein Körper verändert.« Inzwischen sagt Mary sogar: »Ich werde fast nie krank. Ich hatte seit vier Jahren nicht einmal eine Erkältung.«

Tiefsitzende Verletzungen zutage fördern – Körpertherapie

Bernie Siegel erzählt folgende Geschichte, um zu illustrieren, wie wirksam die Körpertherapie gespeicherte Verletzungen aus der Kindheit zum Vorschein bringen und lösen kann. Siegels Geburt war für seine Mutter traumatisierend. Sie konnte das Risiko eines Kaiserschnitts aus gesundheitlichen Gründen nicht eingehen. Die Geburt war sehr schwierig, und es dauerte sehr lange, bis er auf der Welt war, und seine Mutter sagte später:

»Sie gaben mir kein Kind, sondern eine lila Melone.« Der Kopf des Babys war verformt, seine Haut fleckig. Seine Eltern, so Siegel, »versteckten mich vor den Leuten«. Aber Siegels Großmutter rieb den Kopf ihres Enkels mehrmals täglich mit Öl ein und massierte ihn, um die Wiederherstellung seiner Form zu unterstützen. In ihren Händen fühlte sich Bernie zutiefst geliebt.

50 Jahre später ging Siegel, der sich den Kopf rasiert, gelegentlich zur therapeutischen Ganzkörpermassage. Als sein Massagetherapeut einmal verhindert war, ging er zu dessen Frau. In Erwartung einer entspannenden Massage schloss er die Augen. Die neue Massagetherapeutin ölte ihre zarten Frauenhände und begann, seinen kahlen Kopf einzureiben. Ehe Siegel sich versah, verlor er das Bewusstsein – was ihm in den Händen seines männlichen Massagetherapeuten noch nie passiert war.

Als Siegel wieder zu sich kam und die Augen öffnete, war er von panischen Menschen umgeben. Sie sagten: »Sie waren nicht ansprechbar! Wir dachten, Sie hätten einen Schlaganfall!« Aber Siegel erklärt heute: »Ich wusste ganz genau, was geschehen war. Ich hatte mich in den traumatisierten Säugling zurückverwandelt.« In dem Augenblick, als die Therapeutin das Öl auf seinen Kopf auftrug, waren seine gespeicherten traumatischen Erinnerungen zum Vorschein gekommen. Aber da er inzwischen erwachsen war und bereits sehr viel für seine Heilung getan hatte, konnte er die bislang verschütteten Gefühle gefahrlos durchleben und unbeschadet daraus hervorgehen. Als Arzt wusste er, dass Säuglinge ohne Berührung nicht so gut an Gewicht zunehmen und sich nicht so gut entwickeln wie Säuglinge, die massiert und berührt werden. Er empfand eine neue

Dankbarkeit für die liebevolle Berührung seiner Großmutter, die ihm geholfen hatte zu genesen und zu gedeihen. Der Schmerz dieser frühen Traumatisierung war verschwunden.

Es gibt zwar keine wissenschaftlichen Belege dafür, wie und warum die Körpertherapie die Heilung unterstützt. Dennoch haben körpertherapeutische Verfahren das Leben vieler Menschen verändert, von denen Sie in diesem Buch lesen.

In einer Physiotherapie-Praxis in Baltimore bittet die Therapeutin den Klienten, ihre Hand an die Stelle zu führen, wo der Schmerz sitzt. Anschließend übt sie mit ihren Händen in diesem Bereich Druck aus, um das tiefe Muskelgewebe zu entspannen. Dabei setzt sie auch oft Gefühle frei, die darin gespeichert sind. Bei der Core-Energetic-Massage lösen die Therapeuten muskuläre Spannungen und Energieblockaden im Körper, damit Gefühle zum Ausdruck gebracht werden können. Beim Therapeutic Touch arbeiten entsprechend geschulte Therapeuten mit dem Energiefeld ihrer Patienten, ohne sie zu berühren. Zu diesen Verfahren zählen auch Reiki, Shiatsu und Cranio-Sacral-Therapie.

Unabhängig davon, wofür Sie sich entscheiden, müssen Sie sich in der Beziehung zum Therapeuten sicher fühlen.

Mary hatte den Eindruck, dass die Körpertherapie mit einem »medizinisch-intuitiven Energieheiler« ihre Heilung unterstützte.

»Zehn Minuten nach Behandlungsbeginn veränderten sich meine körperlichen Empfindungen«, erinnert sie sich. »Das furchtbare Gefühl der Angst, das immer in mir war, setzte einfach aus.« Diese Auszeit war ein Geschenk. »Der Therapeut konnte mich in einen Zustand des Friedens, der Heilung und des Vertrauens versetzen, wie es mir alleine nicht gelang. Zum ersten Mal in meinem Leben konnte ich mich in den Händen eines anderen Menschen entspannen und körperlich sicher fühlen.« Wenn sie nach den Sitzungen erneut von Ängsten und Sorgen gequält wurde, beschwor Mary »dieses Gefühl von Geborgenheit in den Händen eines anderen Menschen, um Augenblicke im Leben, in denen ich mich getriggert fühlte, mit diesem Frieden zu erfüllen. Ich verinnerlichte das Gefühl von Beruhigung und Frieden mit der Welt.«

Auf ihrer Suche nach Heilung hat Laura sowohl traumatherapeutisch orientierte Massage als auch die Core-Energetic-Therapie ausprobiert. Beide Methoden weckten die Erinnerung an Dinge, die sie zwar »wusste, aber nicht erinnerte«. Einmal, so erzählt sie, »arbeitete meine Therapeutin im Bereich meines Zwerchfells, und mit einem Mal schrie ich laut: ›Bitte tu mir das nicht an! Bitte hör auf!‹ Dabei strampelte und trat ich mit den Beinen wie ein kleines Kind. Ich empfand eine völlige Ohnmacht und eine schreckliche Angst, doch dann löste das Gefühl sich auf. Als meine Therapeutin ein anderes Mal an meinem Bauch arbeitete, weinte und schrie ich plötzlich: ›Ich kann diese Last nicht tragen! Bitte bürde mir diese Last nicht auf!‹ Ich spürte das volle Gewicht der Verpflichtung, mich um meine Mutter kümmern und als Teenager in meiner Welt die einzige Erwachsene sein zu müssen.« Im Laufe vieler Sitzungen begann der Schmerz der Vergangenheit nachzulassen. Laura hat das Gefühl »loszulassen«.

11. Steuern Sie den Geist über den Darm

Wir bestehen – Zelle für Zelle – zum größten Teil aus Bakterien. Die einzelligen Organismen, bei denen es sich meist um Bakterien handelt, sind gegenüber den Körperzellen sogar 10:1

in der Überzahl. Viele von ihnen leben in unserem Darm. Die Darmflora entscheidet über die Gesundheit unserer Verdauung und beeinflusst den Zustand unseres Gehirns.[29] Wenn Sie unter Stress stehen, verringert sich die Vielfalt der Bakteriengemeinschaften in Ihrem Darm, sodass schädliche Bakterien ihn in größerer Zahl besiedeln können. Darmprobleme wie Reizdarmsyndrom und chronisch-entzündliche Darmerkrankungen werden durch Stress verschlimmert. Neueste wissenschaftliche Forschungen zeigen, dass die Abermilliarden von Darmbakterien über ein komplexes neuronales Netz Nachrichten ans Gehirn übertragen und damit einen starken Einfluss auf unsere geistige Verfassung haben. Es entsteht eine Rückkopplungsschleife zwischen Gehirn und Darm, die in beide Richtungen funktioniert. Bei emotional belastenden Ereignissen, geistigem Stress und Traumata können sich schlechte Darmbakterien besser vermehren – und wenn wir viele schlechte Darmbakterien haben, dämpft dies unsere Stimmung, verursacht Angst und Depressionen und sorgt dafür, dass wir weniger widerstandsfähig gegen Belastungen und Stress sind.

Das hat vor allem zwei Gründe: Darmbakterien produzieren erstens Serotonin und decken damit über 80 Prozent unserer Gesamtversorgung ab, was unsere Stimmung maßgeblich beeinflusst. Nützliche Mikroorganismen, wie sie in Probiotika zu finden sind, wirken zweitens unmittelbar auf die Rezeptoren von Neurotransmittern wie Gamma-Aminobuttersäure (GABA) im Gehirn. Mäuse, die Probiotika bekamen, hatten weniger stressbedingte Hormone im Blut, waren weniger ängstlich und zeigten weniger depressive Verhaltensweisen.

Und nun dürfen Sie raten, wie die Nachrichten zwischen den Bakterien im Darm und dem Gehirn übermittelt wurden. Über den Vagusnerv – einen der wichtigsten Vermittler der entzündungsfördernden Stressantwort. Deshalb nennen Wissenschaftler den Darm inzwischen »das zweite Gehirn«. Die Darmflora hat großen Einfluss auf die neuronale Entwicklung, die Gehirnchemie, das emotionale Verhalten, das Schmerzempfinden, das Lernen und das Gedächtnis. Einige der Mikroorganismen im Darm könnten sich bei der Behandlung von stressbedingen Störungen wie Ängsten und Depressionen als nützlich erweisen.[30]

Der Gastroenterologe Emeran Mayer leitet das Center for Neurobiology of Stress an der University of California in Los Angeles.[31] Er sagt, angesichts der vielen verschiedenen Kommunikationsmöglichkeiten zwischen Darm und Gehirn sei es »so gut wie unvorstellbar, dass der Darm keine entscheidende Rolle bei der Gemütslage spielt«.

Wenn wir uns besser ernähren, weniger industriell verarbeitete Nahrungsmittel und Zucker zu uns nehmen sowie den Speisezettel um grüne Gemüse, Obst und fermentierte Lebensmittel erweitern, kann dies entscheidend zur Heilung des Darms beitragen. Dies wiederum kann Patienten, die früh traumatisiert wurden, bei der Heilung ihres Körpers und ihres Gehirns behilflich sein. Weil die Mikroorganismen im Darm Einfluss auf unser Gehirn haben, sollten wir alles in unserer Macht Stehende für eine gesunde Darmflora tun und die Signalwege im Gehirn mit Serotonin und den Nährstoffen versorgen, die sie brauchen, um die korrekten Nachrichten durch die Synapsen zu schicken. Warum sollten Sie mit Ihrer Ernährung die Überempfindlichkeit der Stressrezeptoren erhöhen, wenn Sie doch sonst alles tun, um gesund zu werden?

Einige der Menschen, die wir auf diesen Seiten begleiten, unterstützen ihre Genesung mithilfe ihrer Ernährung. Ellie nutzte diese Möglichkeit, um ihre autoimmune Schuppenflechte, ihre Depressionen und Ängste zu lindern. Sie ersetzte industriell verarbeitete Nahrungsmittel und Zucker durch grüne Blattgemüse, Gemüse und Obst. Zunächst fiel ihr auf, dass während des Tages die »Benommenheit verschwand«. Innerhalb weniger Monate geschah Folgendes: »Meine Angst ließ allmählich nach. Die Selbstmordgedanken verschwanden. Ich hatte das Gefühl, optimistischer zu werden. Die Veränderung war beinahe unmerklich, aber sie war da. Es fühlte sich an, als würde ich mit meiner Nahrung meinen Geist und meinen Körper verwandeln.« Dann bemerkte sie eine weitere Verbesserung: »Ich begann, mich morgens beim Aufwachen wohlzufühlen«, erzählt sie. »Ich hatte mein Leben lang behauptet, ich sei keine Frühaufsteherin und könne frühestens um zehn oder elf Uhr aufstehen. Aber eines Tages stand ich um 7:30 Uhr auf. Ich hörte das Zwitschern der Vögel vor meinem Fenster. Ich hatte das Gefühl, dass eine schwere Last von mir abgefallen war. Und auf einmal wurde mir klar: Ich war wach, aufmerksam, lebendig.«

Ihre autoimmune Schuppenflechte ging zurück. »Zum ersten Mal seit Jahren besserte sich meine Haut.«

Ellie beschloss, eine Ausbildung zur lizensierten ganzheitlichen Ernährungs- und Gesundheitsberaterin zu machen. »Ich glaube, wir können unabhängig von unserer Vergangenheit dazu beitragen, die Geschichte unseres körperlichen und geistigen Wohlbefindens neu zu schreiben, indem wir bei der Verbindung zwischen Darm und Geist ansetzen und daran arbeiten, die Darmflora zu verändern.«

Kendall unterstützt mit ihrer Ernährung den Wiederaufbau ihrer Darmschleimhaut, nachdem sie ein Leben lang an Zöliakie gelitten hat. Auch John stellte fest, dass ihm die Ernährung half, gesünder zu werden. Kat entdeckte, dass es die langsame Heilung ihres Geistes förderte, als sie begann, den Darm zu heilen. Sie sagt: »Mir wurde klar, dass ich schon mein ganzes Leben lang größte Schwierigkeiten hatte, auf meinen Bauch zu hören – seit jenem ersten Augenblick im Auto, als ich fünf Jahre alt war und wusste, dass meiner Mama etwas Furchtbares zugestoßen war, und mir trotzdem einredete, dass alles in Ordnung sei. Ich fand es einleuchtend, dass ich berücksichtigen musste, was mein Darm brauchte, um sich selbst zu heilen.« Kat brachte ihre Ernährung in Ordnung, indem sie alle Nahrungsmittel wegließ, auf die ihr Immunsystem unter Umständen empfindlich reagieren könnte – wie Milchprodukte, Gluten, Zucker und verarbeitete Kohlenhydrate, die das Wachstum unerwünschter Bakterien fördern können. Sie ergänzte fermentiertes Kimchi, Sauerkraut und Probiotika, um das Wachstum nützlicher Darmbakterien anzukurbeln. »Es dauerte ein halbes Jahr«, erzählt Kat, bis sie tatsächlich einen Unterschied in ihrem Befinden feststellen konnte. Aber »die Arbeit mit einer Ernährungsberaterin und die Ernährungsumstellung gehören zu den Dingen, die mir auf meinem Genesungsweg mit am meisten geholfen haben«.

Dank ihrer zahlreichen Bemühungen, ihre Ganzheit zurückzuerlangen, hat Kat das Gefühl: »Endlich schreibe ich das Drehbuch meiner Vergangenheit um. Ich kann zurückblicken und sagen, dass ich wirklich dankbar bin für alles, was eine Rolle in meiner Geschichte spielt und mich zu dem Menschen macht, der ich heute bin. Ich schreibe meine Geschichte neu, indem ich ihr einen Sinn gebe und indem ich in meiner Arbeit als Life-Coach auch anderen dabei helfe.«

Kat gefällt der Gedanke, »dass die Menschen mich ansehen

und denken können: ›Diese Frau hat die Geschichte ihres Gehirns, ihres Körpers, ihrer Beziehungen und ihres Lebens neu geschrieben.‹ Wenn ich nach dem, was ich durchgemacht habe, ein traumatisches in ein freudvolles Leben verwandeln kann, können auch sie Heilung finden.«

12. Verbundenheit schaffen

Beziehungen können Wunden schlagen, aber wir können in der Beziehung zu anderen auch genesen. Wenn wir einen gesunden Umgang haben und unsere Beziehungen uns unterstützen; wenn wir das Gefühl haben, dass man für uns sorgt und wir »Anschluss gefunden« haben, haben unser Körper und unser Gehirn eine bessere Chance auf Heilung. So helfen starke soziale Bindungen zum Beispiel, die Behandlungsergebnisse bei Frauen mit Brustkrebs, Multipler Sklerose und anderen Krankheiten zu verbessern.[32] Das liegt zum Teil daran, dass positive und hilfreiche menschliche Begegnungen die Produktion von Oxytocin ankurbeln – einem »Wohlfühlhormon«, das dazu beiträgt, die übermäßig aktive entzündungsfördernde Stressantwort zu regulieren und zu dämpfen.[33]

Vergessen Sie bitte nie: Sie sind mit Ihren Gefühlen von Verlust, Scham, Schuld, Angst oder Trauer nicht allein. Wenn Sie auf andere zugehen, die um die negativen Auswirkungen des »Post Childhood Adversity Syndrome« wissen, bekommen Sie nicht nur Unterstützung, sondern auch eine neue Sicht auf Ihr Leben. Sie erkennen, dass Ihre Geschichte eine von vielen ist, aus denen das Verwundetsein der gesamten Menschheit besteht.

Wenn Sie verstehen, dass Sie mit Ihrem Schmerz nicht alleine sind, sondern dass er von so vielen anderen Menschen geteilt wird (mindestens 64 Prozent der Menschen in Ihrer Umgebung haben als Kinder belastende Erfahrungen gemacht, die sie als Erwachsene gesundheitlich beeinträchtigen können), können Sie anfangen, sich gegenseitig bei der Heilung zu unterstützen und Anregungen auszutauschen. Sie können Möglichkeiten finden, genau dort anzufangen, wo Sie sich gerade befinden – wo immer das ist.

Das könnte bedeuten, dass Sie sich einer örtlichen Gruppe für Achtsamkeitsmeditation anschließen, einen MBSR-Kurs machen oder auf Freunde zugehen, zu denen Sie eine gesunde, liebevolle Beziehung haben und die bereit sind, ihre eigene Geschichte zu erzählen und zu sagen, welche Ressourcen sie hilfreich finden. Es kann bedeuten, dass Sie den ACE-Fragebogen oder dieses Buch an Familienmitglieder, Freundinnen und Freunde, Kolleginnen und Kollegen weitergeben, die Ihrer Ansicht nach davon profitieren könnten, um intensivere, ehrlichere Gespräche anzustoßen.

Kapitel 7

Professionelle Hilfe bei der Überwindung des »Post Childhood Adversity Syndrome«

Manchmal wird es Ihnen trotz größter Bemühungen nicht gelingen, aus eigener Kraft zu genesen. Sie brauchen die Hilfe eines gut ausgebildeten Therapeuten.

1. Die wichtige Rolle der Therapie

Laut dem Psychologen und Meditationslehrer Jack Kornfield gibt es Zeiten, in denen wir ungelöste Probleme in einer therapeutischen Beziehung angehen müssen und Hilfe beim »Auspacken« der Vergangenheit brauchen. Meditation allein hilft dann nicht ausreichend weiter. Kornfield wuchs in einer Familie mit einem gewalttätigen, übergriffigen Vater auf, und er kennt die grundlegende Angst, die eine solche Kindheit mit sich bringt. Er sagt, bei zahlreichen Menschen, die mit der Meditation beginnen, gebe es »viel ungelöste Trauer, Angst, Verletztheit und Unerledigtes aus der Vergangenheit«. Selbst Meditationslehrer stellen gelegentlich fest, dass trotz jahrelanger intensiver Praxis »wichtige Bereiche des Seins unbewusst, angstbesetzt oder abgespalten sind« und eine Psychotherapie nötig ist, um diese Probleme zu bewältigen. Für Kornfield gibt es Zeiten, in denen wir die Hilfe »einer tiefen und therapeutischen Beziehung« benötigen.[1] Für sich selbst fand er heraus, dass er die Kombination aus seiner Meditationspraxis und der Arbeit mit »einem sachkundigen Therapeuten« brauchte, »der meine Aufmerksamkeit auf Bewegungen oder Emotionen lenkte, deren ich mir nicht bewusst war«.

Wenn Sie in der therapeutischen Beziehung mit einem guten Therapeuten etwas »Altes« noch einmal durchleben, wird diese Erinnerung mit einer positiven Erfahrung gekoppelt: Sie tun dies in Gegenwart eines Menschen, der sich ganz auf Sie einstellt, Sie wahrnimmt und akzeptiert, wie Sie sind – was immer Sie auch erlebt haben. Damit beginnt Ihre Heilung. Wenn Sie vielleicht zum ersten Mal in Ihrem Leben Vertrauen fassen und dies im Laufe der Therapie immer wieder tun können, verändern Sie die alten Schaltkreise im Gehirn, die Ihnen einreden, Sie könnten niemandem vertrauen. Sie bilden neue Gehirnzellen und schaffen neue Verbindungen, die es Ihnen erlauben, neue Gewohnheiten und Reaktionen im Umgang mit anderen zu entwickeln. Die Therapie bezieht ihre Wirkung zum Teil daraus, dass man als Erwachsener endlich lernen kann, eine Bindung zu einem vertrauenswürdigen Menschen einzugehen. Sie können anfangen, sich sicher zu fühlen, während Sie eine Beziehung und Bindung zu einem anderen Menschen eingehen, mit dem Sie regelmäßig zu tun haben. Auf diese Weise werden Sie durch die bedingungslose Akzeptanz eines Therapeuten gewissermaßen neu verdrahtet, sodass Sie ein vollständigeres, gesünderes Verständnis Ihrer selbst entwickeln.[2]

Eine Therapie kann auch die zugrunde liegenden Zellschäden beheben, die traumatische Belastungen der DNS zufügen. Traumapatienten haben stärkere DNS-Schäden, aber die Therapie beeinflusst die DNS auf molekularer Ebene – sie repariert sie sogar. Eine Studie ergab, dass diese Veränderungen bei einzelnen Personen sogar ein Jahr nach Beendigung der Therapie noch anhielten.[3]

Eine 58-jährige Patientin von Vincent J. Felitti, deren Geschichte in diesem Buch anonym bleiben soll, entdeckte den Zusammenhang zwischen ihren belastenden Kindheitserfahrungen sowie ihrem lebenslangen körperlichen und emotionalen Schmerz – und der Macht des Therapieprozesses.[4] Ich möchte diese Patientin hier Alice nennen. Alice schreibt, sie sei ein dünnes und braves Kind mit vielen gesundheitlichen Problemen gewesen. Sie kann sich nur an kleine Ausschnitte ihrer Kindheit erinnern: daran, dass sie mit sieben Jahren versohlt wurde, mit einem Baseballschläger neben dem Bett schlief und sich häufig Infektionen einfing, die ihre Kinderärztin verblüfften. Sorgen bereitete ihrer Kinderärztin auch die Frage, warum ihre Lippen und Fingernägel oft blau anliefen. Chirurgen entfernten Alice die Mandeln und bestrahlten ihre Thymusdrüse. Mit zwölf Jahren stellte sich ein anormales Herzgeräusch ein, das der Arzt »ohne Stethoskop hören« konnte. Im Laufe der nächsten 30 Jahre bekam Alice eine schwere Unterleibsentzündung, Brustentzündungen sowie starke Schmerzen im Beckenbereich. Sie entwickelte Angst, Depressionen und Suizidgedanken. Sie war häufig benommen und schreckhaft.

Alice heiratete und ließ sich wieder scheiden. Da sie zwei kleine Kinder alleine großzog, wollte sie ihnen zuliebe gesünder werden. Sie beschloss herauszufinden, weshalb sie »kaum Kindheitserinnerungen« hatte und sich immer »so elend« fühlte. Sie ging zu einem Therapeuten und erzählte ihm von einem Albtraum, der sie plagte – »den Geräuschen einer klappernden Gürtelschnalle und eines Reißverschlusses«. Im Laufe vieler Sitzungen half der Therapeut Alice dabei, ihr verzweifeltes siebenjähriges Selbst aufzuspüren. Mit ihm konnte sie über den Tag sprechen, an dem sie geschlagen worden war. Alice durchlebte den Schmerz und die Angst dieses Ereignisses noch einmal. Im Laufe der Therapie wurde klar, dass ihr dies von ihrem Großvater angetan worden war, und sie konnte viele Lücken in ihrer Kindheit schließen. In einem sicheren therapeutischen Umfeld mit einem erfahrenen Therapeuten empfand sie allmählich eine bislang unbekannte Sicherheit und begann zu genesen.

Bei der nächsten Kontrolle der Herztöne erklärte Alices Arzt, dass ihr anormales Herzgeräusch verschwunden sei. Als sie sich an den Auslöser ihres Schmerzes erinnerte, besserten sich ihr körperlicher Schmerz und ihre Krankheit.

2. Somatic Experiencing (SE)

Wenn Kinder mit Belastungen und Traumata konfrontiert werden, setzen sie defensive Kampf-oder-Flucht-Strategien ein oder »erstarren«. In diesem letzteren Zustand nehmen sie körperliche Empfindungen kaum noch wahr. Bei der Arbeit mit Patientinnen und Patienten, die belastende Kindheitserfahrungen gemacht und Traumatisierung erlebt haben, versuchen Psychologen, diesen Menschen wieder Zugang zu ihren Gefühlen zu verschaffen – in einem Tempo, mit dem sie sich wohlfühlen. So können sie erkennen, was sie fühlen, und es bewältigen. Am besten lässt sich dies unter anderem durch eine therapeutische Praxis namens Somatic Experiencing (SE) erreichen. Diese Methode hilft Ihnen, sich auf körperliche Empfindungen zu konzentrieren.

Somatic Experiencing wurde von Peter A. Levine entwickelt, dem Leiter des Somatic Experiencing Trauma Institute.[5] Ihm war aufgefallen, dass sich Tiere in der Wildnis schnell von lebensbedrohlichen Situationen erholen, in denen sie vor Angst erstarrt waren. Wenn die Bedrohung vorüber ist, entladen sie die gesamte physische Spannung, die sie im Kampf-, Flucht- oder Erstarrungszustand zurückgehalten haben, durch unwillkürliches Zittern oder Beben. Diese körperliche Verausgabung, diese Freisetzung von Energie führt dazu, dass ihre Atemmuster zurückgesetzt werden. Sie atmen wieder tiefer durch. Das autonome Nervensystem wird zurückgesetzt, und ihr Körper wird in einen Zustand des Gleichgewichts zurückversetzt. Sie finden in ihre Mitte zurück. Die Angst ist weg – genau wie die aufgestaute Energie, die dadurch entstanden ist, dass die Tiere Angst und Spannung körperlich zurückhalten mussten. Sie können die Erfahrung hinter sich lassen.

Somatic Experiencing bietet eine Möglichkeit, die bei traumatischen Ereignissen gespeicherten Gefühle und Empfindungen gefahrlos zu entladen, damit die Heilung beginnen kann. Qualifizierte SE-Anwender verwenden diesen Ansatz, um die Symptome traumatisch bedingter psychischer und physischer Gesundheitsprobleme zu lindern, die unter anderem von einem »Post Childhood Adversity Syndrome«, einer Entwicklungstraumastörung, einem Schocktrauma und einer posttraumatischen Belastungsstörung herrühren können.

Die Klienten müssen nicht über ihre traumatischen Erfahrungen sprechen. Stattdessen lernen sie, wie der Körper Stress reguliert und wie sie ihre körperlichen Empfindungen wahrnehmen, in sie hineinspüren und beobachten können, welche Gefühle, Gedanken und Bilder aufsteigen. In einer sicheren Umgebung lernen sie langsam, die ursprünglichen Qualen in kleinen Dosen zu empfinden und diese gespeicherte Energie freizusetzen. Dies wiederum erlaubt es ihrem Nervensystem, ins Gleichgewicht zurückzufinden. Mit der Zeit kann auf diese Weise ein immer größerer Teil der schwierigsten Empfindungen eines Menschen gefahrlos an die Oberfläche kommen.

Um mit den aufsteigenden körperlichen Empfindungen und Erinnerungen fertigwerden zu können, erlernen die Klienten das sogenannte Pendeln. Sie erzeugen im Geiste einen »sicheren Hafen« – einen Rückzugsort, den sie jederzeit aufsuchen können, um sich geborgen zu fühlen. Dabei kann es sich um die Erinnerung an einen Menschen handeln, der ihnen nahestand, oder einen Wohltäter, der ihnen geholfen hat, oder einen sicheren Ort, an dem sie schon einmal waren oder der in ihrer Vorstellung existiert. Oft handelt es sich dabei um einen Ort in der Natur. Die Klienten können auch einfach einen Gegenstand in der Hand halten, der ihnen hilft, sich im gegenwärtigen Augenblick zu verankern.

Dann pendeln die Klienten zwischen ihrem sicheren Ort und den schwierigeren körperlichen Empfindungen und Gefühlen, die aufgrund der erlebten Belastungen und Traumata aufsteigen. Sie lernen, sich diesem frühen Stress gefahrlos zu stellen und ihn zu entladen, sodass ihr Nervensystem in einen ausgeglichenen Zustand zurückkehren kann. Levine bezeichnet dies als den »Rhythmus von Kontraktion und Extraktion«.

Das Pendeln wirkt während der Entladung der in einer Stressreaktion aufgestauten Energie beruhigend. Unter Umständen entladen Sie Ihre traumatischen Empfindungen in Form von Tränen, Schluchzen oder gar Zittern, um daraufhin an Ihren sicheren Ort zurückzukehren und in einen Zustand zu kommen, in dem Sie wieder mühelos atmen können. Dies ist ein wichtiges Signal dafür, dass Ihr autonomes Nervensystem zur Ruhe kommt und heilt.

Während Sie diesen Ablauf erlernen, erweitern Sie Ihren Toleranzbereich, um etwas stärkere Schwankungen im Leben bewältigen zu können.

Georgia war mit einer herrschsüchtigen Mutter und einem wütenden Vater aufgewachsen. Sie war so sensibel, dass sie die Spannungen zu Hause schon spürte, noch »bevor es zum Streit kam«. Somatic Experiencing ermöglichte ihr, eine neue Stufe der Heilung zu erklimmen – trotz ihrer traumatischen Kindheit und Jugend mit ihren Eltern, trotz ihrer chronischen Gesundheitsprobleme und dem Trauma mehrerer Rückenoperationen. »Ich brauchte, was ich als ›emotionales Reha-Programm‹ betrachtete. Ich konnte mich entweder auf den Weg der Heilung machen oder einfach aufgeben.«

Georgia begann mit Achtsamkeitsmeditation, was viel bewirkte. Da sie darüber hinaus individuelle Anleitung benötigte, um wieder Kontakt zu ihrem Körper und ihren Emotionen zu bekommen, begann sie mit Somatic Experiencing. Ein Jahr lang ging sie einmal die Woche zu einer SE-Therapeutin. Sie berichtet: »Meine Therapeutin half mir verstehen, wie sich mein Körper bemerkbar macht. Manchmal beobachtete sie eine winzige Reaktion, der ich mir gar nicht bewusst war, und fragte: ›Was ist da gerade passiert?‹ Wenn ich antwortete: ›Ich weiß nicht, was Sie meinen‹, bat sie mich innezuhalten. Dann merkte ich, dass ich die Tränen zurückhielt. Wenn ich sagte: ›Ich bin traurig‹, fragte sie: ›Wo spüren Sie die Traurigkeit?‹ Bei mir begann die Traurigkeit oft mit einem stechenden Schmerz unter dem Schulterblatt. Wenn ich die Trauer nicht zuließ und – meist in Form von Tränen – aufsteigen ließ, strahlte der Schmerz nach unten in meinen Rücken aus. Er verschwand erst, wenn ich ihm meine Aufmerksamkeit schenkte.« Ein anderes Mal hatte Georgia Beschwerden im Bereich von Bauch und Magen. Ihre Therapeutin half ihr dabei, dem körperlichen und emotionalen Schmerz, den sie in ihrer Körpermitte festhielt, heilsame Aufmerksamkeit zukommen zu lassen.

Georgia nutzt die durch Somatic Experiencing erworbenen Fähigkeiten im Alltag, um mit ihrem emotionalen Schmerz und ihrer körperlichen Krankheit besser klarzukommen. »Besonders intensive Emotionen bewältige ich in kleinen Schritten, indem ich mir ein gemütliches Plätzchen suche und mich dann etwas mehr mit der schmerzlichen Angelegenheit befasse.«

Sie fährt fort: »Wenn ich traurig bin, horche ich in meinen Körper hinein, beginne ein Gespräch mit ihm und frage ihn, was er braucht. Ich habe gelernt, auf die Schmerzen in meiner Schulter oder meine Magen-Darm-Symptome – mein ›Bauchgefühl‹ – zu hören, sobald sie sich einstellen. Ich warte nicht mehr ab, bis sie mich umhauen.«

Georgia hat auch gelernt, sich im Laufe des Tages selbst zu beruhigen. »Wenn man sein Leben lang auf der Überholspur war, fällt es schwer, einen Schritt zurückzutreten und Momente des Trostes und der Geborgenheit zu schaffen – selbst dann, wenn man Schmerzen hat. Aber gerade lerne ich die Kunst der Selbsttröstung. Ich lerne, mich selbst wichtig zu nehmen und mir ein wenig Zeit zu gönnen, um mich mit einer Tasse Tee auf die Veranda in die Sonne zu setzen und die wunderbaren Glückshormone zu genießen, die mich beim Kuscheln mit meiner Promenadenmischung aus dem Tierheim durchströmen.«

Georgia hat gelernt, ihre »Stimme zu erheben, damit sich mein Körper nicht melden muss«. Es ist ihr gelungen, ihrer narzisstischen Mutter Grenzen zu setzen und ihr zu sagen: »Ich will, dass du damit aufhörst.« Sie hat von toxischen Beziehungen und Freundschaften Abstand genommen. »Ich höre jetzt auf meinen Körper und habe dadurch gelernt, welche Art von Menschen, Begegnungen und Druck mich so sehr stressen, dass die Überlebensreaktion ausgelöst wird und sich eine Menge toxischer Energie anstaut.«

Somatic Experiencing hilft Menschen mit traumatischen Erfahrungen, etwas kürzer zu treten, schmerzliche Empfindungen ruhig zu erleben und Gefühle auszuhalten, ohne sich davon überwältigen zu lassen. Wenn Sie sich so sicher fühlen, dass Sie sich Ihres Gefühlszustands bewusst sein können, können Sie Ihre Gefühle und Ihr Handeln steuern.

Somatische Übungen helfen Ihnen auch zu erkennen, wenn Sie kurz davor sind, vor Wut oder Angst zu explodieren, überzureagieren, die Nerven zu verlieren und Dinge zu sagen und zu tun, die Sie nicht meinen. Sie können lernen, Ihre Gereiztheit zu »hören«. Anzeichen dafür sind muskuläre Spannungen, Genervtsein, das Atmen zu vergessen, Schmerz, innere Taubheit, körperliches Unbehagen oder grippeähnliche Erschöpfung. Sie lernen innezuhalten und in die eigene Mitte zurückzufinden, ehe Sie auf eine Art und Weise reagieren, die Sie später vielleicht bereuen.

3. Geführte und kreative Visualisierung und Hypnose

Die geführte Visualisierung bedient sich Ihrer Vorstellungskraft und Ihrer inneren Bilderwelt, um Ihre neuronale Struktur zu verändern. Bei der geführten Visualisierung nutzen Sie die für geistige Verarbeitungsprozesse zuständige rechte Gehirnhälfte, um alte Muster umzuprogrammieren.

»Geistige Bilder sind etwas anderes, als einfach über irgendetwas nachzudenken«, sagt Bernie Siegel.[6] Das analytische

Denken »findet hauptsächlich in Bereichen der linken Gehirnhälfte statt, wo es um Sprache, Planung, Urteil und Zahlen geht. Der Prozess der kreativen Visualisierung oder geistigen Bilder beschäftigt vor allem die rechte Gehirnhälfte; er schließt die visuelle, auditive und olfaktorische Wahrnehmung sowie Erinnerung, Stimmung und Gefühle ein.«

Um die unterschiedliche Funktionsweise der beiden Gehirnhälften besser zu verstehen, können Sie das Zitronen-Experiment machen. Denken Sie daran, dass Sie Zitronen auf den Einkaufszettel schreiben müssen. Allein der Gedanke: »Ich muss Zitronen kaufen« hat Ihre linke Gehirnhälfte aktiviert. Stellen Sie sich nun vor, dass ein Pfund Zitronen im Laden 1,99 Euro kostet. Denken Sie daran, wie Sie die Zitronen kaufen und bezahlen. Alle diese Denkprozesse finden in der linken Gehirnhälfte statt und helfen, die nötigen Aufgaben zu erledigen.

Stellen Sie sich nun vor, Sie hätten eine frische, reife Zitrone in der Hand. Spüren Sie »die wächserne Oberfläche der Schale mit Ihren Fingern und riechen Sie das warme Zitrusaroma«, sagt Siegel. »Stellen Sie sich vor, wie Sie die Zitrone mit einem scharfen Messer vierteln. Dabei spritzt ein wenig Saft heraus, und der Zitronenduft wird noch stärker. Nehmen Sie ein Zitronenviertel zwischen Daumen und Zeigefinger und drücken Sie es vorsichtig zusammen. Beobachten Sie, wie der Saft hervorquillt und Tropfen über das feuchte, pralle Fruchtfleisch laufen. Heben Sie die Zitrone zum Mund und lassen Sie den Saft über die Zunge in den Mund rinnen.«

Sie erleben die Zitrone jetzt auf einer ganz anderen Ebene – mit dem ganzen Gehirn. Sie sondern Speichel ab, und der saure Geschmack der Zitrone lässt Sie erschauern oder den Mund verziehen. Ihr Körper reagiert, als ob Sie die Zitrone tatsächlich schmecken könnten. Die Visualisierung hat Ihr Gehirn von ihrer Echtheit überzeugt.

Sportler steigern ihre Leistung mit kreativer Visualisierung, indem sie sich vor dem großen Spiel vorstellen, wie sie den Baseballschläger schwingen oder den Basketball im Korb versenken. Wenn jemand jeden Tag im Kopf eine Klavierübung für fünf Finger macht, zeigt dieser Mensch ein ebenso starkes neuronales Wachstum im entsprechenden Teil des motorischen Cortex wie jemand, der die gleiche Übung täglich am Klavier absolviert hat.[7] Geistige Bilder täuschen das Gehirn und machen es glauben, wir würden das, was wir uns vorstellen, tatsächlich tun.

Auch Patienten, die Placebos nahmen und sogar *gesagt* bekommen hatten, dass es sich bei den Tabletten um Placebos handelte, gaben an, weniger Schmerzen zu haben als unbehandelte Patienten.[8] Es ist möglich, dass eine Massage – trotz der Information, dass es gar keine »richtige« Massage ist – dennoch eine Art »Körpererinnerung« in uns erzeugt, die körperliche und neurobiologische Veränderungen anstößt. Dies erklärt auch sehr schön, wie und warum kreative Visualisierung und Hypnose funktionieren.

Auf ihrem Genesungsweg hat Laura dank der geführten Visualisierung gelernt, sich an ein »weises Selbst« zu wenden. Es kommt zu ihr und schenkt dem verletzten und verlassenen kleinen Mädchen, das sie früher einmal war, den Trost und die Akzeptanz, die sie von ihrer eigenen Mutter nie bekommen hatte, die sich einen Zeitvertreib daraus machte, ihre Tochter zu demütigen. »Das weise Selbst meiner Vorstellung ist ungefähr 60 Jahre alt. Die Frau trägt die gleiche große, runde Schildpattbrille wie ich und hat eine dicke weiße Strähne im langen dunkelbraunen Haar. Sie lächelt. Sie schenkt mir dieses warmherzige, heilende Lächeln, als ob sie mich bedingungslos lieben würde wie eine Mutter ihr Kind. Wenn ich sehr traurig oder gestresst bin, stelle ich mir vor, dass sie neben mir sitzt, mich in den Arm nimmt und sagt: ›Schon gut, mein Liebling, alles ist gut. Auch das wird wieder gut. Wirklich. Du wirst schon sehen.‹« Wie Laura sagt, geschieht dann beinahe unmittelbar Folgendes: »Ich fühle mich beruhigt, wie das wohl der Fall sein dürfte, wenn man als zehnjähriges Kind von seiner Mutter umarmt wird und eine kluge, liebevolle Mutter hat, die Dinge sagt wie: ›Alles wird gut‹, und ›Ich liebe dich, egal was du tust‹. Eine Mutter, die ich nicht hatte.«

Erinnern wir uns an Michele: Als 13-Jährige reagierte sie allergisch auf ein Antibiotikum, das ihr vom Arzt gegen eine Infektion verschrieben worden war. Die ausgelöste Krise war so lebensbedrohlich, dass sie wie das Opfer eines Verbrennungstraumas behandelt wurde. Ihr jugendliches Gehirn konnte den Schmerz und den Schock der plötzlichen traumatisierenden Erkrankung nicht verkraften und schaltete teilweise ab. Michele erholte sich körperlich, aber sie war in einem Zustand ständiger Angst gefangen. Sie hatte das Gefühl, »in einem Körper herumzulaufen, der mich jederzeit im Stich lassen konnte«. Michele weigerte sich, mit ihren Ärzten oder Therapeuten über das zu sprechen, was ihr widerfahren war. Sie verstummte. Sie hatte zu große Angst vor weiteren Schmerzen.

20 Jahre später – sie war inzwischen Mitte 30 – wurde Michele von unzähligen Gesundheitsproblemen wie chronischer Erschöpfung, Reizdarmsyndrom, chronischen Nebenhöhlenentzündungen, Angst, Depressionen und Muskelkrämpfen geplagt. Um sich von der Angst zu befreien, die sie fest im Griff

hatte, und um die Macht über ihre Vergangenheit zurückzugewinnen, wollte sie ihre Geschichte aufschreiben. Als Michele zu schreiben begann und die von Schmerzen geprägten Erinnerungen der damaligen Zeit hervorholte, geschah es: »Mir fielen die Haare aus. Ich bekam eine acht Zentimeter große kahle Stelle.«

Das Schreiben half ihr zwar, sich ein wenig besser zu fühlen, aber sie hatte nach wie vor das Gefühl, nicht weiterzukommen. »Ich gab mir größte Mühe, aber ich konnte mir meine Angst nicht abgewöhnen«, sagt Michele. »Ich hatte das Gefühl, ›traumasüchtig‹ zu sein. Ich konnte mich von meiner Angst nicht lösen. In Gedanken kehrte ich immer wieder zu meinem Trauma zurück. Ich klammerte mich an die Angst, die ich mit 13 Jahren empfunden hatte, und konnte sie nicht loslassen. Ich konnte die Gewohnheit der Angst nicht ablegen.«

Eines Tages hörte Michele beim Autofahren, »wie jemand erzählte, er habe sich mit Hypnose das Rauchen abgewöhnt. Ich glaubte nicht an Hypnose.« Sie musste sich aber auch eingestehen, dass sie »mit der traditionellen Therapie fertig war. Ich wollte nicht mehr über die Dinge reden, die mir zugestoßen waren. Es hatte nicht das erhoffte Gefühl von Freiheit gebracht, die Geschichte in der Gesprächstherapie noch einmal zu erzählen.« Vielleicht konnte die Hypnose ihr helfen, ohne dass sie ihre Erinnerungen noch einmal in Worte fassen musste.

Michele sah sich sieben Hypnosetherapeutinnen und -therapeuten an und fand jemanden mit einer therapeutischen Ausbildung auf neurowissenschaftlicher Grundlage. In der ersten Sitzung führte die Hypnosetherapeutin sie durch einen Entspannungsprozess und bat sie dann, sich ein Zimmer ohne Decke vorzustellen, in dem sich zwei Sessel gegenüberstanden.

»Sie bat mich, in einem der Sessel Platz zu nehmen und auf den anderen eine Schachtel zu stellen, an der ein roter, mit Helium gefüllter Ballon befestigt war. Sie begleitete mich, während ich alle mit meiner Krankheit verbundenen Ängste, meine ganze Wut und Traurigkeit sowie die negativen und verstörenden Gefühle, die Angst und den Schrecken dessen, was ich mit 13 Jahren erlebt hatte, in diese Schachtel packte. Als sie voll war, machte ich sie zu und ließ sie durchs offene Dach emporsteigen. Ich sah zu, wie sie davonschwebte.«[9]

Anschließend sollte Michele sich vorstellen, dass sie sich selbst im Sessel gegenübersaß. Die Therapeutin sagte: »Sie sitzen sich selbst gegenüber, und ich möchte, dass Sie sich betrachten und sich all die negativen Gefühle über Ihre Krankheit vergeben. Vergeben Sie sich den Schmerz und die Angst und den Schrecken. Vergeben Sie sich die Traurigkeit und die Krankheit und alle damit verbundenen Symptome. Vergeben Sie sich, dass es Ihnen nicht gelingt loszulassen.« Der Vorgang der Selbstvergebung ging weiter, bis die Hypnosetherapeutin sagte: »Umarmen Sie sich fest, lassen Sie sich auf eine Größe von etwa drei Zentimetern zusammenschrumpfen und in Ihrem Herzen landen.« Dabei klopfte sie Michele auf den Arm.

Michele erinnert sich daran, sich »die ganze Zeit über enttäuschend wach« gefühlt zu haben. Aber als die Sitzung zu Ende ging und sie die Augen öffnete, merkte sie überrascht, dass sie »benommen war, wie nach einem Nickerchen«. Sie nahm an, sie hätte »ungefähr 15 Minuten visualisiert« – doch wie sich herausstellte, war fast eine Stunde vergangen.

»Als ich am Abend zu Bett ging, war ich verärgert. Ich hatte das Gefühl, Zeit und Geld verschwendet zu haben«, sagt sie. »Aber in jener Nacht schlief ich zum ersten Mal seit meiner

Krankheit acht Stunden durch. Am nächsten Morgen erwachte ich zum ersten Mal, seit ich denken konnte, ohne Angst und ohne Furcht. Fünf Tage später war ich immer noch ruhig. Ich dachte: ›Da stimmt was nicht. Ich fühle mich so gut, das kann nicht richtig sein.‹«

Sechs Hypnosesitzungen später war sie »ein anderer Mensch«. Michele sagt: »Mein Gemütszustand war ganz anders. Ich konnte wieder schlafen, ich war entspannt, ich war glücklich. Meine Mutter machte eine Bemerkung, die ich nie vergessen werde. Sie sagte: ›Du kannst wieder richtig lachen, Michele. Es ist das gleiche Lachen wie mit 13 Jahren, als du gesund warst – bevor du in dieses Krankenhaus kamst. Danach hat dein Lachen immer gezwungen und künstlich geklungen. Das ist dein echtes Lachen; das ist die echte Michele.‹«

Nachdem Michele von ihrer ständigen frei flottierenden Angst erlöst war, erwachte sie auch im übertragenen Sinne. Etwa zur gleichen Zeit, als sie mit der Hypnose begonnen hatte, hatte sie auch mit Gesellschaftstanz angefangen. Das Tanzen hilft ihr, immer mehr Freude zu entdecken. Außerdem begann sie, ein Blog für Menschen mit lebensverändernden Traumata zu schreiben. Inzwischen ist sie zertifizierter Coach – ihr Spezialgebiet ist die posttraumatische Belastungsstörung – und zertifizierte Hypnosetherapeutin.

»Das Unterbewusstsein macht 88 Prozent unserer Psyche aus. Ich glaube, die Hypnose hat diesen Teil meines Gehirns angesprochen«, sagt sie.

Mit den Angstsymptomen verschwanden auch Micheles körperliche Leiden. »Ich hatte seit Jahren zu hohe Leberwerte, aber mit einem Mal normalisierten sie sich. Mein Reizdarmsyndrom verschwand. Die Muskelschmerzen gingen einfach weg.« Besonders bemerkenswert war die Besserung ihrer Osteoporose. Ihr Körper befand sich in einem neuen Zustand der Entspannung. Michele setzte außerdem auf eine gesunde Ernährung und absolvierte gewissenhaft ein Krafttrainingsprogramm. »Meine Knochen sind jetzt stark und gesund«, sagt sie.

Michele Rosenthal schrieb ihre Geschichte aus einer Perspektive der Heilung und nannte sie *Before the World Intruded: Conquering the Past and Creating the Future.* Sie entwickelte eine eigene Radiosendung und interviewte Experten für Trauma, posttraumatische Belastungsstörung und Heilung. »Ich bin von dem Mädchen, das nicht über sein Trauma sprechen konnte, zu einer Frau geworden, die um der Heilung willen spricht«, sagt sie lachend.

Das solle nicht heißen, dass das Leben nun reibungslos verläuft, erklärt Michele. »Aber ich habe gelernt, mit dem fertigzuwerden, was kommt. Und ich habe gelernt, nicht mehr zu fragen: ›Warum ist mir das passiert?‹ Diese Frage führt nur zu Verwirrung. Die eigentliche Frage lautet: ›Was kann ich aus dem, was mir passiert ist, machen?‹ Es ist so leicht, die Hoffnung zu verlieren, und das darf nicht geschehen. Sie können immer einen Sinn in den Dingen entdecken, die Ihnen zugestoßen sind. Sie können immer etwas finden, das funktioniert und Ihre Heilung unterstützt.«

4. Neurofeedback

Mit Neurofeedback oder EEG-Feedback lässt sich die Gehirnfunktion verbessern. Die Neurowissenschaftlerin Ruth Lanius, Leiterin der Abteilung zur Erforschung posttraumatischer Belastungsstörungen an der University of Western Ontario in Kanada, sagt: »Neurofeedback kann dazu beitragen, einige durch

Traumata weggebrochene Netzwerke im Gehirn wieder ans Gesamtnetz anzuschließen.«

Beim Neurofeedback sitzt der Patient auf einem Stuhl vor einem Laptop. Der Laptop ist mit Elektroden auf seiner Kopfhaut verbunden, um die elektrische Aktivität des Gehirns zu überwachen. Eine Computersoftware analysiert die Muster seiner Gehirnwellen – und zeigt ihm durch die Veränderung der auf dem Bildschirm angezeigten Motive, wie gut er seinen Bewusstseinszustand zu steuern vermag.

Vom Computer könnte zum Beispiel das Bild eines Feldes angezeigt werden. Ist ein Schlüsselareal des Gehirns nicht ausreichend aktiv, kann das Feld – das sich je nach Gehirnaktivität ständig verändert – matschig und grau, die Blumen darauf können welk aussehen. Wird dieses Hirnareal allmählich wieder aktiv, erblühen die Blumen auf dem Feld in einer Explosion aus Farben und im Hintergrund zwitschern Vögel. Auf diese Weise gibt das Neurofeedback in Echtzeit Rückmeldung über das, was das Gehirn der Betreffenden gerade macht und wie sie sich fühlen. Sie können lernen, die eigene neuronale Aktivität zuverlässig zu beeinflussen. Mit etwas Übung lernen sie, bestimmte Denkmuster zu aktivieren, die eine mit angenehmen Bildern und Geräuschen verbundene neuronale Aktivität erzeugen.

Sie können es sich so vorstellen, dass der Neurofeedback-Prozess ähnlich arbeitet wie ein Dirigent, der die verschiedenen Teile des Orchesters dazu bringen möchte, hier ein wenig leiser und da ein wenig lauter zu spielen, um Synchronizität und Harmonie zu verbessern. Nach einer Neurofeedback-Sitzung zeigen die Patienten eine bessere Vernetzung vieler Hirnareale sowie eine bessere emotionale Erholungsfähigkeit.[10]

Fragen Sie bei der Suche nach einem Neurofeedback-Therapeuten, wie viel Erfahrung er oder sie in der Arbeit mit Menschen mit Kindheitsbelastungen und Traumata hat.

5. EMDR und die Desensibilisierung gegenüber Erinnerungen

Bestimmte Therapieformen funktionieren, indem sie den Menschen helfen, sich schwierige Erfahrungen gefahrlos in Erinnerung zu rufen und zu lernen, wie sie mit diesen Erinnerungen umgehen können, sodass sie in der Gegenwart keine Schmerzen mehr verursachen. Durch die wiederholte kontrollierte Begegnung lernen sie, keine negativen Gefühle mehr mit Gegenständen oder Erinnerungen zu verbinden, die sie fürchten.[11] Die Arbeit mit einem Therapeuten sorgt dafür, dass dies auf gefahrlose Art und Weise geschieht, und versetzt sie allmählich in die Lage, sich an einen Gegenstand, einen Menschen oder ein Ereignis zu erinnern, ohne dass sie dabei von Angst und Schrecken überwältigt werden. Sie sind frei.

Die Forschungen von Daniela Schiller, Juniorprofessorin für Neurowissenschaften und Psychiatrie an der Icahn School of Medicine at Mount Sinai, haben ergeben: »Wenn man eine negative Erinnerung immer wieder abruft und nichts Schlimmes dabei passiert, überwinden die meisten Menschen ihre Angst. Sie wissen zwar nach wie vor, was geschehen ist, und die Informationen bleiben auch weiterhin zugänglich«, erklärt Schiller.[12] »Aber die Emotionen sind weg.« Sie können zum Beispiel in der Gegenwart eines Elternteils sein, der Sie gedemütigt oder verletzt hat, und mit der Zeit werden keine Wellen der Angst und der Panik mehr über Sie hinwegrollen. Die Angst ist fort.

Indem man die Entkopplung von Angst und Erinnerung unterstützt, kann es in der Tat möglich werden, sich von besonders schmerzhaften emotionalen Erinnerungen zu lösen.

EMDR oder Eye Movement Desensitization and Reprocessing (dt. etwa »Desensibilisierung und Aufarbeitung durch Augenbewegungen«) ist eine hochwirksame Form der Psychotherapie, die diesen Prozess unterstützt. Die Behandlungsmethode wurde im Jahr 1990 von Francine Shapiro entwickelt, außerordentliches Forschungsmitglied des Mental Research Institute im kalifornischen Palo Alto.[13] Sie bemerkte Folgendes: Wenn jemand die Augen wie in den tiefsten Phasen des REM-Schlafs schnell hin und her bewegte, während er an schmerzliche Erfahrungen aus der Vergangenheit dachte, lösten sich die damit verbundenen Emotionen und der Stress auf.

Die Psychologin Shapiro erkannte, dass »viele Patienten einen Arzt oder Psychiater aufsuchen und über Angst klagen. Wenn sie jedoch weder von einer posttraumatischen Belastungsstörung noch einem schweren Trauma berichten, erfährt der Arzt oder Therapeut möglicherweise nie etwas von der Geschichte ihrer frühen Belastungen.« Shapiro empfand dies als schweren Mangel. Wie Ruth Lanius stellte sie fest, dass »belastende Erfahrungen oft ähnliche Symptome auslösen wie eine posttraumatische Belastungsstörung. Sie verursachen allerdings ein breiteres Spektrum emotionaler und körperlicher Symptome als schwere Traumata. Wenn die Patienten jedoch nicht darüber reden und nicht in die Kategorie einer posttraumatischen Belastungsstörung fallen, können die Psychiater nichts davon wissen. Sie behandeln diese Symptome wie eine Angststörung und verschreiben Medikamente.«

Aber Medikamente helfen uns nicht, die Reaktion auf unsere

Erinnerungen zu korrigieren. Sie kaschieren lediglich die Angst, die uns bis in die Gegenwart hinein verfolgt.

Shapiro war der Ansicht, Therapeuten müssten »einen genaueren Blick auf die allgegenwärtigen belastenden Erfahrungen werfen, die die meisten Menschen machen, auf die kleineren Traumata« und inwiefern diese unverarbeiteten Erinnerungen »hinter vielen Störungen, die wir sehen«, stecken.

Shapiro sagt, wenn wir die folgende Liste mit negativen Glaubenssätzen lesen und einige davon körperliches Unwohlsein auslösen oder dazu führen, dass wir schneller oder flacher atmen oder uns der Atem stockt, dürfte es unverarbeitete Emotionen aus früheren Ereignissen in unserem Leben geben. Zu den negativen Glaubenssätzen, die wir möglicherweise mit uns herumschleppen, gehören unter Umständen die folgenden:

Ich verdiene keine Liebe.
Ich bin furchtbar.
Ich bin ein schlechter Mensch.
Ich bin unzulänglich.
Ich bin nicht gut genug.
Ich bin hässlich (mein Körper ist hassenswert).
Ich verdiene es nicht…
Ich bin dumm (nicht schlau genug).
Ich bin eine Enttäuschung.
Ich verdiene es, zu sterben.
Ich verdiene es, mich elend zu fühlen.
Ich bin anders (gehöre nicht dazu).
Ich hätte etwas tun sollen.
Ich habe etwas falsch gemacht.
Ich hätte es besser wissen müssen.

Shapiro stellte fest, dass sie Patienten helfen konnte, die mit negativen und emotional schädlichen Glaubenssätzen verbundenen unangenehmen Gefühle gefahrlos abzurufen und aufzuarbeiten, indem sie den natürlichen Vorgang schneller Augenbewegungen nutzte.[14]

Und so funktioniert es: In einer EMDR-Therapiesitzung wird den Patienten geholfen, schmerzliche Emotionen abzurufen. Während diese Emotionen die Erinnerung an schwierige Erfahrungen wecken und tiefsitzende, damit verbundene Gefühle aufsteigen, werden sie gebeten, die Augen blitzschnell hin und her zu bewegen. Sie folgen dabei meist Lichtern, die in einem bestimmten Muster zwischen rechts und links, rechts und links wechseln. Diese Bewegung simuliert den REM-Schlaf. Dabei steuert der Therapeut die Aufmerksamkeit des Klienten.

Manchmal halten die Patienten auch in jeder Hand einen kleinen Stab, und die Stäbe pulsieren in bestimmten Abständen mal rechts und mal links. Es gibt auch die Möglichkeit der bilateralen Stimulation durch Töne oder Klopfen. Außerdem kann der Therapeut schlicht zwei Finger nach oben strecken und den Patienten bitten, die Augen von einer Seite zur anderen zu bewegen. Der Therapeut gewährleistet mit strukturierten Verfahren, dass der Klient sich auf alle Dinge konzentriert und alles verarbeitet, was angegangen werden muss.

»Jeder hat ein Datenverarbeitungszentrum im Gehirn, das dazu dient, Erfahrungen aufzunehmen und einer Lösung zuzuführen. Wir nehmen eine aktuelle Erfahrung, stellen einen Bezug zu allen Erinnerungen und bisherigen Ereignissen in unserem Leben her, verarbeiten die Information und ziehen neue Schlüsse daraus«, so Shapiro. Diese wecken oft intensive Gefühle. »Bei einer EMDR-Therapie sehen wir uns an, welche frühen Erinnerungen und aktuellen Situationen diese Gefühle wecken könnten, welche Symptome ein Patient hat und was benötigt wird, damit er künftig gesünder weitermachen kann.«

Wie es scheint, klinkt sich die EMDR-Therapie in die gleichen neurologischen Vorgänge ein, die auch im REM-Schlaf ablaufen und das Gehirn aufräumen.[15] Die wiederholte Umleitung der Aufmerksamkeit in der EMDR-Therapie erzeugt einen neurobiologischen Zustand, der dem des REM-Schlafs ähnelt. Dieser Prozess unterstützt – sowohl im Schlaf als auch in der EMDR-Therapie – die Integration des Gehirns, die durch belastende Erfahrungen und chronischen unvorhersehbaren toxischen Stress gestört ist. Diese Integration kann dazu führen, dass sich die im Hippocampus gespeicherte autobiographische Erinnerung an traumatische Ereignisse abschwächt und die Alarmbereitschaft der Amygdala sinkt.[16]

Weitere Studien zeigen, dass EMDR das Volumen des Hippocampus erhöht, das bei Menschen mit frühen Belastungen und Traumata meist geringer ist.

Indem in der EMDR-Therapie in einem sicheren therapeutischen Umfeld eine ähnliche Verarbeitungserfahrung erzeugt wird wie im REM-Schlaf, erklärt Shapiro, »bringen wir diesen Prozess in Gang, damit wir endlich zu einer Lösung gelangen und die negativen Emotionen verschwinden«. Schmerzliche Erinnerungen an belastende Erfahrungen »ähneln kleinen Traumsequenzen, die wir nicht mehr haben wollen. Weil sie in unverarbeiteter Form gespeichert sind, behalten sie eine emotionale Ladung. Das bleibt auch so – und es können noch so viele Jahre vergehen, ohne dass sie sich irgendwie verändern.« Aber sobald wir »die alte Erinnerung verarbeitet haben, sinkt das Niveau des alltäglichen Leidens eines Menschen«.

Shapiro betont, es gebe »so viel Leiden draußen in der Welt. Alles ist von Schmerz durchdrungen. Er wird von einer Generation an die nächste weitergegeben. Dabei verfügen wir über eine sehr effektive Möglichkeit, das Gehirn zurückzusetzen.«

Dieser Prozess kann sogar dann funktionieren, wenn unsere Erinnerungen so alt oder so tief vergraben sind, dass sie außerhalb unseres bewussten Gewahrseins liegen.

Priscilla, die als Kind beinahe gestorben wäre, litt unter lähmenden Panikattacken. Außerdem wurde ein Herzleiden bei ihr diagnostiziert: Mitralklappenprolaps. Sie entschloss sich, es mit einer EMDR-Therapie zu versuchen, um Gefühle zu verarbeiten, von denen sie sich bislang nicht hatte befreien können, obwohl sie viele verschiedene Verfahren ausprobiert hatte – einschließlich einer 15 Jahre langen Gesprächstherapie. Die EMDR-Therapie gab ihr die Möglichkeit, auf Erinnerungen zuzugreifen, ohne sie heraufbeschwören zu müssen. Nach und nach entwickelte Priscilla ein Verständnis dafür, dass ihr Nervensystem eine eigenständige Einheit war. Es konnte aktiviert, aber auch gedämpft werden. Priscilla wurde klar, dass ihr Nervensystem überaktiviert war. Und das meiste von dem, was sie bisher ausprobiert hatte, um dagegen anzugehen, war nicht bis zum Kern des Problems vorgedrungen.[17]

Priscillas Therapeutin Gina Colelli hatte bei Francine Shapiro studiert und mit Ersthelferinnen und Ersthelfern sowie Überlebenden der Terroranschläge vom 9. September 2001 gearbeitet. Es hieß, sie könne Menschen helfen, die mit traditioneller Psychotherapie nicht weiterkamen.

Es gelang Priscilla, Zugriff auf ihre Gefühle zu bekommen, Erinnerungen an die Zeit abzurufen, als ihre Eltern sie im Stich gelassen hatten – und sich an kindliche Panikattacken zu erinnern, die sie vergessen hatte. Diese schwierigen Gefühle ließ sie so lange durch sich hindurchströmen, bis sie sich nach und nach besser fühlte – lebendig und widerstandsfähig. Endlich war sie in der Lage, den Schmerz ihrer Familie hinter sich zu lassen. EMDR half ihr, »die Leichtigkeit und das Licht in mir zu sehen. Und ich konnte in die Welt hinausgehen und dieses Licht strahlen lassen.«

Priscilla war nun auch in der Lage zu erkennen, dass sie ihre Mutter nicht hasste. Sie konnte sie akzeptieren, wie sie war. »Ich verstand, dass es nichts zu verzeihen gab, dass sie einfach war, wie sie war, und zum damaligen Zeitpunkt ihr Bestes gegeben hatte.« Der Zeitpunkt, um die Wut und den Groll auf ihre Mutter loszulassen, hätte nicht besser gewählt sein können. Im gleichen Jahr verschlechterte sich die Alzheimer-Krankheit ihrer Mutter, und Priscilla konnte dieses letzte Jahr noch darauf verwenden, Möglichkeiten zu finden, Kontakt zu ihr aufzunehmen, bevor sie starb.

Colelli erklärt, dass sich, wenn wir im Nervensystem für Klarheit sorgen, die mit den schmerzlichen Gefühlen verbundene Sprache, die Emotionen und das Verhalten verwandeln: Sie werden von einer subjektiven zu einer objektiven Erfahrung. Man könnte auch sagen, wir können beobachten, was geschieht – ohne die üblichen schmerzlichen Gefühle zu empfinden. Wir können die Möglichkeit in Betracht ziehen, dass wir jetzt und hier ein erfülltes Leben führen können.

EMDR kann ein Weg sein, die mit belastenden Kindheitserfahrungen verbundenen Gefühle noch einmal zu empfinden. Dabei greifen wir ein, um die Erinnerung auf eine Weise zu rekonsolidieren, die sie von der überwältigenden Angst entkoppelt, die wir damals empfanden.

Heute befürwortet die Weltgesundheitsorganisation Francine Shapiros EMDR-Therapie als eine von nur zwei Formen der Psychotherapie zur Behandlung von Kindern und Erwachsenen, die durch Naturkatastrophen und Kriegssituationen traumatisiert wurden.

Kapitel 8

Wie man gut mit Kindern umgeht, wenn man selbst keine guten Eltern hatte: 14 Strategien, die Kindern helfen

Die folgenden Strategien zeigen, wie Sie als Eltern, Lehrer oder Mentoren Kindern und Jugendlichen helfen können, sich von den Folgen von chronischem unvorhersehbarem toxischem Stress zu erholen.

Es ist nie zu spät, um Ihrem Kind und Ihrer Familie zu helfen.

Ob eine Kindheit gut oder schlecht ist, hängt nicht von einem einzigen Moment oder gar von einer ganzen Reihe von Momenten ab. Sie können immer eingreifen und etwas verändern.

□

Wie der interpersonelle Neurobiologe Daniel J. Siegel sagt, gibt es keine perfekte Erziehung. Eltern können auch nicht immer alles so klug regeln, dass im sich entwickelnden Gehirn ihres Kindes makellose neurobiologische Verbindungen entstehen. »Verständnis allein kann gestörte Verbindungen nicht verhindern«, sagt Siegel. »Es wird unweigerlich zu einigen Störungen kommen. Für uns alle besteht die Herausforderung darin, unsere menschliche Unvollkommenheit mit Humor und Geduld anzunehmen, damit wir unseren Kindern offen und liebevoll begegnen können. Wenn wir uns pausenlos für unsere

›Fehler‹ im Umgang mit unseren Kindern tadeln, sind wir mit unseren eigenen emotionalen Problemen beschäftigt und verlieren die Beziehung zu unseren Kindern aus den Augen.«

Möglicherweise wird es uns nicht gelingen, unsere Kinder vor allen belastenden und traumatischen Erfahrungen zu bewahren. Unter Umständen sind Sie nicht in jeder Sekunde die perfekte Mutter oder der perfekte Vater. Aber Sie können Kinder und Jugendliche auf eine Art und Weise unterstützen, die verhindert, dass chronischer unvorhersehbarer Stress langfristig seinen Tribut fordert. Als Eltern und Bezugspersonen haben wir den größten Einfluss, wenn es darum geht zu verhindern, dass sich belastende Erfahrungen auf unsere Kinder auswirken, und ihre Folgen einzudämmen.

Vielleicht sind Sie nicht die Mutter oder der Vater, die Sie gern wären. Aber laut Siegel gilt auch dann: Es ist nie zu spät. Der Geist verändert sich durch Erfahrungen. Das bedeutet auch, dass man ihn gezielt gesünder und ausgeglichener machen kann – unabhängig vom Lebensalter. Es ist sogar in Ordnung, wenn Sie gestresst sind und – nachdem sich die Lage beruhigt hat – wieder in einen entspannteren Zustand finden und eine starke, stabile Umgebung für sich und Ihr Kind schaffen.[1]

Neue Studien bestätigen dies. Bei Ratten, die Stressproteine von ihren Müttern geerbt hatten, verschwanden diese Biomarker, wenn der Stress in ihrem Leben nachließ.[2] Wenn Männer und Frauen unter psychischen Erkrankungen leiden, aber eine hohe Erziehungskompetenz haben, ist die Wahrscheinlichkeit, dass ihre Kinder ebenfalls psychisch erkranken, nicht höher als bei Kindern ohne genetische Veranlagung.[3]

Auch ich habe mir diesbezüglich Sorgen gemacht, da meine Kinder schon sehr früh mit ansehen mussten, wie ich mit einer lebensbedrohlichen Autoimmunerkrankung kämpfte. Ich war mehrmals im Krankenhaus und konnte sie nicht sehen, und es gab Phasen, in denen ich monatelang zu Hause ans Bett gefesselt war. Ich sprach mit Deany Laliotis, einer Psychotherapeutin in Washington, D.C., die auf die Behandlung einfacher und komplexer traumatischer Stressreaktionen spezialisiert ist. Von ihr wollte ich wissen, ob meine Kinder durch ihre Erfahrungen irreparable Schäden davongetragen haben. Ihre Antwort beruhigte mich: »Wenn Sie diese Zeit als Familie gemeinsam durchgestanden haben, wenn Ihre Kinder sich in der Bindung an Sie sicher gefühlt haben und jetzt Ruhe die neue Norm in der Familie ist, wird das in der Entwicklung befindliche Gehirn neue und positivere Assoziationen herstellen, die mit der Zeit die alten negativen Assoziationen überschreiben.«

Ich hoffe, meine Kinder werden an ihren neueren Erinnerungen festhalten, die aus Momenten bestehen, in denen wir zum Wandern gehen, Kuchen backen, plaudernd am Strand spazieren gehen und abends lange Gespräche über das Leben führen. Ich hoffe auch, dass diese Erlebnisse die Erinnerungen daran ersetzen, wie sie mich als Sechs- und Zehnjährige im Rollstuhl schoben oder wie grau mein Gesicht war, als ich im Krankenhausbett lag. Hoffentlich wurden die Erinnerungen an eine Mutter, die beinahe völlig aus ihrem Leben verschwand, mit positiven Erinnerungen an eine Mutter verwoben, die sich stets hingebungsvoll um sie und ihr Wohlbefinden kümmerte.

Laliotis sagt, es sei möglich, dass einige der schmerzlicheren Bilder und Erinnerungen nicht verschwunden seien, »aber für die Kinder zählt, wie Sie angesichts der Situation mit ihnen umgehen und dass ihr Leben jetzt, vor dem Ende ihrer Kindheit, stabil ist – obwohl es früher traumatisch war«.

Wenn Sie Ihr Verhalten – einschließlich der Art und Weise, wie Sie auf Stressoren im Leben reagieren – verändern, werden Sie einen neuen Prozess des Sicherinnerns an die Kindheit anstoßen.

Das menschliche Gehirn hat die bemerkenswerte angeborene biologische Fähigkeit, den »neuronalen Zement« der Kindheit aufzubrechen sowie neue Neuronen und neue synaptische Verbindungen zu bilden. Und je kleiner ein Kind ist, desto leichter passt das Gehirn sich an. Deshalb sollten wir unseren Kindern so früh wie möglich helfen.

Der wichtigste Schritt zur Verbesserung Ihrer Erziehungskompetenz besteht darin, dass Sie einen guten Umgang mit Ihrer eigenen überschießenden Stressreaktion erlernen. Während Sie anfangen, an sich zu arbeiten, können Sie auch die folgenden kleinen und einfachen Schritte unternehmen, um mehr Präsenz und Einfühlungsvermögen zu entwickeln. Sie bringen eine Ruhe in Ihr Familienleben, die eine gesunde und ausgeglichene Entwicklung des Nervensystems Ihres Kindes fürs spätere Leben ermöglicht. So geben Sie ihm die bestmögliche Chance, ein Leben lang bei guter Gesundheit zu bleiben – wie Sie sich das für Ihr Kind wünschen.

Die folgenden 14 Tipps für Erziehung, Begleitung und Betreuung sind als erste Schritte gedacht, die Ihnen im Hinblick auf Ihr eigenes Erziehungsverhalten helfen sollen. Sie erheben nicht den Anspruch, ein Patentrezept für alle nur denkbaren Erziehungssituationen zu sein. Wenn Sie keine Kontrolle über die Situation haben, die Ihr Kind belastet, oder Ihre Selbstbeherrschung nicht ausreicht (weil Sie oder ein anderer nahestehender Mensch suchtkrank sind, Depressionen haben oder an einer psychischen Krankheit leiden; wenn körperliche oder sexuelle Misshandlungen oder eklatanter emotionaler Missbrauch vorliegen), sollten Sie unbedingt professionelle und/oder juristische Hilfe in Anspruch nehmen.

1. Kümmern Sie sich um Ihr »Päckchen«

Sie machen Ihren Kindern zweifellos das größte Geschenk, wenn Sie die eigenen ungelösten Probleme aufarbeiten und so verhindern, dass sie von Ihrer Kindheit auf die Kindheit Ihrer Kinder übergreifen und sie vergiften. Daniel J. Siegel drückt dies in einfachen Worten aus: »Bessere Eltern haben bessere Kinder. Das, was am stärksten über die sichere Bindung eines Kindes entscheidet, ist die Frage, wie gut es den Eltern gelungen ist, sich einen Reim auf die eigene Kindheitserfahrung zu machen.« Sie müssen lernen, für sich selbst zu sorgen, damit Sie Ihrem Kind eine gute Mutter oder ein guter Vater sein können.

»Als Eltern können wir nur unser Bestes geben«, sagt Siegel. Es ist hilfreich zu wissen, dass auch andere an einem bewussteren Umgang mit ihren Kindern arbeiten müssen. Sie können unsichere Bindungsmuster überwinden, zu sicheren Bindungen gelangen und so dazu beitragen, Sicherheit in das Leben Ihres Kindes zu bringen.[4]

Indem Sie anfangen, sich um Ihre eigenen Angelegenheiten zu kümmern, um gelassener reagieren zu können, tun Sie das Wichtigste dafür, die unvermeidlichen Fehler zu lindern oder zu korrigieren, die Sie – und alle Eltern – machen werden. Und nach und nach werden Sie weniger Fehler machen.

Siegel bezeichnet die Fähigkeit, die eigene Überreaktion auf Belastungen zu zügeln, um besser auf die Bedürfnisse des Kindes eingehen zu können, als »elterliche Selbstregulation«. Je besser Sie als Mutter oder Vater lernen, Ihr Verhalten zu regulieren, desto besser werden Sie Ihren Kindern geben können, was sie brauchen, um sich sicher zu fühlen.

2. Verwechseln Sie chronischen unvorhersehbaren toxischen Stress in der Kindheit nicht mit Herausforderungen, die Resilienz fördern

Die verlässlichste Methode, um aus einem Kind einen tapferen, liebevollen, resilienten und neugierigen Erwachsenen zu machen, ist diese: Man muss sicherstellen, dass es in jungen Jahren so wenig chronischen unvorhersehbaren Stress wie möglich erlebt. Wir müssen zwischen schädlichen Belastungen und solchen Belastungen unterscheiden, die Kinder darauf vorbereiten, sich in einer schwierigen Welt zu behaupten. Wir müssen ein Gleichgewicht finden und sie einerseits schützen, andererseits aber auch ein wenig fordern, damit sie dort draußen überleben können.

Paul Tough schreibt in seinem Buch *Die Chancen unserer Kinder: Warum Charakter wichtiger ist als Intelligenz*, dass wir unsere Kinder zwar einerseits beschützen wollen, andererseits aber auch Disziplin, Regeln und Grenzen vermitteln müssen. Kinder brauchen die Erfahrung, dass sie hinfallen und sich aus eigener Kraft wieder aufrappeln können. Tough nennt dies »kindgemäße Widerstände«. Alle Eltern kennen diese Gratwanderung: Man will einerseits das Kind vor Schaden bewahren. Andererseits aber weiß man, dass Kinder auch die Erfahrung des Scheiterns brauchen, um sich weiterzuentwickeln. Es geht darum, so Tough, Kindern dabei zu helfen, ein Scheitern zu verarbeiten.[5]

Daniel J. Siegel formuliert es so: Es ist Ihr Job, ausgewogen an die Sache heranzugehen. Sie bieten Unterstützung an und helfen gleichzeitig beim Abnabeln. Sie bieten eine sichere Zufluchtsstätte und ermutigen gleichzeitig zu Entdeckungen.[6]

Sie bewahren Ihre Kinder vor Schaden, aber Sie haben auch den Wunsch, dass sie lernen, mit Widrigkeiten umzugehen, Schwierigkeiten, Enttäuschungen und Verluste zu bewältigen. Kinder brauchen eine gewisse Entschlossenheit. Sie müssen ein Gefühl von innerer Widerstandskraft entwickeln, um wie Stehaufmännchen schwanken und sich wieder aufrichten zu können, damit sie das Leben nicht umwirft.

Sie können Ihre Kinder nicht vor allem beschützen – und sollten es auch gar nicht erst versuchen. Sie müssen zwischen harmlosen und gefährlichen Schwierigkeiten unterscheiden. Wenn es Ihrem Kind schwerfällt, mit kleinen Aufgaben im Haushalt oder Problemen bei den Hausaufgaben fertigzuwerden, oder wenn es mit einem seiner Geschwister streitet, dürfen Sie ihm mit Rat zur Seite stehen. Sie sollten aber nicht eingreifen, um die Angelegenheit zu regeln, oder ihm seine häuslichen Pflichten abnehmen.

Nehmen wir an, die Lehrerin stellt Ihr Kind zur Rede, weil es die Hausaufgaben zu spät abgibt, auf einen Test nicht vorbereitet ist oder morgens immer wieder zu lange im Bett bleibt und den Bus verpasst. In allen diesen Fällen muss es die Konsequenzen tragen und aus der Erfahrung lernen. Es muss seine Kräfte aktivieren und tun, was nötig ist, um vorbereitet zu sein, den Bus zu erwischen und insgesamt seine Gewohnheiten so zu verändern, dass sie das Gerüst seines künftigen Erfolgs bilden. Es bringt wenig, wenn Sie in die Schule marschieren und von der Lehrerin eine Erklärung verlangen, warum sie so streng zu

Ihrem Kind ist, oder um sie zu bitten, dass es den Test wiederholen darf. Damit nehmen Sie Ihrem Kind die Chance zu lernen, wie es für sich selbst eintreten und kleinere Widerstände bewältigen kann, wie es Vertrauen in seine Fähigkeiten entwickeln, sich nach Misserfolgen aufrappeln und wieder auf die Füße springen kann.

Wenn Ihr Kind sagt: »Ich habe meine Schulsachen in meinem Spind vergessen und muss morgen eine Klassenarbeit schreiben«, sollten Sie weder negative Vorhersagen treffen (»Dann wirst du in der Klassenarbeit wohl eine schlechte Note bekommen«) noch sofort Lösungen anbieten (»Ich werde deinen Lehrer anrufen!«). Stattdessen könnten Sie sagen: »Das klingt, als hättest du ein Problem. Aber ich weiß, du wirst eine Lösung finden. Was kannst du tun?«[7]

Belastende Erfahrungen an sich sind nicht das Problem. Widrigkeiten – und Misserfolge – gehören zum menschlichen Leben. Auf diese Weise lernen wir. Lassen Sie zu, dass Ihr Kind Kompetenz entwickelt, indem es seine eigenen kind- oder jugendgemäßen Probleme löst.

Kleinere Misserfolge und ein wenig Entschlossenheit angesichts einer Herausforderung tun gut. Doch wenn Ihr Kind schikaniert oder gemobbt wird, mit einer Lernschwäche oder psychischen Problemen zu kämpfen hat, mit Sex, Drogen oder Alkohol experimentiert, die seiner Gesundheit schaden können; wenn es emotionalen oder körperlichen Missbrauch in irgendeiner Form erlebt, müssen Sie als Eltern einschreiten.

Für ein Kind wird es dann besonders schwer, wenn ausgerechnet die Menschen, die es liebt und denen es vertraut, die Ursache für die Belastung *sind* – wenn wir als Eltern fälschlicherweise annehmen, Demütigung, Herabsetzungen, Spott, strafendes Schweigen, Beschimpfungen, Anschreien, emotionale und körperliche Vernachlässigung und unkontrollierte Gefühlsausbrüche würden »das Mädchen abhärten« oder »einen Mann aus dem Jungen machen«. Dann bereiten *wir* unseren Kindern ernsthaft Stress. Ständige toxische Kritik und Demütigungen gehören zu jenen unvorhersehbaren Kindheitsbelastungen, die zu lebenslangen Störungen des Immunsystems und gesundheitlichen Problemen sowie zu einem durchdringenden Gefühl emotionalen Verlusts führen, das ein Leben lang anhält.

Toxischer Stress verleiht unseren Kindern keineswegs Entschlossenheit, sondern schädigt ihren Körper und ihr Gehirn und schmälert ihr Wohlbefinden ein Leben lang. Es macht sie weder stärker noch härter, sondern greift die Systeme ihres Körpers an, die ihnen normalerweise zu körperlicher und emotionaler Stärke verhelfen würden.

3. Sorgen Sie dafür, dass Ihre Kinder sich wahrgenommen, geborgen, getröstet und sicher fühlen

Wenn Sie eine sichere Bindung bei Ihren Kindern fördern möchten, kann es nach Daniel J. Siegel hilfreich sein, sich die vier Grundaspekte der Bindung ins Gedächtnis zu rufen. Sorgen Sie dafür, dass sie sich *wahrgenommen, geborgen, getröstet* und *sicher* fühlen.[8]

Wahrgenommen. Damit Kinder sich gesehen fühlen, müssen Sie einfühlsam und genau wahrnehmen, wer sie sind. Sie nehmen den Geist Ihres Kindes hinter seinem Verhalten wahr, bieten Ihr Verständnis an und spiegeln das Gute, das in ihm ist und das Sie in ihm sehen. Wenn Ihr Kind das Gefühl hat, dass Sie es sehen, wie es wirklich ist, dass Sie hören, was es denkt und wie es sich fühlt, und diesen Dingen Beachtung schenken, kann es eine stärkere, sicherere Bindung entwickeln. Daraus entsteht Resilienz.

Geborgen. Vermeiden Sie Aktionen und Reaktionen, die Ihre Kinder beängstigen oder verletzen.

Getröstet. Helfen Sie Ihren Kindern bei der Bewältigung von schwierigen Gefühlen und Ängsten. Seien Sie in Situationen, die sie beängstigen oder belasten, für sie da – mit offenen Armen. Sie sind ihr sicherer Hafen.

Sicher. Helfen Sie Ihren Kindern, ein Gefühl inneren Wohlbefindens zu entwickeln, indem Sie ihnen die Gewissheit geben, dass sie auf dieser Welt sicher sind.

4. Sehen Sie Ihrem Kind tief in die Augen

Wenn Säuglinge und Kleinkinder ihren Eltern oder Bezugspersonen unverwandt in die Augen sehen, ist dies eine reflexartige Suche nach Sicherheit. Der Blickkontakt gibt ihnen Orientierung und sagt ihnen, dass sie sicher sind. Er ist auch von großer Bedeutung, wenn es darum geht, die Folgen von Belastungen und Traumata zu lindern.

Eltern können auf ihre Kinder einen beruhigenden und tröstenden Einfluss ausüben, indem sie ein inneres System aktivieren, das Stephen W. Porges, Professor für Psychiatrie an der University of North Carolina at Chapel Hill, »Social Engagement System« nennt (dt. etwa »System für sozialen Austausch«).[9] Dazu gehört auch, dass wir unserem Kind mit einem Gefühl tiefer Verbundenheit in die Augen sehen. Dies stimuliert den Vagusnerv – einen wichtigen neuronalen Schaltkreis, der mit Hirn, Herz und Gesicht kommuniziert und an der Regulierung von Puls, Atmung und Mimik beteiligt ist. Wenn wir den Vagusnerv unseres Kindes stärker aktivieren, hat dies einen beruhigenden Einfluss auf Herz und Lungen.[10] Es besänftigt die HHN-Stressachse und stellt die Stressreaktion ab.

Wenn Ihr Kind vor einer schwierigen Herausforderung steht, können Sie erstaunlich einfach helfen: Lassen Sie alles stehen und liegen und wenden Sie sich Ihrem Kind zu, sodass Sie ihm tief in die Augen sehen können. Sehen Sie Ihr Kind liebevoll und gütig an und sprechen Sie mit beruhigender Stimme. Sie könnten zum Beispiel sagen: »Lass mich das kurz weglegen, damit ich dir besser zuhören kann.« Oder: »Ich möchte das wirklich hören.«

Wenn Sie Ihrem Kind in die Augen sehen, hilft ihm schon diese eine einfache Geste, den Zustand der Angst hinter sich zu lassen und sich gleichzeitig wahrgenommen und geborgen zu fühlen. Der direkte, freundliche, beruhigende und liebevolle Blick der Mutter oder des Vaters besitzt große heilende Kraft.

Wenn unser präfrontaler Cortex davon ausgeht, dass wir in der Welt sicher und geborgen sind, stellen wir Blickkontakt zu anderen Menschen her. Wir suchen Anschluss, wollen eine Beziehung zu ihnen herstellen und tun dies, indem wir ihnen in die Augen sehen.[11]

Wenn Sie darauf achten, Ihren Kindern in die Augen zu schauen, werden Sie sie so sehen, wie sie wirklich sind. Sie zeigen ihnen, dass Sie das Gute in ihnen erkennen. Ohne ein einziges Wort tragen Sie dazu bei, ein Gefühl von Sicherheit und sicherer Bindung herzustellen.

5. Entschuldigen Sie sich nach einem Ausraster sofort

Wenn Sie einen Fehler machen, müssen Sie den Schaden wieder beheben, so Daniel J. Siegel. Sammeln Sie sich einen Augenblick, atmen Sie tief durch und kommen Sie wieder in Ihre Mitte.

Mit einer sofortigen Entschuldigung helfen Sie Ihrem Kind am meisten. Siegel rät zu Formulierungen wie: »Ich bin ausgeflippt, und bestimmt hattest du Angst. Das tut mir leid.« Oder: »Ich bin ausgerastet und habe dich erschreckt. Ich wünschte, es wäre nicht passiert. Es tut mir leid.« Wenn Sie Ihre Reaktion unterbrechen und zugeben können, dass Sie im Irrtum waren, nimmt die Aktivität im Angstzentrum des Gehirns Ihres Kindes – der stets wachsamen Amygdala – ab. Sie beruhigt sich wieder.

Neue Forschungen zur Erinnerung an belastende Erfahrungen bestätigen: Je schneller wir uns wieder fangen, uns entschuldigen und die Sache in Ordnung bringen, desto unwahrscheinlicher ist es, dass eine unschöne oder beängstigende Erinnerung bleibt.[12]

Wenn Sie so verärgert sind, dass Sie sich nicht zutrauen, das Richtige zu Ihrem Kind zu sagen, warten Sie mindestens 90 Sekunden. Siegel sagt: »Nach 90 Sekunden steigt und fällt eine Emotion wie eine Welle am Strand.« Es dauert nur 90 Sekunden, um Stimmungen zu verändern – das gilt auch für Ärger. Nehmen Sie sich gegebenenfalls 90 Sekunden Zeit – atmen Sie ungefähr 15-mal ein und aus – und sagen Sie dann, was Sie sagen müssen, um sich zu entschuldigen und Ihr Kind zu beruhigen, damit Sie Ihr Gleichgewicht wiederfinden und dazu beitragen können, dass es sich sicher und geborgen fühlt.

Wenn Sie sich entschuldigen und einräumen, dass Ihr Verhalten nicht zu der guten Erziehung passt, die Sie eigentlich anstreben, wertet Sie das in den Augen Ihrer Kinder nicht ab. Sie gewinnen vielmehr an Glaubwürdigkeit und schaffen Vertrauen. Es kann sogar zum Ausgangspunkt eines völlig neuen Gesprächs werden, und möglicherweise können Sie zu Ihrem Kind sagen: »Dieses und jenes ist passiert, und deshalb habe ich so reagiert. Es tut mir leid. Was ich gesagt und getan habe, war nicht richtig, und ich möchte es besser machen.«

Denken Sie an Georgia und wie schwer es für sie war, dass sich ihr Vater nie für seine plötzlichen Wutausbrüche entschuldigte. Oder an Mary, deren Vater sich nie für seine Trunkenheit und sein sexistisches Verhalten entschuldigte. Einen Fehler zu machen ist eine Sache. Wenn man als Mutter oder Vater seine Kinder erschreckt und sich nicht dafür entschuldigt, ist der angerichtete Schaden doppelt so groß.

Bernie Siegel erklärt: »Das Wichtigste ist, dass man sagt: ›Es tut mir leid‹ – damit die Kinder wissen, dass sie für das aktuelle Problem nicht verantwortlich sind.«

6. Bestätigen Sie alle Emotionen Ihres Kindes und zeigen Sie ihm, dass sie normal sind

Auch wenn Ihr Verhalten nicht ideal war, sollten Sie sich nicht in Ihren Fehler hineinsteigern, nachdem Sie ihn eingestanden haben, rät Siegel. Wenn Sie in der eigenen Geschichte gefangen bleiben, sind Sie Ihrem Kind keine große Hilfe. Machen Sie den nächsten Schritt, bestätigen Sie die Gefühle Ihres Kindes und zeigen Sie ihm, dass sie normal sind. Kehren Sie seine Gefühle nicht unter den Teppich und beschönigen Sie sie nicht. Lassen Sie zu, dass Ihr Kind verärgert ist – selbst, wenn sein Ärger Ihnen gilt. Sagen Sie zum Beispiel: »Ich habe dich verstanden.« »Das ist sehr frustrierend.« »Das hört sich schwierig an.«[13]

Wenn Ihr Kind Sie an schwierigen Gefühlen teilhaben lässt, kommentieren und urteilen Sie nicht. Sagen Sie einfach: »Möchtest du noch mehr dazu sagen?« Oder wiederholen Sie seine Worte: »Sehen wir mal, ob ich das soweit richtig verstanden habe ...« Oder: »Du empfindest ... als ...«

Sie können Ihr Kind trösten und ihm gleichzeitig Grenzen setzen. Sie können zwei Botschaften gleichzeitig vermitteln, alle seine Gefühle akzeptieren und trotzdem Grenzen aufzeigen.[14] So merken Kinder, dass Sie ihnen zuhören; sie wissen aber auch, dass sie sich für ihr Tun verantworten müssen. Sie können nicht zu spät nach Hause kommen, wütend mit Gegenständen um sich werfen, Sie anschreien oder verschweigen, wo sie sind, wenn Sie sie gebeten haben, sich zu melden.

Wenn Sie ausflippen, weil Ihr Kind klare Regeln verletzt, treten Sie einen Schritt zurück, räumen Sie ein, dass Sie Ihr Verhalten bedauern, entschuldigen Sie sich und umarmen Sie Ihr Kind. Aber sorgen Sie auch dafür, dass es versteht, welches Verhalten Ihre Reaktion verursacht hat. Sagen Sie etwa: »Das ist sicher ärgerlich. Es ist schwer, wenn man nicht bekommt, was man will. Aber wir haben ausgemacht, dass du nicht länger fortbleibst als ausgemacht, und das hat folgende Konsequenzen.« Sie können sich einerseits entschuldigen, ohne andererseits von Ihrem Standpunkt abzuweichen.

7. Verstärken Sie gute Gefühle

Die Evolution hat es so eingerichtet, dass wir uns Sorgen machen. Unsere Vorfahren hielten ängstlich und besorgt nach Raubtieren oder anderen Angreifern Ausschau. Sie haben diese genetische Veranlagung zur Angst an uns weitergegeben. Wir sind eine besorgte Art, weil die Sorge uns half zu überleben.

Aber wir müssen unseren Kindern und uns selbst dabei helfen, anstrengende Momente und Begegnungen und sogar belastende Erfahrungen durch ein Gefühl für das Gute und ein Gefühl des Staunens auszugleichen. Wir müssen unseren Kindern helfen, das Gute zu suchen und wahrzunehmen.

Nehmen wir an, Ihre kleine Tochter hätte Ihnen erzählt, dass ein anderes Kind auf dem Spielplatz etwas Schlimmes zu ihr gesagt hätte, und Sie hätten sie beruhigt. Dann könnten Sie noch hinzufügen: »Das hast du wirklich gut geregelt. Diese Sache hat dir bestimmt Angst gemacht, und es war genau richtig, dass du zu mir gekommen bist und mir davon erzählt hast.«

Oder Sie holen Ihren Sohn vom Kindergarten ab, und er weint, weil er Sie vermisst hat. Nachdem Sie ihn getröstet haben, könnten Sie sagen: »Jetzt sind wir ja wieder zusammen. Das ist doch schön, oder?« Suchen Sie im Laufe des Tages ganz allgemein nach Gelegenheiten, positive Erfahrungen hervorzuheben, und achten Sie auf die guten Dinge.

Der Neuropsychologe Rick Hanson formuliert es so: »Unser Gehirn ist stark darauf programmiert, das Negative zu sehen. Deshalb müssen wir unbedingt auch angenehme Erfahrungen im Alltag zur Kenntnis nehmen und dann mithelfen, sie in persönliche Stärken wie Dankbarkeit, Mitgefühl, Resilienz und Selbstwertgefühl zu verwandeln. Wenn wir die Aufmerksamkeit über längere Zeit auf positive Erfahrungen richten, tragen wir dazu bei, sie im Gehirn zu verankern.«

Indem man die neuronale Maschinerie der Erinnerung auf kluge Art und Weise nutzt, kann man Hanson zufolge die negative Verzerrung des Gehirns überwinden und »mehr Selbstvertrauen, eine bessere Laune und eine allmähliche Heilung von verstörenden oder gar traumatischen Erfahrungen« bewirken.

Der Forscher John Gottman hat gezeigt, dass in Beziehungen üblicherweise fünf positive Begegnungen nötig sind, um eine einzige negative Begegnung wettzumachen.[15] Das liegt daran, dass uns schmerzliche Erinnerungen sehr viel besser im Gedächtnis bleiben als angenehme.

Oder wie Hanson sagt: »Für negative Erfahrungen gilt das Klett-Prinzip: Sie bleiben haften, während für positive Erfahrungen das Teflon-Prinzip gilt.« Deshalb müssen wir bewusst »die guten Dinge aufnehmen. Wenn Sie Ihre Kinder dabei unterstützen, werden die emotionalen Überreste guter Erfahrungen dafür sorgen, dass sie die Welt in einem weniger düsteren Licht sehen.« Sie schaffen zunächst ausgeglichenere Voraussetzungen, indem Sie Ihren Kindern helfen, neue und positive neuronale Strukturen zu aktivieren und zu verdrahten. So entwickeln sie ein Gehirn, das Herausforderungen nicht einfach als etwas Negatives betrachtet. Und laut Hanson fördert dies bei Kindern Resilienz, Selbstvertrauen und Glück.

Seine Empfehlung lautet, »nach dem Guten Ausschau zu halten und es in positive Erfahrungen zu verwandeln«. Vielleicht sehen Sie einen Distelfink oder einen Specht im Garten oder einen Fisch im Teich oder einen Hasen, der vorüberhüpft, oder einen schönen Sonnenuntergang. Halten Sie einfach inne und nehmen Sie sich kurz Zeit, um stehen zu bleiben und mit Ihrem Kind über die Schönheit dieses Augenblicks zu sprechen – über die Farben, die Sie sehen, die Geräusche, die Sie hören, und darüber, wie angenehm dieser Moment ist. Wie Hanson sagt, können Sie auch darüber sprechen, »wie sehr Sie und Ihr Kind den Geschmack eines Stückchens Schokolade genießen oder ein Lied im Radio mögen«.

Hanson sagt: »Genießen Sie diesen Augenblick zehn, 20 oder 30 Sekunden lang, um ihn besser im Gehirn zu verankern.« Er fährt fort: »Je länger wir uns etwas bewusst machen und je stärker die emotionale Stimulation, desto mehr Neuronen werden gleichzeitig aktiviert und verknüpft und desto tiefer wird die Spur im Gedächtnis.«

Sie können diese Übung auch kurz vor dem Einschlafen mit Ihrem Kind machen und all die kleinen glücklichen oder freudigen Momente des Tages Revue passieren lassen. Sie können es sogar bitten zu spüren, wie die guten Erfahrungen einsinken und sich eine wohlige Wärme in seiner Brust ausbreitet, oder – wie Hanson rät – »sich vorzustellen, dass ein Edelstein in die Schatzkiste seines Herzens gelegt wird«.

Fachleute empfehlen auch, die positiven Aspekte im Leben Ihres Kindes zu verstärken. Wenn Ihr Sohn sich sichtlich bemüht, eine schwierige Hausaufgabe zu lösen, könnten Sie zum Beispiel bemerken: »Du bist wirklich beharrlich.« Wenn er einer Rollstuhlfahrerin die Tür aufhält, könnten Sie sagen: »Du bist sehr aufmerksam!« Wenn Ihre Tochter eine ungeliebte Pflicht erledigt, sagen Sie: »Du bist sehr verantwortungsbewusst.« Statt zu urteilen (»Du bist so klug!« »Das machst du toll!«), benennen und betonen Sie die gezeigten positiven Charakterzüge (Einfallsreichtum, Fürsorglichkeit, Einsatz, Durchhaltevermögen, Mut, Liebe), um Ihre Kinder wissen zu lassen, dass Sie ihre guten Seiten sehen.

Nehmen Sie als Mutter oder Vater unterdessen auch das Gute zur Kenntnis, das *Ihnen* begegnet: Wenn die Leute im Lebensmittelgeschäft nett zu Ihnen sind; wenn das Haar Ihres Kindes duftet; wenn Sie bei der Arbeit etwas erledigt haben; wenn der Abwasch geschafft ist; wenn Sie sich zusammenreißen, obwohl Sie müde sind; wenn Sie Ihre natürliche Warmherzigkeit spüren.

8. Stehen, sehen, gehen

Bruder David Steindl-Rast ist Mönch und beschäftigt sich mit interreligiösen Studien. Er lehrt eine ganz einfache Methode, wie wir das Gute zur Kenntnis nehmen und dankbar dafür sein können. Wie er sagt, ist es ganz einfach und eigentlich nichts anderes als das, was man uns schon als Kindern beim Überqueren der Straße beibrachte. »*Stehen. Sehen. Gehen.* Das ist alles«, sagt er. »Doch wie oft bleiben wir stehen? Wir hetzen durchs Leben. Wir bleiben nicht stehen. Wir verpassen die Chance, weil wir nicht stehen bleiben.« Das heißt, wir »müssen uns Stoppschilder in unserem Leben aufstellen«.[16]

Nach Steindl-Rast gilt unabhängig davon, wo Sie gerade sind: Je mehr Sie stehen und sehen und die Schönheit in sich aufnehmen oder das Zwitschern der Vögel oder den Anblick der Wolken, die über den Himmel ziehen, oder das Gefühl eines anderen Menschen in Ihren Armen – bevor Sie mit der nächsten Aufgabe beginnen –, desto mehr Dankbarkeit werden Sie empfinden. Und je dankbarer Sie sind, desto tiefer werden Ihre Freude und Ihr Glück – und das sind die besten Gegenmittel gegen entzündungsfördernden Stress.

Indem Sie Ihre Kinder und sich selbst dabei unterstützen, bewusst »stehen« zu bleiben und die Schönheit in unserer Welt zu »sehen«, ebenso wie Anzeichen dafür, wie viel Sie anderen bedeuten oder Ihre eigenen positiven Eigenschaften; indem Sie diese angenehmen Gefühle aufsaugen, ehe Sie zur nächsten Sache »gehen«, tragen Sie dazu bei, etwas gegen die Folgen von chronischem unvorhersehbarem toxischem Stress in der Kindheit zu tun.

9. Benennen Sie schwierige Emotionen

Matthew Liebermann ist Psychologieprofessor an der University of California in Los Angeles. Er hat herausgefunden, dass Sie durch das Benennen der eigenen Gefühle Hirnareale aktivieren, die Ihnen dabei helfen, Ihre übermäßig starken Reaktionen zu zügeln.[17] Wenn Sie Ihre Kinder dabei unterstützen, innere Vorgänge zu benennen – und zum Beispiel zu sagen: »Ich bin wütend und ängstlich« –, reagiert die Alarmzentrale in ihrem Gehirn erheblich schwächer. Je mehr Sie Ihren Kindern helfen, den Teil des Gehirns zu trainieren, der Gefühle benennt, desto weniger Stress werden sie empfinden, wenn sie belastende Erfahrungen machen.

Daniel J. Siegel sagt dazu schlicht: »Benennen, um es zu zähmen.«

Falls es Ihrem Kind nicht gelingt, innere Vorgänge zu benennen, können Sie verschiedene Wahlmöglichkeiten anbieten. »Bist du wütend oder traurig oder ängstlich?« Sie können diese Frage sogar auf ein Blatt notieren und mehrere Antworten zur Auswahl stellen. Oder Sie können das Gespräch mit einer Vorstellung davon eröffnen, wie Ihr Kind sich möglicherweise fühlt: »Das war wirklich beängstigend. Hast du Angst?« Bringen Sie Ihren Kindern bei, ihre Gefühle zu benennen, ehe sie davon überwältigt werden.

Erinnern Sie Ihre Kinder daran, dass nicht ihre Gefühle von Angst, Furcht oder Wut das Problem sind, sondern ihre Art zu reagieren, wenn sie sich überfordert fühlen. Indem Sie Ihre Kinder lehren, alle schwierigen Gefühle zu benennen, können Sie verhindern helfen, dass sie sie unkontrolliert ausleben, sich überwältigt fühlen oder dichtmachen.

10. Die unglaubliche Kraft der 20-Sekunden-Umarmung

Wenn sich Kinder im Kontakt, im Umgang und in der Bindung an Sie sicher fühlen, gehen sie auf Sie zu und erlauben Ihnen, ihnen bei der Regulierung schwieriger Emotionen zu helfen.

Dies ist der Kern einer sicheren Bindung. Sie können diesen Prozess unter anderem dadurch verstärken, dass Sie Ihren Kindern eine 20-sekündige Ganzkörperumarmung geben. Das hört sich simpel an, aber oft sind wir so hektisch, dass unsere Umarmungen kurz und hastig ausfallen.

Wenn Sie Ihr Kind 20 Sekunden lang im Arm halten, verursacht dieses Gefühl von Wärme und Berührung die Ausschüttung des »Bindungshormons« Oxytocin. Oxytocin beruhigt die Amygdala und fördert neueren Studien zufolge sogar die Produktion von Gamma-Aminobuttersäure (GABA). Sie ist für die Funktion des Gehirns unentbehrlich und begünstigt ein Gefühl von Ruhe.

11. Schaffen Sie ein Klima der Offenheit

Belastende Erfahrungen in der Kindheit richten nicht nur dadurch so großen Schaden an, dass sie geschehen. Sie tun es auch, weil sie oft im Geheimen passieren. Kinder betrachten Geheimnisse als etwas Schlechtes. Wenn das, was sie belastet, verschwiegen und vertuscht wird, kann etwas nicht stimmen. Doch statt zu vermuten, dass dies an der Situation liegt, interpretieren Kinder Geheimnisse als Hinweis darauf, dass sie selbst schlecht, dumm oder im Unrecht sind. Sie fühlen sich schuldig – als ob sie die Situation irgendwie verursacht hätten, weil sie nicht perfekt sind.

Bestätigen Sie, was gerade geschieht. Bringen Sie die Angelegenheit offen zur Sprache. Dies kann für ein Kind den Ausschlag geben, wenn es auf gefahrlose und hilfreiche Weise geschieht.

Laura hatte der Schwester ihrer Mutter immer nahegestanden. Ihre Tante half ihr zu verstehen, dass sie nicht die Einzige war, die das Geheimnis der Grausamkeit ihrer Mutter kannte. »Rückblickend denke ich, dass mir meine Tante wohl das Leben gerettet hat«, sagt Laura. »Ich war 14 Jahre alt, als sie sich eines Tages an mein Bett setzte und sagte: ›Es liegt nicht an dir, okay? Sie hat ein Problem. Du sollst wissen: Was hier passiert, *ist nicht deine Schuld.*‹ Diese Worte klingen nicht sonderlich weltbewegend, aber in all den Jahren, in denen ich mit der ständigen Kritik meiner Mutter alleine gewesen war, hatte ich gedacht, dass mit mir etwas nicht stimmte. Warum sollte meine Mutter mich sonst ständig kritisieren? Andere Mütter sprachen nicht so mit ihren Kindern. Das Gespräch mit meiner Tante dauerte nur zehn Sekunden, aber es war ein Hoffnungsschimmer, dass es vielleicht nicht nur an mir lag, dass ich vielleicht doch nicht so abscheulich war, dass ich vielleicht doch nicht gänzlich unliebenswert war. Damals dämmerte mir, dass es an meiner Mutter liegen könnte. Ich frage mich manchmal, ob ich die Jugendjahre überstanden hätte, wenn sich meine Tante nicht zu mir gesetzt und diese wenigen Worte gesagt hätte. Ob es mich dann noch gäbe.«

Wenn Sie offen ansprechen, was vor sich geht, muss sich ein Kind nicht allein und verlassen fühlen und sich fragen: »Wieso passiert mir so was? Was stimmt denn nicht mit mir?« Es muss nicht mehr annehmen, dass es von Grund auf schlecht sei, sondern kann sich deutlich gesündere Fragen stellen, wie etwa: »Was stimmt nicht mit dem Menschen, der mir das antut?« »Was stimmt nicht mit dieser Situation?«

Indem Sie die Wahrheit sagen, helfen Sie Kindern bei dem entscheidenden Erkenntnisschritt, dass das Problem nicht bei ihnen liegt; dass sie nicht unwürdig, nicht unliebenswert sind. Sobald Sie Kindern zu dieser Erkenntnis verhelfen, haben sie eine erheblich bessere Chance auf Heilung.

Cindys Ältester ist inzwischen 16 Jahre alt, und sie sagt:

»Wir können über schwierige Themen reden.« Sie hat gelernt, ihm zu sagen, »wenn viele Emotionen auftauchen, die auf Vergangenem, auf Situationen aus meiner Kindheit beruhen. Ich sage ihm, dass das gerade der Fall ist, lasse ihn wissen, dass ich damit fertigwerde, und hake die Sache ab.« Als Kind spürte Cindy deutlich, dass es Dinge gab, die alle wussten und über die niemand sprach, und dass vieles totgeschwiegen wurde. Es war offensichtlich, dass ihr Vater übergriffig war und niemand ihn dafür zur Rede stellte und sagte: »Moment mal! Was er macht, ist nicht in Ordnung! Wie geht es den Kindern damit?«

Wenn Cindy heute Probleme hat, »wenn ich das Gefühl habe, dass die Vergangenheit sehr stark beeinflusst, wie es mir gerade geht oder wie ich meine Kinder erziehe, mache ich ihnen das größte Geschenk, das ich ihnen geben kann. Ich lasse sie wissen: ›Kinder, im Augenblick passiert dieses oder jenes‹, und dann können wir ein offenes und sicheres Gespräch führen. Ich glaube, dass ich über meine Erfahrungen spreche und ihnen erzähle, mit welchen Schwierigkeiten ich konfrontiert war und was ich gelernt habe, ist eines der besten Dinge, die ich für meine Kinder tun kann. Ich bin alles andere als die perfekte Mutter, und manchmal holt die Angst meiner Kindheit mich ein. Aber weil ich es meinen Kindern gegenüber zugebe, wissen sie, dass es nicht ihre Schuld ist, dass es *mein* Problem ist. Warum sollte ich ihnen dieses einfache Geschenk vorenthalten?«

12. Geben Sie Geschichten von generationsübergreifender Traumatisierung einen neuen Rahmen

Sobald Sie verstehen, dass Ihre belastenden Erfahrungen das Erbe der belastenden Erfahrungen vorangegangener Generationen sind, können Sie die ganze Geschichte erzählen, zu der auch die Kapitel über Ihre Großeltern, Eltern und Kinder gehören.

Kendall kann mit ihrem Vater fühlen, wenn sie daran denkt, wie sehr es ihn verletzt haben muss, dass seine Mutter Suizid beging, als er noch ein Junge war, und seine Familie versuchte, die Sache geheim zu halten. »Das hat sicher dazu beigetragen, dass er zum Alkoholiker wurde.« Sie sagt: »Ich kann nun besser begreifen, warum er sich nie für mich eingesetzt hat – nicht einmal, wenn meine Mutter übergriffig war. Er musste an ihre Unerschütterlichkeit und ihre Perfektion glauben. Schließlich setzte er die Unvollkommenheit seiner eigenen Mutter mit Tod und dem Verlust von allem gleich, was er gekannt hatte.« Kendall bemüht sich auch um Mitgefühl für ihre Mutter. »Inzwischen ist mir klar, dass die Beziehung zu meinem depressiven, alkoholkranken Vater bestimmt nicht einfach für sie war. Sie hatte eine neurotische Bewältigungsstrategie perfektioniert: Wenn irgendetwas sie aus der Fassung brachte oder ihr unangenehm war, beharrte sie fest darauf, dass alles in Ordnung sei. Sie tat so, als ob mit meinem Vater alles in Ordnung sei; sie tat so, als ob bei mir alles bestens sei. Diese dysfunktionale Bewältigungsstrategie war eine Folge ihrer eigenen Erziehung.«

Dieses Wissen ändert zwar nichts an dem, was geschehen ist, sagt Kendall, »aber es hilft mir zu verstehen, dass diese Entwicklung nicht mit mir begonnen hat. Und es stärkt meinen Entschluss, dass dieses toxische generationsübergreifende Erbe ein Ende haben muss.«

Georgia sieht das ähnlich: »Das generationsübergreifende Muster meiner Familie hilft mir verstehen. Es macht die ganze Sache weniger persönlich; es geht dabei weniger um mich. Meine Großmutter war als Kind weggegeben worden. Sie war ein zutiefst verletzter Mensch und hat meine Mutter entsprechend schlecht behandelt. Meine Mutter war ebenfalls zutiefst verletzt und wurde deshalb genau wie ihre Mutter. Väterlicherseits war ein ähnliches Muster am Werk. Diese Muster waren bereits voll etabliert, bevor ich zur Welt kam.«

John fällt es leichter, seinem Vater die Hand zu reichen, weil er weiß: »Als mein Vater aufwuchs, war seine familiäre Situation noch schwieriger als meine.« »Seine Mutter war 18 Jahre alt und alleinerziehend, und er hat nie erfahren, wer sein Vater ist. Er hatte praktisch nie jemanden, der für ihn da war. Deshalb ist er ohne große emotionale Intelligenz aufgewachsen.«

Dank der Erkenntnis, dass Belastungen und Traumata erblich sind, können Sie die Geschichte Ihrer Kindheit so umdeuten, dass Ihre eigene Vergangenheit eine geringere Rolle darin spielt. Dadurch wird sie weniger persönlich. Indem Sie das Geflecht familiärer Geschichten durchdringen, können Sie verstehen, dass die Weichen für Ihre eigene Erfahrung bereits vor Ihrer Geburt von anderen gestellt wurden. Sie erkennen, wie Sie Ihr Leben auf ein anderes Gleis setzen und diese emotionalen Fesseln sprengen können, und setzen alles daran, die Reste der Verletzungen Ihrer Eltern aus der Zukunft Ihrer Kinder herauszuhalten.

13. Ein Kind braucht einen verlässlichen Erwachsenen oder Mentor

Toxischer Stress lässt sich laut Jack Shonkoff am besten dadurch verhindern oder beseitigen, dass »Kinder Erwachsene haben, die ihnen helfen, belastende Situationen zu überstehen, die ihnen ein Gefühl von Sicherheit und Geborgenheit vermitteln und sie vor allem dabei unterstützen, allmählich selbst die

Fähigkeiten zu entwickeln, mit Stress umgehen und ihn bewältigen zu können«. Kinder haben es oft schwer, weil sie das Gefühl haben, ohne Puffer, ohne Schutz zu sein. Es fehlt an »dauerhaften, verlässlichen, schützenden und unterstützenden Beziehungen zu fürsorglichen Erwachsenen, die ihnen helfen, belastende Situationen zu überstehen und zu lernen, wie man sie bewältigt«.[18]

Wenn Kinder sich bedroht fühlen und in einer anhaltenden Stressreaktion gefangen sind, müssen sie vor allem wissen, dass es jemanden gibt, auf den sie sich verlassen können. Belastende Erfahrungen werden von den Umständen beeinflusst, unter denen sie sich ereignen. Und diese Umstände werden davon geprägt, ob ein Kind Erwachsene hat, die ihm dabei helfen, die belastende Situation zu überstehen.

Laut Daniel J. Siegel sind verlässliche Beziehungen zu Erwachsenen einer der wichtigsten Faktoren für den Aufbau von Resilienz in der Kindheit. Dies schließt auch Erwachsene ein, die nicht zur Familie gehören und an die sich ein Kind gerade in den Turbulenzen der Pubertät wenden kann. Wie Siegel sagt, war es seit Menschengedenken so: »Wir lebten in Gemeinschaften, in denen die Heranwachsenden ein eigenständiges Leben erkunden und aufbauen konnten, während sie eine Reihe wichtiger und lehrreicher Beziehungen zu den Älteren unterhielten.« Diese Verbindungsfäden zwischen den Generationen »sind heute sehr dünn. In unserer Kultur gibt es das eigentlich nicht mehr. Aber Kinder brauchen neben ihren Eltern noch weitere Erwachsene wie Lehrer, Mentoren oder Trainer.«[19]

Junge Menschen sehen in einem Mentor, in einem verlässlichen Erwachsenen einen »Ort«, an den sie gehen können, um zu sehen, dass sie nicht alleine sind – einen sicheren Hafen.

Eine einzige Stimme der Vernunft, die ihnen kluge Ratschläge gibt, die ihnen Trost und den Glauben an sich selbst schenkt, kann den entscheidenden Unterschied machen.

Im Gruppen-Mentoring für gefährdete Jugendliche und unterprivilegierte Bevölkerungsgruppen gibt es ein Rahmenkonzept mit 40 Positivpunkten für die Entwicklung von Jugendlichen. Einer dieser Punkte lautet »Beziehungen zu weiteren Erwachsenen«. Die Empfehlung im Gruppen-Mentoring lautet, dass junge Menschen neben den Eltern mindestens drei Erwachsene haben sollten, die sie unterstützen.[20] Diese Beziehungen sind zwar kein Ersatz für eine sichere Bindung an die primäre Bezugsperson. Doch wenn es im Leben von Kindern weitere sichere und verlässliche Erwachsene gibt, kann sie das im Glauben an sich selbst und daran bestärken, dass sie gute Menschen sind.

Bernie Siegel erzählt davon, wie er ein junges Mädchen betreute, das erheblichen Kindheitsbelastungen ausgesetzt und oft suizidgefährdet war. Eines Tages kam sie zu ihm und sagte: »Sie sind mein WP.« Siegel fragte, was sie damit meinte. »Sie sagte: ›Sie sind mein Wahlpapa.‹ Wir können so viel Einfluss auf leidende junge Menschen haben, wenn wir ihnen zeigen, dass sie bei uns sicher sind, dass wir sie lieben.«

Bei den Interviews zu diesem Buch sagten viele meiner Gesprächspartner, dass es in ihrem Leben einen Menschen gegeben habe, der ihr Mentor gewesen sei und ihnen Sicherheit gegeben habe – einen Menschen, den wir als emotionalen Wohltäter betrachten können. Und dass die Existenz dieses einen, sicheren und verlässlichen Menschen ihnen geholfen habe durchzuhalten, bis sie erwachsen waren und ihre Erfahrungen in einen Ansporn zu tieferem Verständnis und größerem Wachstum verwandeln konnten.

Für Mary, die unter der unberechenbaren Situation in ihrem Zuhause litt, gab es die Mutter ihrer Freundin Andrea, die immer ein Bett für sie hatte und ihr das Backen beibrachte. »Andreas Mama wusste, dass mein Vater trank und uns verprügelte. Sie wusste, dass er laut und wütend werden konnte und dass bei uns diese schrecklichen Bilder an den Wänden hingen, aber sie liebte mich trotzdem«, sagt Mary. »Andrea durfte zwar nicht zu mir, aber ich war jederzeit bei ihr willkommen – ganz egal, welcher Tag oder wie spät es war.«

Cindy erzählt eine ähnliche Geschichte: »Die Nachbarn ein paar Häuser weiter waren sehr gut zu mir. Sie wussten, dass meine Familie zerbrach, und sagten, ich sollte ihre Einladung vorbeizukommen als ›Politik der offenen Tür‹ verstehen. Jahrelang ging ich jeden Tag zu ihnen. Ich fuhr sogar mit ihnen in den Urlaub. Rückblickend wird mir klar, dass mir die ganze Familie – vor allem die Mutter – enorm dabei geholfen hat, meine Kindheit zu überstehen. Sie haben mich nie weggeschickt.«

Kendall spricht in diesem Zusammenhang von einer älteren Freundin, die mit angesehen hatte, wie schwer sie es als Kind und Jugendliche gehabt hatte. Sie half ihr, ihre Vergangenheit zu verstehen, indem sie sie ermutigte, eine Therapie zu machen.

Bei anderen sind es vielleicht besondere Verwandte – eine Tante, die Großmutter oder der Großvater. John hatte seine Großmutter mütterlicherseits. »Sie hatte einen sehr großen Einfluss auf mein Leben«, sagt er. »Sie sagte mir immer wieder, dass sie mich bedingungslos liebte. Sie war das genaue Gegenteil meines Vaters. Bei jeder Gelegenheit sagte sie: ›Ich liebe dich.‹ Ich liebte sie von ganzem Herzen. Wir gingen oft mit dem Hund spazieren, und der Mond schien, und sie hielt einfach meine Hand und sprach mit dem Mond. ›Hallo, lieber Mond‹, sagte sie. Sie half mir, die Schönheit der Welt durch ihre Augen zu sehen. Ich glaube, sie hat mich gerettet. Wenn ich heute den Müll raustrage und den Mond am Himmel sehe, denke ich an sie. Ich denke daran, dass ihre Liebe das einzig Gute an meiner Kindheit war.«

Kat glaubt, dass ihr die Liebe ihrer Großmutter und die wenigen Jahre, als sie gegen Ende der Highschool bei ihr lebte, wohl das Leben gerettet haben. »Es gab nur uns beide«, erinnert sie sich. »Sie verlor niemals die Geduld, und wenn ich noch so mürrisch oder schweigsam oder trotzig war. Wenn ich irgendwohin musste, brachte sie mich immer mit dem Auto hin. Sie packte mir jeden Tag etwas zum Mittagessen ein und schrieb mit einem dicken schwarzen Stift meinen Namen auf die Tüte. Wenn ich krank war, ließ sie alles stehen und liegen, um bei mir zu bleiben und sich um mich zu kümmern. Sie kochte mir Hühnersuppe. Ich fing an, sie ›G-Ma‹ zu nennen. Diese eine Beziehung – ihre Liebe – machte einen himmelweiten Unterschied, obwohl ich das damals noch nicht verstand.« Kat erinnert sich, dass sie eine Karte von ihrer G-Ma bekam, als sie ihre erste Stelle als Lehrerin antrat. Darauf stand: »Deine Mama wäre sehr stolz auf dich, Kat.« Ihre Großmutter hatte jedes Wort dreimal unterstrichen. »Dass meine Mutter mir fehlte, hatte schon sehr lange niemand mehr gewürdigt«, sagte Kat. »Es fühlte sich an, als hätte mir zum ersten Mal in meinem ganzen Leben jemand gesagt, dass er stolz auf das sei, was ich geschafft hatte.«

Kurz darauf starb ihre Großmutter.

»Wenn ich diese kurze Zeit mit meiner Großmutter nicht gehabt hätte, wenn sie nicht da gewesen und mich geliebt hätte,

hätte ich wohl niemals den kleinen Teil von mir gefunden, der glaubte, dass ich es vielleicht doch verdiente, gesund zu werden«, sagt Kat.

14. Achtsamkeit an Schulen

Während des Schuljahrs verbringt ein Kind die Hälfte seiner Zeit in der Schule. Das Schulklima kann von starkem Stress und hohem Konkurrenz- und Leistungsdruck geprägt sein. Schikanen und soziale Ausgrenzung können die Belastung noch verstärken.

US-amerikanische Jugendliche geben ihr Stressniveau während des Schuljahrs mit sechs von zehn Punkten an.[21] Im Sommer sinkt es deutlich. Wir müssen uns also fragen, ob es sinnvoll ist, dass amerikanische Jugendliche einen derart großen Teil ihres Tages mit leistungsorientierten Bemühungen verbringen, bei denen eine ganze Menge auf dem Spiel steht – mit Lernen, Schulaufgaben, Prüfungen, Studierfähigkeits- und Leistungstests.

Im Jahr 2014 versammelten sich hunderte von Erziehern in Washington, D.C., auf der Konferenz »Mindfulness in Education«, um auszuloten, wie man Mitgefühl und Achtsamkeit an Schulen vermitteln kann. Jack Kornfield war einer der Leiter der Veranstaltung.[22] Er merkte an, dass Lehrer und Erzieher allmählich verstünden, was passiert, »wenn sie ein Kind zu unterrichten versuchen, dessen Eltern sich gerade scheiden lassen. Wie kann es da in der Schule still an seinem Pult sitzen und lernen, wie man Aufsätze schreibt?«

Wir müssen uns das Stressniveau der Kinder zu Hause und in der Schule ansehen und ihnen die Fähigkeiten vermitteln, die sie benötigen, um ihren Stress zu bewältigen oder abzubauen.

Neue Studien zeigen: Wenn Schülerinnen und Schüler der Highschool Achtsamkeit und Meditation erlernen, werden sie psychisch gesünder, ihre Noten besser und ihr Stress geringer. Eine Untersuchung kam zu dem Ergebnis, dass Schüler nach einer zehnminütigen Anleitung in Achtsamkeitsmeditation bei wichtigen Mathematikprüfungen weniger Stress empfanden und im Fach Mathematik durchschnittlich fünf Punkte besser abschnitten als ihre Mitschüler.[23] Menschen mit Meditationserfahrung zeigen deutlich bessere Leistungen bei standardisierten Tests, die hohe Anforderungen an die Konzentration stellen.[24] Außerdem nimmt das Wohlbefinden männlicher Jugendlicher zu, wenn sie viermal 40 Minuten Meditationsanleitung bekommen und jeden Tag mindestens acht Minuten mit einer CD üben.

Die Ergebnisse einer anderen Studie zeigten: Jugendliche, die einen Achtsamkeitskurs absolvierten, waren seltener depressiv und hatten einen niedrigeren Stresspegel.[25] Je mehr sie sich in Achtsamkeit übten, desto weniger Stress und desto mehr Wohlbefinden empfanden sie auch noch drei Monate nach dem Ende der Studie. Christina Bethell, Professorin an der Johns Hopkins Bloomberg School of Public Health, stellte fest: Bei Kindern mit einem ACE-Wert von 2 oder höher, die eine gewisse Resilienz entwickelt hatten und zum Beispiel angesichts einer Herausforderung ruhig und beherrscht bleiben konnten, war die Wahrscheinlichkeit, dass sie sich schulisch engagierten, anderthalbmal so hoch wie bei Kindern mit einem ACE-Wert von 2 oder höher, die keine Resilienz erworben hatten.[26]

Allmählich schenken die Schulen dem Umstand, dass ihre Schülerinnen und Schüler möglicherweise zu Hause, in ihrem Viertel und sogar an ihren Schulen mit traumatischen Erfahrungen konfrontiert werden, mehr Beachtung. Die Verwaltung einer Schule im US-Bundesstaat Washington führte Übungen zur Traumabewältigung ein, um Kindern zu helfen, die daheim unter Umständen belastende Erfahrungen machen. Man wollte im Hinblick auf die Disziplin von »einem auf Schuld, Scham und Strafe basierenden Ansatz« zu einer vermehrten Fürsorge für Kinder – und Lehrer – übergehen, damit die Kinder besser lernen können. Dabei stellte man fest, dass in dem stärker von Fürsorge geprägten schulischen Umfeld mit 275 Schülerinnen und Schülern von der Vorschule bis zur fünften Klasse der vorübergehende Ausschluss vom Unterricht um 89 Prozent zurückging und weniger Schulverweise ausgesprochen wurden. Jane Stevens, die Gründerin und Herausgeberin der Informationswebseite ACEsTooHigh.com und des sozialen Netzwerks ACEsConnection, dessen Mitglieder Übungen aus der ACE-Forschung anwenden, sagt: »Schulen, die Rücksicht auf mögliche Traumata nehmen, sind bessere Schulen.« Hunderte von Schulen greifen diesen traumabezogenen Ansatz auf, aber Stevens zufolge »müssen wir die Sache auf landesweiter Ebene angehen, um Breitenwirkung zu erzielen«.

Dies bedeutet, dass wir auch die Lehrer in Achtsamkeit schulen müssen. Robert Whitaker ist Kinderarzt und Professor für Pädiatrie und Gesundheitswesen an der Temple University. Er untersucht, wie Achtsamkeit für die Folgen belastender Kindheitserfahrungen die körperliche und geistige Gesundheit schützt. Bei der Arbeit mit über 2000 Lehrern und Mitarbeitern des US-Bildungsprogramms »Head Start« entdeckte er, dass viele von ihnen selbst belastende Kindheitserfahrungen gemacht hatten.[27] Diejenigen, die sich in Achtsamkeit übten, berichteten jedoch unabhängig von ihrem ACE-Wert von positiveren Entwicklungen im Hinblick auf ihre körperliche und geistige Gesundheit.

Wenn Lehrer auch dann achtsam und ruhig bleiben, wenn Kinder verhaltensauffällig sind oder anderweitig Probleme haben, gelingt es ihnen besser, eine Umgebung zu schaffen, in der sich ihre Schüler sicher fühlen. Whitaker sagt: »Die Gegenwart von oder der Kontakt zu anderen Erwachsenen, die einem Kind helfen können, auch angesichts von Leid einen Sinn im Leben zu finden, verhilft ihm zu Resilienz.« Es ist wichtig, dass ein Kind »die mitfühlende Reaktion eines Menschen erfährt, bei dem [es] sich sicher fühlt«.

»Es kommt auch darauf an, wie wir unseren begabten Lehrern helfen, eigenen Stress abzubauen«, sagt Stevens.

Als Eltern, Betreuer und Pädagogen können wir Lehrer- und Elternverbände sowie Schulen bitten, Achtsamkeitsprogramme für unsere Kinder anzubieten. Dass Kinder lernen, belastende Gefühle zu bewältigen, sollte zu einem Schwerpunkt einer ausgewogenen, erfolgsorientierten Erziehung werden.

Fazit

Kindheitsbelastungen können einen Menschen zerstören, aber auch ein enorm starker Anstoß zum Wachstum sein. Man braucht sehr viel Mut und innere Stärke, um aus dem Trauma einer belastenden Kindheit einen Weg posttraumatischen Wachstums zu machen. Doch eine solche Neuausrichtung im Leben eröffnet Ihnen die Möglichkeit der Heilung.

Man muss sich auf einem schmalen Grat bewegen: Es geht darum, die komplexen Erkenntnisse der ACE-Forschung vollumfänglich zu akzeptieren, dabei jedoch nicht in die Annahme zu verfallen, dass, wer belastende Kindheitserfahrungen gemacht hat, ohnehin keine Chance auf ein glückliches, erfülltes und zufriedenes Leben haben wird.

Der Autor Andrew Solomon hat die Bücher *Saturns Schatten: Die dunklen Welten der Depression* und *Weit vom Stamm: Wenn Kinder ganz anders als ihre Eltern sind* geschrieben. Er spricht davon, wie er als Kind von anderen auf qualvolle Weise gemobbt wurde, weil er »anders« war. Später einmal sollte er verstehen, dass sein »Anderssein« damit zusammenhing, dass er schwul ist. »Diese frühen Erfahrungen können sehr einschneidend und entscheidend sein; und am Ende entwickelt man ein Bild von sich selbst, ein Bild von seinen Stärken, ein Bild von seinen Schwächen, ein Bild von den Einschränkungen, die man durch die Welt erfahren wird.«

Doch Solomon betont auch, dass man seine Traumata annehmen und zu einem Teil seiner selbst machen muss. Als Antwort auf die schmerzhaften Erfahrungen muss man schlimme Lebensereignisse »in einen Triumph verwandeln und ein besseres Selbst schaffen«.

Dreh- und Angelpunkt dabei ist, so Solomon, dass wir belastenden Lebenserfahrungen und Entbehrungen einen Sinn geben können. Letztlich, so seine Überzeugung, seien es »unsere Missgeschicke, die uns bei der Sinnsuche antreiben«.[1]

Die Erkenntnis, dass Sie schwere Zeiten durchgemacht haben, veranlasst Sie auch dazu, tieferes Mitgefühl zu entwickeln, größere Nähe zu suchen, die schönen Momente des Lebens zu würdigen sowie die Verbundenheit mit anderen und der Welt im Allgemeinen wertzuschätzen. Dies ist der hart erkämpfte Nutzen erlittenen Leids.

Wissenschaftler haben festgestellt: In den letzten Lebensjahrzehnten, im Alter zwischen 65 und 84 Jahren, haben Menschen ohne Kindheitsbelastungen *mehr* entzündungsfördernde Hormone im Blut als Menschen mit Kindheitsbelastungen.[2] Möglicherweise gelangen wir im Laufe der Zeit, wenn wir allmählich einen Sinn in unseren Erfahrungen entdecken, wenn wir unsere Vergangenheit in unsere komplexe Identität integrieren und akzeptieren, inwiefern sie uns geformt hat, zu einem besseren Selbstverständnis und mehr Selbstakzeptanz.

Menschen, die Belastungen erlebt haben, verfügen Wissenschaftlern zufolge über »eine erhöhte Genussfähigkeit«.[3] Die Forscher kamen auch zu dem Schluss, dass »die schlimmsten Erfahrungen im Leben letztlich auch ihr Gutes haben könnten, denn sie fördern die Fähigkeit, die kleinen Freuden des Lebens zu genießen«.

Wenn Sie Ihren belastenden Kindheitserfahrungen zum Trotz den Heilungsprozess annehmen, werden Sie am Ende zwar nicht zu dem Menschen, der Sie gewesen wären, wenn Sie in Ihrer Kindheit weniger gelitten hätten. Sie bekommen aber etwas Besseres: das hart erkämpfte Geschenk der Lebensklugheit, die Sie in alle Bereiche Ihres Lebens einbringen können.

Neue medizinische Horizonte

Es heißt, wenn die Misshandlung, der Missbrauch und die Vernachlässigung von Kindern mit dem heutigen Tag enden würden, würde das *Diagnostische und Statistische Handbuch Psychischer Störungen* innerhalb von zwei Generationen auf die Größe einer Broschüre schrumpfen und die Gefängnisse würden sich leeren.[4]

Bernie Siegel sagt nach rund 50 Jahren medizinischer Praxis schlicht: »Ich bin zu der Überzeugung gelangt, dass die Kindheit das größte Problem für die Volksgesundheit ist.«

Die biologische »Weltformel« – dass belastende Kindheitserfahrungen unseren physischen, neurologischen und emotionalen Zustand und unsere Entwicklung prägen – verändert nur unfassbar langsam, »wie wir ›Medizin praktizieren‹«, sagt Vincent J. Felitti. »Nur sehr wenige Internisten oder medizinische Fakultäten sind daran interessiert, die zusätzliche Verantwortung zu schultern, die ihnen dieses Verständnis auferlegt.«

Dies ist besonders verblüffend, wenn man bedenkt, dass Ärzte jede Hilfe gebrauchen können, um »die wahren Ursachen hartnäckiger chronischer Erkrankungen, Schmerzen und Leiden aufzudecken«, wie Felitti sagt. Die Kenntnis der ACE-Forschung eröffnet einen neuen Weg in einem Bereich, in dem die

Medizin weitgehend versagt: bei der Unterstützung von Patienten, die seit Jahrzehnten unter chronischen Erkrankungen leiden und für die es kaum Hoffnung gibt.

»Wir Ärzte«, so Felitti, »wissen, dass es im Grunde nur drei Informationsquellen für die Diagnose gibt: die Anamnese, die ärztliche Untersuchung und die Labortests. Die überwältigende Mehrheit der Patienten geht davon aus, dass die Laboruntersuchungen zur Diagnose führen. Doch erfahrene Ärzte werden Ihnen sagen, dass sich die Diagnose in 75 bis 80 Prozent der Fälle aus der Krankengeschichte ergibt.« Er fügt hinzu: »Die Einbindung traumabezogener Fragen, die wir seit inzwischen acht Jahren 440 000 erwachsenen Patienten gestellt haben, kann uns bereits im Vorfeld zeigen, was bei einem Patienten erforderlich ist und was nicht.«

Felitti sagt, es sei fraglos »leichter, auf die aktuell von einem Patienten vorgestellten Symptome zu reagieren, als zu verstehen, warum das Problem überhaupt existiert – vor allem, wenn es chronisch ist. Doch wenn wir Ärzte uns bemühen, das Leben der Menschen ebenso gut zu verstehen wie ihre biomedizinischen körperlichen Funktionen und Symptome, bieten wir Patienten eine neue Möglichkeit, Wohlbefinden zu erlangen.«

In der Tat hat es offenbar einen unmittelbaren gesundheitlichen Nutzen für erwachsene Patienten, wenn sie Hilfe bekommen, um den möglichen Zusammenhang zwischen ihren Kindheitserlebnissen und ihren späteren gesundheitlichen Problemen zu erkennen und zu erörtern. Eine neuere Studie Felittis mit 125 000 Patientinnen und Patienten ergab: Bei denjenigen, die im Rahmen der Anamnese den ACE-Fragebogen ausgefüllt und ihren ACE-Wert mit ihren Ärzten besprochen hatten, sank im darauffolgenden Jahr die Zahl der Arztbesuche um 35 Prozent, die Zahl der Besuche in der Notaufnahme um elf Prozent.[5] Dies galt speziell für Erwachsene mit chronischen Erkrankungen, die besonders schwierig zu behandeln waren.

Weil das Geld im Gesundheitssektor knapper wird, verbringen Ärzte weniger Zeit im Sprechzimmer im direkten Austausch mit ihren Patienten.[6] Im Durchschnitt bestellen sie ihre Patienten im Viertelstundentakt ein. Indem sie *fragen*, *zuhören* und *akzeptieren*, können Ärzte ihren Patienten laut Felitti jedoch »große Erleichterung verschaffen«. In einem klinischen Umfeld könnte ein Arzt etwa sagen: »Ich sehe anhand des Fragebogens, dass [Ihr Vater Alkoholiker war/Sie sexuelle Gewalt erlebt haben/Ihre Mutter an einer bipolaren Störung litt/Ihr Bruder Suizid begangen hat/Sie als Kind häufig verspottet wurden]. Können Sie mir sagen, wie das Ihr späteres Leben beeinflusst hat?«

Im Gegensatz zu den Ängsten vieler Ärzte, diese Frage könne dazu führen, dass man – wie Felitti sagt – »im Sprechzimmer die Büchse der Pandora öffnet«, nähmen die Antworten nur wenige Minuten in Anspruch. Doch diese kurzen Augenblicke würden den Ärzten Patienteninformationen von einer Breite und Tiefe vermitteln, die eine »tiefgreifende positive Wirkung auf die Versorgung der Patienten« hätten und dazu beitrügen, ihren Heilungsverlauf zu verändern.

Es dauert allerdings ein wenig, bis man diesen Zusammenhang erkennt. Man muss den Patienten bitten, den ACE-Fragebogen auszufüllen, um ihn im Rahmen einer schriftlichen Erstinformation vorab auf Kindheitsbelastungen zu durchleuchten und bei der Untersuchung nach seiner Kindheit zu fragen. Man muss die Geschichte des Patienten nach Erkenntnissen über die Ursachen körperlicher wie seelischer Belastungen durchforsten. Unter Umständen muss man sich auch tatsächlich mit ihm hinsetzen, wofür Ärzte Studien zufolge nur neun Prozent ihrer Zeit aufwenden. Möglicherweise bedarf es sogar einer Geste des Trostes, und man muss ihm zum Beispiel die Hand schütteln oder eine Hand auf seine Schulter legen. In jedem Fall bedeutet es, dass man ihm neben dem Besten, was die Schulmedizin zu bieten hat, auch weitere angemessene Behandlungsmaßnahmen empfiehlt.

Dank der inzwischen verfügbaren ACE-Forschungen können wir darauf hoffen, dass Ärzte ihre Patientinnen und Patienten allmählich aus einem ganzheitlicheren Blickwinkel betrachten – als Individuen, die durch die Summe ihrer Erfahrungen geprägt sind. Vielleicht werden Ärzte in naher Zukunft die Erkenntnis akzeptieren, dass ein Stressor aus längst vergangenen Tagen eine gesundheitliche Zeitbombe sein kann, die irgendwann explodiert. In einem solchen medizinischen Paradigma werden belastende Kindheitserfahrungen als einer von vielen Schlüsselfaktoren betrachtet, die bei Erkrankungen eine Rolle spielen können. Dies könnte den Heilungsprozess vieler Patienten um Jahre verkürzen.

Wenn nichts unternommen wird, fallen erheblich höhere Kosten an – dies gilt sowohl für die menschliche Seite, also die Einbußen an Gesundheit und Wohlbefinden, als auch in finanzieller Hinsicht. Nach Angaben der Centers for Disease Control and Prevention belaufen sich die infolge von Kindesmisshandlung lebenslang anfallenden Kosten in den Vereinigten Staaten zusammengerechnet auf 124 Milliarden Dollar jährlich.[7] Die Gesamtkosten für die gesundheitliche Versorgung eines Patienten, der als Kind misshandelt wurde, werden im Laufe seines Lebens auf insgesamt 210 000 Dollar geschätzt.[8] Dies lässt sich vergleichen mit anderen kostenintensiven Erkrankungen wie Schlaganfall (geschätzte Gesamtkosten im Laufe eines Patientenlebens: 159 846 Dollar) oder Typ-2-Diabetes (geschätzte Gesamtkosten im Laufe eines Patientenlebens: 181 000 bis 253 000 Dollar).

Veränderungen bei der Betrachtung von Erkrankungen werden auch dadurch erschwert, dass die Behandlung des Körpers nach wie vor strikt von der Behandlung der Seele getrennt wird. Wenn die ACE-Forschung in die medizinische Praxis einfließen soll, muss im Gesundheitswesen die seit langer Zeit bestehende Trennung zwischen dem »Körperlichen« und dem »Geistigen« oder »Seelischen« aufgehoben werden. Und das ist schwer. Ärzte sind dafür ausgebildet, sich ausschließlich um das zu kümmern, was sie mit den Händen fassen, mit den Augen sehen und unter dem Mikroskop oder mit bildgebenden Verfahren erkennen können.

Da nun der wissenschaftliche Beweis dafür vorliegt, dass Kindheitserfahrungen das Gehirn genetisch verändern, lässt sich die Trennung von Körperlichem und Seelischem nicht länger aufrechterhalten. Unzählige Studien zeigen, dass Kindheitsbelastungen die geistige und körperliche Gesundheit schädigen und das Risiko für Lernstörungen, Herz-Kreislauf-Erkrankungen, Autoimmunerkrankungen, Depressionen, Übergewicht, Suizid, Suchtmittelmissbrauch, das Scheitern von Beziehungen, Gewalt, mangelnde Erziehungskompetenz sowie einen frühen Tod erhöhen.

Jeffrey Brenner, der im Jahr 2013 mit dem »Genie-Preis« der MacArthur Foundation ausgezeichnet wurde, sagte vor Kurzem: »Der ACE-Wert sollte ebenso zu den Vitalparametern gehören wie Größe, Gewicht und Blutdruck. Es gab Zeiten, als Ärzte sich scheuten, Themen wie Rauchen, ungeschützten Geschlechtsverkehr und Übergewicht anzusprechen. Auch im Hinblick auf Kindheitstraumata müssen wir die Tabus und das Unbehagen durchbrechen, die mit ihnen verbunden sind. Wir müssen darüber sprechen.« [9]

Vielversprechende Entwicklungen in der Kinderheilkunde

Unterdessen naht Hilfe. In Praxis und Ausbildung im Bereich der Kinderheilkunde sind Veränderungen im Gange. Jack Shonkoff ist Professor an der Harvard University und leitet dort das Center on the Developing Child. Er glaubt, dass die neuen wissenschaftlichen Erkenntnisse über toxischen Stress in der Kindheit die Fachleute in den medizinischen Teilbereichen dazu anregen werden, Daten und Behandlungssysteme auszutauschen. »Es ist eine Wissenschaft«, betonte Shonkoff unlängst in einem Radiointerview. »Es geht dabei ebenso sehr um die Gesundheit wie um die Ausbildung. Es geht ebenso sehr um die Pädiatrie wie um die Gerontologie.« Da nun wissenschaftliche Beweise vorliegen, »besteht sowohl die wissenschaftlich begründete Notwendigkeit als auch die moralische Verpflichtung zu sagen: ›Wir dürfen diese Gelegenheit nicht verstreichen lassen.‹ Wir müssen dringend darauf reagieren, so wie wir auch auf andere Bedrohungen der Volksgesundheit reagieren.«[10]

Im Juni 2014 veranstaltete die American Academy of Pediatrics (AAP) eine wissenschaftliche Konferenz über die langfristigen Gefahren von toxischem Stress in der Kindheit und forderte Kinderärzte, politische Entscheidungsträger sowie US-Bundesbehörden zu stärkerem landesweitem Engagement auf.

Um diese Bemühungen voranzutreiben, eröffnete die AAP das neue Center on Healthy, Resilient Children. Es wird die Weiterbildung von Kinder- und anderen Klinikärzten zum Schutz des in der Entwicklung befindlichen Gehirns unterstützen. Kinderärzten sollen Möglichkeiten an die Hand gegeben werden, Familien auf traumatischen Stress hin zu überprüfen und Eltern wirksam zu unterstützen.

Robert W. Block, der ehemalige Präsident der AAP und Leiter des Center on Healthy, Resilient Children, konstatiert: »Inzwischen nimmt die Kinderheilkunde Notiz davon, dass es in der Tat erhebliche Folgen hat, wenn Kinder mit toxischem und anhaltendem Stress aufwachsen.«[11]

Doch wir stehen erst am Anfang, was das wirksame Eingreifen in das Leben von Kindern mit belastenden und traumatisierenden Erfahrungen angeht. Robin Karr-Morse sagt: »Was die Kindheit anbelangt, sind wir eine Nation von Dummköpfen. Wir sind das einzige postindustrielle Land der Ersten Welt, das die UN-Kinderrechtskonvention nicht unterzeichnet hat. Unser Land hat ein dickes blaues Auge, wenn es um die Häufigkeit von Misshandlung, Missbrauch und Vernachlässigung von Kindern geht.« Verstärkt wird das Problem dadurch, dass »die Kinderbetreuung hierzulande nach wie vor erbärmlich ist. Sie deckt den Bedarf einfach nicht. Wir lassen viele Kinder zurück.«[12]

Bislang finden die größten Veränderungen – ganz langsam – in der Kinderheilkunde, im Sozialwesen, der Jugendgerichtsbarkeit sowie dem Bereich der Grund- und weiterführenden Schulen für gefährdete Jugendliche statt. Ein Leben in Armut und Gewalt kann zu einer verstärkten Anhäufung von Stress führen, was das Lernpotenzial der Betroffenen vermindern und ihre psychische und physische Gesundheit ein Leben lang aus der Bahn werfen kann. Dies gibt uns einen neuen Rahmen, um über unsere Schulen nachzudenken und uns zu fragen, wie Schulen für die Traumatisierung von Schülern sensibler werden können.

Die ACE-Forschung wirft zudem neue Fragen zum Wehrdienst auf und dazu, wer ihn leisten sollte. Eventuell könnten ACE-Fragebögen dazu dienen festzustellen, wer für eine langfristige posttraumatische Belastungsstörung besonders anfällig sein könnte – und um diejenigen, die aus dem Kampfeinsatz zurückkehren, zu ermutigen, sich in Behandlung zu begeben, um die Folgen von Traumata zu lindern. Die ACE-Forschung bietet auch eine neue Möglichkeit, Suchterkrankungen zu verstehen und zu behandeln, indem man sie als Form der Selbstmedikation betrachtet – als den erfolglosen Versuch, den Schmerz belastender Erfahrungen zu lindern.

In einigen Städten, Bezirken und Bundesstaaten der Vereinigten Staaten kommen Menschen aus verschiedenen Bereichen wie Gesundheitswesen, Wirtschaft, Kinder- und Jugendschutz sowie Schulen zusammen, um in ihren Gemeinden ein Bewusstsein für Traumatisierung zu schaffen und sie resilient zu machen. Knapp 30 US-Bundesstaaten wie Washington, Iowa, Maine und Vermont haben bereits damit begonnen, Daten zu belastenden Kindheitserfahrungen zu sammeln. Sie sollen dazu dienen, Gesundheitsprogramme zu entwickeln, die besser auf die Probleme von Kindern und Familien eingehen. Diese Probleme schließen Misshandlung und den Missbrauch von Kindern, häusliche Gewalt und Suchtmittelmissbrauch ein.

»Gemeinden bemühen sich gemeinsam, Organisationen und Systeme zu verändern und auf Schuld, Scham und Strafe basierende Regeln und Strategien durch Lösungen und Ansätze zu ersetzen, die auf Verständnis und Fürsorge beruhen«, sagt Jane Stevens, die Gründerin des sozialen Netzwerks ACEsConnection.com und der Informationswebsite ACEsTooHigh.com. »Dies hat zwar weitgehend wirtschaftliche Gründe – denn auf diese Weise kann eine Stadt Kosten für Gesundheits- und Sozialfürsorge in Milliardenhöhe sparen. Aber es hilft den Menschen und ihren Gemeinschaften auch, gesünder und glücklicher zu werden.«

In der Zwischenzeit leiden die Menschen weiter.

Ich möchte Sie ermuntern, sich im Spiegel zu betrachten und in den Augen des Erwachsenen, der Sie jetzt sind, das Kind zu sehen, das Sie einst waren. Schenken Sie der Geschichte dieses Kindes Ihre Aufmerksamkeit. Denken Sie an die vielen Strategien und Möglichkeiten, die Ihnen inzwischen zur Verfügung stehen und Ihnen dabei helfen können, der Mensch zu werden, der Sie wirklich sind – und durch diese Bemühungen noch besser, lebensklüger und stärker zu werden. Und versprechen Sie dem Kind, das Sie einst waren, sich gemeinsam mit ihm auf die Suche nach Heilung zu machen.

Sprechen wir über belastende Kindheitserfahrungen

Ich möchte Sie in meine Foren einladen, um das Gespräch fortzusetzen, in Kontakt zu kommen und Ihnen zu helfen, Ressourcen und Geschichten der Hoffnung zu finden und zu teilen. Sie haben zwei Möglichkeiten:

- Nehmen Sie auf meiner Facebook-Seite https://www.facebook.com/donnajacksonnakazawaauthor an der Diskussion teil.
- Besuchen Sie mein Blog: http://www.donnajacksonnakazawa.com.

Ich freue mich sehr darauf, von Ihnen zu hören. Lassen Sie uns zusammenarbeiten und einander erzählen, wie man einen Weg der Heilung findet – damit Sie endlich das Leben führen können, das Sie verdienen.

Dank

Dankbarkeit für das Gute im Leben ist eine von vielen Möglichkeiten, das Wohlbefinden zu steigern. Ich freue mich über diese Gelegenheit, meine Wertschätzung gegenüber den vielen Menschen zum Ausdruck zu bringen, die dazu beigetragen haben, dieses Buch möglich zu machen.

Meine Berichterstattung profitierte vom Wissen und der Großzügigkeit vieler Wissenschaftler und Forscher. Mein besonderer Dank aber gilt Dr. Vincent J. Felitti für seine Freundlichkeit, Großzügigkeit und Geduld in unseren zahlreichen Gesprächen und unserer Korrespondenz. Dr. Vincent J. Felitti und Dr. Robert Anda sind die wissenschaftlichen »Väter« der ACE-Forschung. Sie haben ein lebensveränderndes Paradigma für ein besseres Verständnis menschlichen Leids und menschlicher Heilung geschaffen. Ich bin dankbar, dass ich mich in ihre Forschungen vertiefen durfte.

Die Großzügigkeit, die mir die folgenden führenden Experten und Denker auf den Gebieten der Neurowissenschaften, der Neurobiologie und der Immunologie entgegenbrachten, war mir eine große Hilfe, und keiner von ihnen sollte seinen Beitrag unterschätzen: Dr. Margaret McCarthy, Professorin für Neurowissenschaften an der University of Maryland School of Medicine, hieß mich in ihrem Labor willkommen, wo ich ihr auf Schritt und Tritt folgen durfte. Sie stand mir unermüdlich als wissenschaftliche Beraterin zur Seite, und ich konnte mich mit meinen kleinen und großen Fragen an sie wenden. Dr. De-

Lisa Fairweather, außerordentliche Professorin für Toxikologie an der Johns Hopkins Bloomberg School of Public Health und der Mayo Clinic, half mir großzügig, ihre wichtige Arbeit zu Frauen und belastenden Kindheitserfahrungen sowie den Schnittstellen zum weiblichen Immunsystem zu verstehen. Dr. Daniel J. Siegel, Psychiater mit den Schwerpunkten Neuropsychiatrie sowie Kinder- und Jugendpsychiatrie und klinischer Professor an der University of California in Los Angeles, Dr. Dr. Ryan Herringa, Juniorprofessor für Kinder- und Jugendpsychiatrie an der University of Wisconsin-Madison, sowie Dr. Dr. Ruth Lanius, Neurowissenschaftlerin, Professorin und Leiterin der Abteilung zur Erforschung posttraumatischer Belastungsstörungen an der University of Western Ontario in Kanada, waren freigebig mit ihrer Zeit und ihrem Wissen, damit ich besser verstehen konnte, wie belastende Kindheitserfahrungen das in der Entwicklung befindliche Gehirn, die interpersonelle Biologie und die frühkindliche Entwicklung beeinflussen.

Ich danke den folgenden Personen für die Gespräche, die mein Verständnis für ihre Arbeit und ihre Erkenntnisse geprägt haben: Dr. Bernie Siegel; Dr. Francine Shapiro, außerordentliches Forschungsmitglied des Mental Research Institute im kalifornischen Palo Alto; Dr. Mark D. Seery, außerordentlicher Professor an der University at Buffalo; Dr. Dr. Kerry Ressler, Professor für Psychiatrie und Verhaltenswissenschaften an der Fakultät für Psychiatrie und Verhaltenswissenschaften der Emory University; und Vicky Abeles, Dokumentarfilmerin und Regisseurin des Films *Race to Nowhere.*

Für den E-Mail-Austausch, der mir Klarheit über ihre Arbeit verschaffte, stehe ich in der Schuld der folgenden Wissenschaftler und Experten: Dr. Rick Hanson, Neuropsychologe und Mitglied im Beirat des Greater Good Science Center; Robin Karr-Morse, Familientherapeutin; Dr. Seth Pollak, Professor für Psychologie und Leiter des Child Emotion Laboratory der University of Wisconsin-Madison; Dr. Joan Kaufman, Leiterin des Child and Adolescent Research and Education (CARE) Program der Yale School of Medicine; Dr. Hilary P. Blumberg, Professorin für Psychiatrie und Leiterin des Mood Disorders Research Program der Yale School of Medicine; Dr. Robert Whitaker, Kinderarzt und Professor für Pädiatrie und Gesundheitswesen an der Temple University; Dr. Robert W. Block, ehemaliger Präsident der American Academy of Pediatrics (AAP) und Leiter des Center on Healthy, Resilient Children; Dr. Bruce S. McEwen, Professor für Neuroendokrinologie an der Rockefeller University; sowie Dr. Kelly McGonigal von der Stanford University. Mein Dank gilt ferner Dr. Jack Kornfield, buddhistischer Meditationslehrer und Psychologe; Dr. Tara Brach, Meditationslehrerin und Psychologin; und Dr. James Gordon, Gründer und Leiter des Center for Mind-Body Medicine in Washington, D.C., für die Erlaubnis, ihre Erkenntnisse zu zitieren. Ich danke Al Race, Leiter Kommunikation und Öffentlichkeitsarbeit am Center on the Developing Child der Harvard University, für seine Hilfe bei den Zitaten aus der Arbeit von Dr. Jack Shonkoff, Leiter des Center on the Developing Child und Professor an der Harvard University.

Ein besonders tief empfundener Dank geht an den Autor Andrew Solomon.

Zu Dank verpflichtet bin ich auch Jane Stevens, Journalistin und Gründerin des sozialen Netzwerks ACEsConnection.com und der Informationswebsite ACEsTooHigh.com. Sie tut so viel für die ACE-Forschung.

Ohne die mutigen, tapferen Menschen, deren Geschichten von Trauma und Genesung ich erzählen durfte, wäre dieses Buch niemals zustande gekommen. Ich stehe in eurer Schuld und hoffe, dass dieses Buch euren Geschichten, eurer Genesung und Entschlossenheit, trotz der erlebten Schwierigkeiten ein sinnerfülltes Leben zu leben, gerecht wird.

Ich danke meiner Agentin und guten Freundin Elizabeth Kaplan: Du machst mir Mut für meine Mission, die Welt zu verändern, indem ich die Ursache von Schmerz, Leid und Krankheit beleuchte und das Verständnis der Leserinnen und Leser für das fördere, was Heilung schenkt und bekräftigt. Dadurch ermöglichst du mir, diese Arbeit zu tun. Ich bin dankbar für deinen Glauben an mich. Ich danke Leslie Meredith von Atria dafür, dass sie den Wert dieses Buches erkannte und für ihr vorsichtiges und achtsames Lektorat, sowie Donna Loffredo für die Freundlichkeit und die gute Laune, mit der sie dafür sorgte, dass alles immer reibungslos lief. Ich danke meinem Freund Lee Kravitz, der für eine bessere Lesbarkeit der frühen Fassung dieses Buches gesorgt hat.

Ich danke meinen Freundinnen Jen Britton, Leslie Hoffmeister, Sarah Judd und Barbee Whitacker aus meinem Literaturzirkel dafür, dass sie die ersten Texte zu diesem Buch gelesen und kommentiert haben und mein Leben dadurch schöner machen, dass ich zu ihnen gehöre. Ein herzliches Dankeschön gebührt Kimberly Minear dafür, dass sie mein Buch gelesen, mich unterstützt und in dieser Zeit für willkommene Abwechslung gesorgt hat, ohne die ich den straffen Produktionszyklus vielleicht nicht überstanden hätte.

Dem Virginia Center for the Creative Arts danke ich für die zur Fertigstellung dieses Buches dringend benötigte Zeit.

Zu guter Letzt und vor allen anderen danke ich meinem Mann Zenji. Er half mir, meine 16-Stunden-Tage zu überstehen, indem er mich auf jede erdenkliche Weise mit Paleo-Mahlzeiten, unzähligen Umarmungen, Geduld und guter Laune unterstützte. Ich danke auch meinen Kindern für ihren vielleicht fehlgeleiteten Glauben, meine Arbeit könne die Welt gesünder machen (»Du schaffst das, Mama!«). Mein Wunsch, dass es ihnen und der nächsten Generation gut gehen möge, ist der vielleicht stärkste Antrieb für das Buch, das Sie nun in Händen halten.

Anmerkungen

Einführung

1 Der »Adverse Childhood Experiences International Questionnaire« (dt. »Internationaler Fragebogen zu belastenden Kindheitserfahrungen«) der Weltgesundheitsorganisation untersucht den Zusammenhang zwischen Gewalt im äußeren und im familiären Umfeld sowie zwischen Gleichaltrigen und den späteren Folgen für die Gesundheit der Erwachsenen: http://www.who.int/violence_injury_prevention/violence/activities/adverse_childhood_experiences/en (abgerufen am 29. März 2015).

Kapitel 1: Jeder Erwachsene war einmal ein Kind

1 Vincent J. Felitti erzählt, wie er erkannte, welche Rolle Traumata bei der Gesundheit seiner Patientinnen und Patienten spielten. Damals untersuchte er, weshalb Teilnehmerinnen und Teilnehmer des von ihm geleiteten Kaiser-Permanente-Diätprogramms trotz erfolgreicher Gewichtsabnahme nicht mehr am Programm teilnahmen. Das ergab keinen Sinn, denn die Klinik verhalf diesen Menschen zu beispiellosen Gewichtsverlusten – die sie sich angeblich auch wünschten. Dennoch schieden sie aus, wenn sich der Erfolg einstellte. Um ihre Gründe zu verstehen, beschloss Felitti, jeden Einzelnen von ihnen zu befragen. Er begann die Gespräche mit einer zeitlichen Einordnung und fragte: »Was wogen Sie bei der Geburt, im Kindergarten, in der sechsten Klasse? Wissen Sie noch, ob Sie das dickste oder das dünnste Kind in der Klasse oder ganz normal waren?« Zwei Krankenschwestern des Kaiser-Permanente-Diätprogramms, die für Felitti arbeiteten, hatten immer wieder einmal angedeutet, dass Patienten »sexuelle Angelegenheiten« erwähnt hätten. Deshalb wollte Felitti auch fragen, wann die Patienten sexuell aktiv geworden waren. In einem der Interviews versprach er sich und fragte eine Frau, wie viel sie gewogen habe, als sie zum ersten Mal Sex hatte. Sie erwiderte: »18 Kilo«, und schluchzte dann: »Es war mit meinem Vater.« Da Felitti nicht wusste, wie er reagieren oder was er sagen sollte, bewegte er sich langsam auf der Zeitachse weiter und erfuhr, dass seine Patientin kurz nach dem sexuellen Missbrauch angefangen hatte zuzunehmen. Zehn Tage später stolperte er über einen weiteren Fall von sexuellem Missbrauch, als sein Gegenüber von Missbrauch in der Kindheit erzählte. Daraufhin begann

er, seine übergewichtigen Patienten regelmäßig danach zu fragen. Die Resultate waren so auffällig, dass er anfangs daran zweifelte. »Es schien, als würde jeder zweite Befragte einen Missbrauch in der Kindheit einräumen«, sagt Felitti. »Das schien mir nicht möglich. Wenn das tatsächlich zuträfe, wäre es doch *bekannt*. Dann hätte man mir das gesagt. Dafür war das Medizinstudium schließlich da, oder?« Über mehrere Monate sammelte Felitti 186 derartiger Fälle im Diätprogramm. Bei der Durchsicht seiner Aufzeichnungen stellte sich heraus, dass 55 Prozent der Patientinnen und Patienten, die er im Rahmen des Diätprogramms interviewt hatte, sexuelle Gewalt erlitten hatten. Felitti bat fünf Kolleginnen und Kollegen, die Gespräche mit den nächsten 100 Patienten des Diätprogramms zu übernehmen. Er wollte sichergehen, dass er nicht voreingenommen war. Sie kamen zu den gleichen Ergebnissen. Felitti gelangte zu der Überzeugung, dass »es tatsächlich einen Zusammenhang zwischen früher Traumatisierung und Übergewicht gab, aber niemand etwas davon wissen wollte«. Er sagt: »Die meisten Kollegen fanden, dass man derartige Fragen nicht stellen dürfe, und sagten: ›Das können Sie nicht fragen! Die Patienten werden stocksauer sein, und es wird ohnehin niemand die Wahrheit sagen.‹« Wie Felitti sagt, entstand die ACE-Studie infolge dieser »unlogischen Beobachtungen bei unserem Diätprogramm«. Dazu gehörte auch »die Entdeckung, dass ein großer Gewichtsverlust eine *Bedrohung* darstellte«. Mit anderen Worten: Frauen, die traumatische Erfahrungen gemacht hatten, wollten möglicherweise unbewusst an ihrem Gewicht festhalten, um sexuelle Avancen und sexuellen Missbrauch abzuwehren; und Männer, die missbraucht worden waren, wollten sich durch ihr Übergewicht möglicherweise ebenfalls schützen (indem sie »den starken Mann markierten«). Die Schilderungen von Felittis Erfahrungen als Arzt vor der Entwicklung des ACE-Fragebogens im Fließtext des Buches und in den Anmerkungen stammen aus einer E-Mail-Korrespondenz vom 2. Februar 2015 sowie aus Gesprächen mit Vincent J. Felitti in den vergangenen zwei Jahren.

2 Felitti, V.J., K. Jakstis, V. Pepper et al.: »Obesity: Problem, Solution, or Both?«, in: *The Permanente Journal* 14, Heft 1 (Frühjahr 2010), S. 24–30, 29.

3 Diese Schilderung der Ereignisse, die zur Entwicklung des ACE-Fragebogens führten, stammt aus einem E-Mail-Austausch mit Vincent J. Felitti vom 2. Februar 2015: »Ich präsentierte die Ergebnisse meiner Untersuchungen bei einer US-Konferenz zum Thema Übergewicht in Atlanta im Jahr 1990. Dort wurde ich von den Anwesenden scharf angegriffen, aber ich lernte auch Dr. David Williamson von den Centers for Disease Control and Prevention kennen. Das war der Anfang der ACE-Studie. David Williamson saß beim

Abendessen für die Redner neben mir und sagte: ›Wenn das, was Sie sagen, den Tatsachen entspricht, wäre es von enormer Bedeutung für das Land und die Medizin im Allgemeinen. Aber niemand wird Ihren 286 Fällen glauben – ganz egal, wie gründlich Sie sich damit beschäftigt haben. Wir brauchen eine epidemiologisch aussagekräftige Studie mit tausenden von Patienten – und zwar aus der *Normal*bevölkerung, nicht aus einer ungewöhnlichen Untergruppe, die Sie im Rahmen eines Diätprogramms versammelt haben.‹ Ich überlegte kurz und erwiderte, dass ich daheim in San Diego die Möglichkeit zu einer solchen Studie hätte. Die Abteilung für Präventivmedizin der Kaiser Permanente ermöglichte 58 000 Erwachsenen im Jahr ungewöhnlich umfassende medizinische Untersuchungen und Check-ups. Wir überlegten, wie viele Teilnehmer ›genug‹ wären, und kamen zu dem Schluss, dass 26 000 eine vernünftige Zahl war. Daraufhin wurde ich gebeten, bei den Centers for Disease Control and Prevention zu sprechen, und wir bekamen Besuch von einigen ihrer hochrangigen Mitarbeiter.«

4 Robert Anda pendelte jahrelang zwischen Atlanta und San Diego, erarbeitete den ACE-Fragebogen und analysierte später die Ergebnisse der ACE-Studie mithilfe eines Teams von Mitarbeitern der Centers for Disease Control and Prevention, das unter seiner Leitung stand. Diese Schilderung von Andas Arbeit am ACE-Fragebogen, der ACE-Studie und ihren Ergebnissen stammt aus einem Gespräch mit Robert F. Anda vom 8. April 2015.

5 Felitti, V. J. und R. F. Anda: »The Relationship of Adverse Childhood Experiences to Adult Medical Disease, Psychiatric Disorders, and Sexual Behavior: Implications for Healthcare«, in: Lanius, R., E. Vermetten, C. Pain (Hrsg.): *The Impact of Early Life Trauma on Health and Disease: The Hidden Epidemic,* New York: Cambridge University Press 2010, S. 77.

6 Ebenda.

7 Weitere Informationen über die ursprüngliche ACE-Studie von Vincent J. Felitti und Robert F. Anda und ihre Ergebnisse finden Sie bei: Felitti, V. J. und R. F. Anda: »The Lifelong Effects of Adverse Childhood Experiences«, in: Chadwick, David L., Giardino, Angelo P., Alexander, Randell et al. (Hrsg.): *Child Maltreatment: Sexual Abuse and Psychological Maltreatment*, Bd. 2. St. Louis, MO: STM Learning 2014, S. 203–215.

8 Dube, S. R., R. F. Anda, V. J. Felitti et al.: »Growing Up with Parental Alcohol Abuse: Exposure to Childhood Abuse, Neglect, and Household Dysfunction«, in: *Child Abuse and Neglect* 25, Heft 12 (Dezember 2001), S. 1627–1640. Siehe auch Larkin H. und J. Records: »Adverse Childhood Experiences: Overview, Response Strategies and Integral Theory Perspective« (2006), S. 13. Dieser Artikel ist ursprünglich in leicht abgewandelter Form in der Zeitschrift *Journal of Integral Theory and Practice* 2, Heft 3

erschienen; onse.org/img/uploads/file/larkin_aces_final.pdf (abgerufen am 17. Februar 2015).

9 Brown, D. W., R. F. Anda et al.: »Adverse Childhood Experiences and the Risk of Premature Mortality«, in: *American Journal of Preventive Medicine* 37, Heft 5 (November 2009), S. 389–396.

10 Shalev, I., S. Entringer, P. D. Wadhwa et al.: »Stress and Telomere Biology: A Lifespan Perspective«, in: *Psychoneuroendocrinology* 38, Heft 9 (September 2013), S. 1835–1842; Price, L. H., H. T. Kao, D. E. Burgers et al.: »Telomeres and Early Life Stress: An Overview«, in: *Biological Psychiatry* 73, Heft 1 (Januar 2013), S. 15–23.

11 Dong, M., W. H. Giles, V. J. Felitti et al.: »Insights into Causal Pathways for Ischemic Heart Disease: Adverse Childhood Experiences Study«, in: *Circulation* 110, Heft 13 (28. September 2004), S. 1761–1766; Brown, D. W., R. F. Anda, V. J. Felitti et al.: »Adverse Childhood Experiences Are Associated with the Risk of Lung Cancer: A Prospective Cohort Study«, in: *BMC Public Health* 19, Heft 10 (Januar 2010), S. 20; Anda, R., G. Tietjen, E. Schulman et al.: »Adverse Childhood Experiences and Frequent Headaches in Adults«, in: *Headache* 50, Heft 9 (Oktober 2010), S. 1473–1481; Goodwin, R. D. und M. B. Stein: »Association Between Childhood Trauma and Physical Disorders Among Adults in the United States«, in: *Psychological Medicine* 34, Heft 3 (April 2004), S. 509–520; Dube, S. R., D. Fairweather, W. S. Pearson et al.: »Cumulative Childhood Stress and Autoimmune Diseases in Adults«, in: *Psychosomatic Medicine* 71, Heft 2 (Februar 2009), S. 243–250. Weitere Informationen über die Beziehung zwischen dem ACE-Wert und bestimmten Erkrankungen finden Sie unter: http://www.cdc.gov/ace/outcomes.htm (abgerufen am 19. Februar 2013).

12 Bellis, M. A., K. Hughes, N. Leckenby et al.: »Measuring Mortality and the Burden of Adult Disease Associated with Adverse Childhood Experiences in England: A National Survey«, in: *Journal of Public Health, Oxford* (30. August 2014).

13 Heim, C., U. M. Nater, E. Maloney et al.: »Childhood Trauma and Risk for Chronic Fatigue Syndrome: Association with Neuroendocrine Dysfunction«, in: *Archives of General Psychiatry* 66, Heft 1 (Januar 2009), S. 72–80.

14 Melhem, N. M., M. Walker, G. Moritz et al.: »Antecedents and Sequelae of Sudden Parental Death in Offspring and Surviving Caregivers«, in: *Archives of Pediatrics and Adolescent Medicine* 162, Heft 5 (Mai 2008), S. 403–410.

15 »Is There a Link Between Parental Divorce During Childhood and Stroke in Adulthood? Findings from a Population-Based Survey«, präsentiert von Esme Fuller-Thompson (Mitautoren: Angela D. Dalton und Rukshan Metha) am 22. November 2010 beim 63th Annual Scientific Meeting der Gerontolo-

gical Society of America (GSA). Der Aufsatz beruht auf einer repräsentativen Bevölkerungsstichprobe von über 13 000 Menschen im Rahmen des Canadian Community Health Survey 2005.

16 Meines Wissens wurde die Vorstellung, dass die Biographie zur Biologie wird, im Bereich der ganzheitlichen Gesundheit von Caroline Myss eingeführt, die sie in ihren Lehren und Büchern vertritt.

17 Walsh, N. D., T. Dalgleish, M. V. Lombardo et al.: »General and Specific Effects of Early Life Psychosocial Adversities on Adolescent Grey Matter Volume«, in: *NeuroImage: Clinical* 4 (2014), S. 308–318, http://dx.doi.org/10.1016/j.nicl.2014.01.001.

18 Ebenda.

19 Herringa, R. J., R. M. Birn, P. L. Ruttle et al.: »Childhood Maltreatment Is Associated with Altered Fear Circuitry and Increased Internalizing Symptoms by Late Adolescence«, in: *Proceedings of the National Academy of Sciences of the United States of America* 110, Heft 47 (19. November 2013), S. 19119–19124.

20 Felitti, V. J. und R. F. Anda: »The Relationship of Adverse Childhood Experiences to Adult Health, Well-Being, Social Function, and Health Care«, in: Lanius, R., E. Vermetten, C. Pain (Hrsg.): *The Impact of Early Life Trauma on Health and Disease: The Hidden Epidemic*. New York: Cambridge University Press 2010, Kapitel 8.

Kapitel 2: Unterschiedliche Belastungen, ähnliche Gesundheitsprobleme

1 Das Zitat von Robert Sapolsky stammt aus dem Film *Killer Stress: A National Geographic Special*. Die Abschrift ist auf der folgenden Internetseite nachzulesen: http://tv.ark.com/transcript/killer_stress_a_national_geographic_special/1020/KTEH/Monday_April_12_2010/258324/ (abgerufen am 25. Februar 2015).

2 Kiecolt-Glaser, J. K., K. J. Preacher, R. C. MacCallum et al.: »Chronic Stress and Age-Related Increases in the Proinflammatory Cytokine IL-6«, in: *Proceedings of the National Academy of Sciences of the United States of America* 100, Heft 15 (22. Juli 2003), S. 9090–9095.

3 Rostila, M., J. Saarela und I. Kawachi: »Mortality from Myocardial Infarction After the Death of a Sibling: A Nationwide Follow-up Study from Sweden«, in: *Journal of the American Heart Association* 27, Heft 2 (27. Februar 2013), e000046.

4 Hogue, C. J., C. B. Parker, M. Willinger et al.: »A Population-Based Case-Control Study of Stillbirth: The Relationship of Significant Life Events to the Racial Disparity for African Americans«, in: *American Journal of Epidemiology* 177, Heft 8 (15. April 2013), S. 755–767; Wisborg, K., A. Barklin,

M. Hedegaard et al.: »Psychological Stress During Pregnancy and Stillbirth: Prospective Study«, in: *BJOG* 115, Heft 7 (Juni 2008), S. 882–885.

5 Fink, H.A., M.A. Kuskowski und L. M. Marshall: »Association of Stressful Life Events with Incident Falls and Fractures in Older Men: The Osteoporotic Fractures in Men (MrOS) Study«, in: *Age and Ageing* 43, Heft 1 (Januar 2014), S. 103–108.

6 Li, J., C. Johansen, H. Brønnum-Hansen et al.: »The Risk of Multiple Sclerosis in Bereaved Parents: A Nationwide Cohort Study in Denmark«, in: *Neurology* 62, Heft 5 (9. März 2004), S. 726–729.

7 »Broken heart syndrome mimics heart attack symptoms. The condition usually strikes women during a time of extreme stress. However, the symptoms typically vanish without causing lasting harm«, *Heart Advisor* 11, Heft 4 (April 2008), S. 5, 7.

8 Heim, C., U.M. Nater, E. Maloney et al.: »Childhood Trauma and Risk for Chronic Fatigue Syndrome: Association with Neuroendocrine Dysfunction«, in: *Archives of General Psychiatry* 66, Heft 1 (Januar 2009), S. 72–80; Brown, D.W., R.F. Anda, V.J. Felitti et al.: »Adverse Childhood Experiences Are Associated with the Risk of Lung Cancer: A Prospective Cohort Study«, in: *BioMedCentral Public Health* 19, Heft 10 (Januar 2010), S. 20; Anda, R., G. Tietjen, E. Schulman et al.: »Adverse Childhood Experiences and Frequent Headaches in Adults«, in: *Headache* 50, Heft 9 (Oktober 2010), S. 1473–1481; Goodwin, R.D. und M.B. Stein: »Association Between Childhood Trauma and Physical Disorders Among Adults in the United States«, in: *Psychological Medicine* 34, Heft 3 (April 2004), S. 509–520; Dube, S.R., D. Fairweather, W.S. Pearson et al.: »Cumulative Childhood Stress and Autoimmune Disease in Adults«, in: *Psychosomatic Medicine* 71, Heft 2 (Februar 2009), S. 243–250. Weitere Informationen über die Zusammenhänge zwischen ACE-Werten und Erkrankungen finden Sie auf der Internetseite: http://www.cdc.gov/ace/outcomes.htm (abgerufen am 20. Februar 2015).

9 Dong, M., W.H. Giles, V.J. Felitti et al.: »Insights into Causal Pathways for Ischemic Heart Disease: Adverse Childhood Experiences Study«, in: *Circulation* 110, Heft 13 (28. September 2004), S. 1761–1766.

10 Diese Darstellung der Theorie der Genmethylierung von Michael Meaney basiert auf der Erklärung im folgenden Artikel: Tough, Paul: »The Poverty Clinic«, in: *The New Yorker* (21. März 2011), S. 25–30. Weitere Informationen über die Zusammenhänge zwischen Belastungen in der Kindheit und epigenetischen Veränderungen der Promotoren mehrerer Gene der Neuronen im Hippocampus finden Sie bei Labonté, B., M. Suderman, G. Maussion et al.: »Genome-Wide Epigenetic Regulation by Early Life Trauma«, in: *Archives of General Psychiatry* 69, Heft 7 (Juli 2012), S. 722–731.

11 Weder, N., H. Zhang, K. Jensen et al.: »Child Abuse, Depression, and Methylation in Genes Involved with Stress, Neural Plasticity, and Brain Circuitry«, in: *Journal of the American Academy of Child and Adolescent Psychiatry* 53, Heft 4 (April 2014), S. 417–24.e5.

12 Romens, S.E., J. McDonald, J. Savaren et al.: »Associations Between Early Life Stress and Gene Methylation in Children«, in: *Child Development* (24. Juli 2014). Weitere Informationen zu Seth Pollaks jüngsten Arbeiten finden Sie in dem Internetartikel »Abuse Casts a Long Shadow by Changing Children's Genes« von Eleanor Nelsen, http://www.pbs.org/wgbh/nova/next/body/epigenetics-abuse (abgerufen am 15. Februar 2015). Vor Seth Pollak entdeckten Moshe Szyf und Michael Meaney im Jahr 2005 an der McGill University epigenetische Veränderungen bei Rattenjungen, die von ihren Müttern misshandelt wurden. Meaney, M.J. und M. Szyf: »Environmental Programming of Stress Responses Through DNA Methylation: Life at the Interface Between a Dynamic Environment and a Fixed Genome«, in: *Dialogues, Clinical Neuroscience* 7, Heft 2 (Juni 2005), S. 103–123.

13 Laut Seth Pollak ist bei epigenetischen Studien mit Menschen Folgendes zu beachten: »Wir können nicht mit Gewissheit sagen, dass unsere Beobachtungen bei Kindern tatsächlich dieses Problem im Stressreaktionssystem spiegeln. Bei Tierstudien wird das Gen direkt im tierischen Hirngewebe untersucht. Da das bei Kindern selbstverständlich unmöglich ist, nehmen wir das Gen aus dem Blut. Aber Blut ist weit weg vom Gehirn. Wenn das Gen, das wir im Blut finden, genauso arbeitet wie das Gen im Gehirn, wissen wir, dass unsere Theorie stimmt. Funktioniert das Gen im Blut dagegen anders als im Gehirn, können wir nicht sagen, dass die Bremse des Stressreaktionssystems kaputt ist. Wir können allerdings sagen, dass das Stressreaktionssystem das Immunsystem des Kindes beeinflussen wird. Das heißt: Kinder, die Stress ausgesetzt sind, werden Krankheitserreger nicht so gut abwehren können und krankheitsanfälliger sein. Wir konnten feststellen, dass dies tatsächlich der Fall ist.« Weitere Informationen dazu finden Sie bei: Shirtcliff, E.A., C.L. Coe und S.D. Pollak: »Early Childhood Stress Is Associated with Elevated Antibody Levels to Herpes Simplex Virus Type 1«, in: *Proceedings of the National Academy of Sciences of the United States of America* 106, Heft 8 (Februar 2009), S. 2963–2967.

14 Suderman, M., P.O. McGowan, A. Sasaki et al.: »Conserved Epigenetic Sensitivity to Early Life Experiences in the Rat and Human Hippocampus«, in: *Proceedings of the National Academy of Sciences of the United States of America* 109, Supplement 2 (16. Oktober 2012), S. 17266–17272.

15 Yang, B.Z., H. Zhang, J. Kaufman et al.: »Child Abuse and Epigenetic Me-

chanisms of Disease Risk«, in: *American Journal of Preventive Medicine* 44, Heft 2 (Februar 2013), S. 101–117.

16 Gjelsvik, A., D.M. Dumont, A. Nunn et al.: »Adverse Childhood Events: Incarceration of Household Members and Health-Related Quality of Life in Adulthood«, in: *Journal of Health Care for the Poor and Underserved* 25, Heft 3 (August 2014), S. 1169–1182.

17 Reich, C.G., M.E. Taylor und M. M. McCarthy: »Differential Effects of Chronic Unpredictable Stress on Hippocampal CB1 Receptors in Male and Female Rats«, in: *Behavioural Brain Research* 203, Heft 2 (5. November 2009), S. 264–269.

18 National Institute of Mental Health, Any Mental Illness (AMI) Among Adults, http://www.nimh.nih.gov/health/statistics/prevalence/any-mental-illness-ami-among-adults.shtml (abgerufen am 20. Februar 2015).

19 »New Data Show Millions of Americans with Alcohol and Drug Addiction Could Benefit from Health Care«, Partnership for Drug Free Kids (28. September 2010), http://www.drugfree.org/untaxed/new-data-show-millions-of (abgerufen am 20. Februar 2015).

20 Anda, Robert: »The Health and Social Impact of Growing Up with Adverse Childhood Experiences«, vgl. https://www.researchgate.net/publication/267797533_The_Health_and_Social_Impact_of_Growing_Up_With_The_Health_and_Social_Impact_of_Growing_Up_With_Adverse_Childhood_Experiences_The_Human_and_Economic_Costs_of_the_Status_Quo

21 Felitti, Vincent J. und Robert F. Anda: »The Relationship of Adverse Childhood Experiences to Adult Health Status« (27. September 2010), http://www.sanctuaryweb.com/PDFs/ACEs%20Handout%20&%20Pubs.pdf (abgerufen am 20. Februar 2015).

22 Ebenda.

23 Chapman, D.P., L. Whitfield, V.J. Felitti et al.: »Adverse Childhood Experiences and the Risk of Depressive Disorders in Adulthood«, in: *Journal of Affective Disorders* 82, Heft 2 (Oktober 2004), S. 217–225.

24 Melhem, N.M., M. Walker, G. Moritz et al.: »Antecedents and Sequelae of Sudden Parental Death in Offspring and Surviving Caregivers«, in: *Archives of Pediatrics and Adolescent Medicine* 162, Heft 5 (Mai 2008), S. 403–410.

25 Bentall, R.P., S. Wickham, M. Shevlin et al.: »Do Specific Early-Life Adversities Lead to Specific Symptoms of Psychosis? A Study from the 2007 The Adult Psychiatric Morbidity Survey«, in: *Schizophrenia Bulletin* 38, Heft 4 (Juli 2012), S. 734–740.

26 Felitti, Vincent J. und Robert F. Anda: »The Relationship of Adverse Childhood Experiences to Adult Health Status« (27. September 2010), http://

www.sanctuaryweb.com/PDFs/ACEs%20Handout%20&%20Pubs.pdf (abgerufen am 20. Februar 2015).

27 Dube, S.R., R.F. Anda, V. J. Felitti et al.: »Childhood Abuse, Household Dysfunction, and the Risk of Attempted Suicide Throughout the Life-Span: Findings from the Adverse Childhood Experiences Study«, in: *Journal of the American Medical Association* 286, Heft 24 (Dezember 2001), S. 3089–3096.

28 Sheridan, M.A., N.A. Fox, C.H. Zeanah et al.: »Variation in Neural Development as a Result of Exposure to Institutionalization Early in Childhood«, in: *Proceedings of the National Academy of Sciences of the United States of America* 109, Heft 32 (7. August 2012), S. 12927–12932.

29 Cunningham, C.L., V. Martínez-Cerdeño und S.C. Noctor: »Microglia Regulate the Number of Neural Precursor Cells in the Developing Cerebral Cortex«, in: *Journal of Neuroscience* 33, Heft 10 (6. März 2013), S. 4216–4233.

30 Schafer, D.P., E.K. Lehrman, A.G. Kautzman et al.: »Microglia sculpt Postnatal Neural Circuits in an Activity and Complement-Dependent Manner«, in: *Neuron* 74, Heft 4 (24. Mai 2012), S. 691–705.

31 Sierra, A., S. Beccari, I. Diaz-Aparicio et al.: »Surveillance, Phagocytosis, and Inflammation: How Never Resting Microglia Influence Adult Hippocampal Neurogenesis«, in: *Neural Plasticity* (März 2014), Artikel 610343.

32 Kreisel, T., M.G. Frank, T. Licht et al.: »Dynamic Microglial Alterations Underlie Stress-Induced Depressive-like Behavior and Suppressed Neurogenesis«, in: *Molecular Psychiatry* 19 (Juni 2014), S. 699–709.

33 Der Kinder- und Jugendpsychiater Daniel J. Siegel gilt allgemein als wissenschaftlicher Begründer des Fachgebiets der »interpersonellen Neurobiologie«. Er hat zahlreiche Bücher verfasst, unter anderem *Aufruhr im Kopf: Was während der Pubertät im Gehirn unserer Kinder passiert, Mindsight: Die neue Wissenschaft der persönlichen Transformation.* Zusammen mit Tina Payne Bryson hat Siegel die Bücher *Achtsame Kommunikation mit Kindern: Zwölf revolutionäre Strategien aus der Hirnforschung für die gesunde Entwicklung Ihres Kindes, Survive Everyday Parenting Struggles and Help Your Family Thrive* sowie *Disziplin ohne Drama: Achtsame Kommunikation mit Kindern* geschrieben.

34 Diese Analogie ist angelehnt an einen Vortrag, den Daniel J. Siegel über sein Buch *Aufruhr im Kopf: Was während der Pubertät im Gehirn unserer Kinder passiert* beim Family Action Network in New York gehalten hat, https://www.youtube.com/watch?v=kH-BO1rJXbQ (abgerufen am 20. Februar 2015).

35 Im Jahr 2012 hatten geschätzte 16 Millionen US-Amerikaner ab 18 Jah-

ren im vergangenen Jahr mindestens eine schwere depressive Episode erlebt. Auch geschätzte 2,2 Millionen Jugendliche zwischen zwölf und 17 Jahren hatten im vergangenen Jahr mindestens eine schwere depressive Episode gehabt. Insgesamt sind 18 Millionen US-Amerikaner von Depressionen betroffen, http://www.nimh.nih.gov/health/statistics/prevalence/major-depression-among-adults.shtml; http://www.nimh.nih.gov/health/statistics/prevalence/major-depression-among-adolescents.shtml (abgerufen am 25. Februar 2015).

36 World Health Organization: »Depression: A Hidden Burden«, http://www.who.int/mental_health/management/depression/flyer_depression_2012.pdf (abgerufen am 20. Februar 2015).

37 Nakatomi, Y., K. Mizuno, A. Ishii et al.: »Neuroinflammation in Patients with Chronic Fatigue Syndrome/Myalgic Encephalomyelitis: An 11C-(R)-PK11195 PET Study«, in: *Journal of Nuclear Medicine* 55, Heft 6 (24. März 2014), S. 945–950.

38 Heim, C., U. M. Nater, E. Maloney et al.: »Childhood Trauma and Risk for Chronic Fatigue Syndrome: Association with Neuroendocrine Dysfunction«, in: *Archives of General Psychiatry* 66, Heft 1 (Januar 2009), S. 72–80.

Kapitel 3: Warum leiden manche Menschen mehr als andere?

1 Diese Erkenntnis stammt aus dem folgenden Online-Interview sowie aus einem E-Mail-Austausch mit Margery Silver vom 26. Januar 2015. Swan, Norman: »Interview with Margery Silver and Thomas Perls« (14. September 2008), http://centenariansecrets.blogspot.com/2008/09/interview-with-margery-silver-and.html (abgerufen am 20. Februar 2015).

2 Gladwell, Malcolm: *David und Goliath: Die Kunst, das Übermächtige zu bezwingen,* Frankfurt: Campus Verlag 2013; Krulwich, Robert: »Successful Children Who Lost a Parent – Why Are There So Many of Them?«, *National Public Radio* (16. Oktober 2013), https://www.npr.org/sections/krulwich/2013/10/15/234737083/successful-children-who-lost-a-parent-why-are-there-so-many-of-them?t=1536073430940 (abgerufen am 20. Februar 2015).

3 Weitere Informationen finden Sie auf der Internetseite von PBS: *American Experience, Biography: Rose Kennedy*, http://www.pbs.org/wgbh/american-experience/features/biography/kennedys-bio-rose-fitzgerald/. Weitere Enthüllungen über John F. Kennedys Gesundheit finden Sie im folgenden Artikel: Dallek, Robert: »The Medical Ordeals of JFK«, in: *The Atlantic Monthly*, Dezember 2002, http://www.theatlantic.com/magazine/archive/2002/12/the-medical-ordeals-of-jfk/305572/. Dallek erhielt exklusiven Zugang zu den Privatunterlagen Kennedys aus den Jahren 1955 bis 1963, unter anderem zu

seinen Röntgenaufnahmen und den Aufzeichnungen über verordnete Medikamente (abgerufen am 22. Februar 2015).

4 Nocera, Joe: »Killing Giants: Malcolm Gladwell's ›David and Goliath‹«, in: *The New York Times Sunday Book Review* (11. Oktober 2013), https://www.nytimes.com/2013/10/13/books/review/malcolm-gladwells-david-and-goliath.html (abgerufen am 20. Februar 2015).

5 Seery, M.D., R.J. Leo, E.A. Holman et al.: »Lifetime Exposure to Adversity Predicts Functional Impairment and Healthcare Utilization Among Individuals with Chronic Back Pain«, in: *Pain* 150, Heft 3 (September 2010), S. 507–515.

6 Seery, M.D., R.J. Leo, S.P. Lupien et al.: »An Upside to Adversity? Moderate Cumulative Lifetime Adversity Is Associated with Resilient Responses in the Face of Controlled Stressors«, in: *Psychological Science* 24, Heft 7 (1. Juli 2013), S. 1181–1189.

7 Seery, M.D., E.A. Holman, R.C. Silver: »Whatever Does Not Kill Us: Cumulative Lifetime Adversity, Vulnerability, and Resilience«, in: *Journal of Personality and Social Psychology* 99, Heft 6 (Dezember 2010), S. 1025–1041.

8 Die Diskussion im Rahmen einer Reihe von Internetübertragungen des Forum at Harvard School of Public Health trug den Titel: »The Toxic Stress of Early Childhood Adversity: Rethinking Health and Education Policy« (7. Februar 2012), http://developingchild.harvard.edu/resources/multimedia/lectures_and_presentations/hsph-forum/ (abgerufen am 20. Februar 2015).

9 Ebenda.

10 McLaughlin, K.A., J. Greif Green, M. J. Gruber et al.: »Childhood Adversity and First Onset of Psychiatric Disorders in a National Sample of U.S. Adolescents«, in: *Archives of General Psychiatry* (2010), S. 1151–1160.

11 Center on the Developing Child, Harvard University, »Key Concepts: Toxic Stress«, http://developingchild.harvard.edu/index.php/key_concepts/toxic_stress_response/ (abgerufen am 20. Februar 2015).

12 Ebenda.

13 Bradley, B., T.A. Davis, A.P. Wingo et al: »Family Environment and Adult Resilience: Contributions of Positive Parenting and the Oxytocin Receptor Gene«, in: *European Journal of Psychotraumatology* (18. September 2013), S. 4.

14 Genvarianten werden auch als Allele bezeichnet. Der Begriff »Allel« – der von dem Wort *allelomorph,* »andere Form«, abgeleitet ist – bezeichnet die verschiedenen Formen, die ein Gen annehmen kann. Normalerweise kodieren unsere Allele für die runde und konkave Form der roten Blutkörperchen. Eine Mutation des Gens kann dagegen dazu führen, dass ein anderes Allel

ausgedrückt wird, sodass die roten Blutkörperchen stattdessen sichelförmig sein können – und Sichelzellenanämie verursachen.

15 Karg, K, M. Burmeister, S. Sen et al.: »The Serotonin Transporter Promoter Variant (5-HTTLPR), Stress and Depression Meta-Analysis Revisited: Evidence of Genetic Moderation«, in: *Archives of General Psychiatry* 68, Heft 5 (Mai 2011), S. 444–454. In dieser Studie untersuchten Srijan Sen, Juniorprofessor für Psychiatrie an der University of Michigan Medical School, und seine Kollegen die Ergebnisse von 54 Studien aus den Jahren 2001 bis 2010 mit 41 000 Probanden. Es war die größte Analyse des Zusammenhangs zwischen dem serotoninbezogenen Erbgut eines Menschen und seiner Fähigkeit, sich von belastenden Ereignissen zu erholen.

16 Aquilera, M., B. Arias, M. Wichers et al.: »Early Adversity and 5-HTT/BDNF Genes: New Evidence of Gene Environment Interactions on Depressive Symptoms in a General Population«, in: *Psychological Medicine* 39, Heft 9 (September 2009), S. 1425–1432.

17 Owens, M., I. M. Goodyer, P. Wilkinson et al.: »5-HTTLPR and Early Childhood Adversities Moderate Cognitive and Emotional Processing in Adolescence«, in: *PLoS One* 7, Heft 11 (2012), e48482.

18 Albert, D., D. W. Belsky, M. Crowley et al.: »Can Genetics Predict Response to Complex Behavioral Interventions? Evidence from a Genetic Analysis of the Fast Track Randomized Control Trial«, in: *Journal of Policy Analysis and Management* (2. Januar 2015).

19 Belsky, J. und M. Pluess: »Beyond Diathesis Stress: Differential Susceptibility to Environmental Influences«, in: *Psychological Bulletin* 135, Heft 6 (2009), S. 885–908; Belsky, J.: »Variation in Susceptibility to Rearing Influences: An Evolutionary Argument«, in: *Psychological Inquiry* 8 (1997), S. 182–186; Belsky, J.: »Theory Testing, Effect-Size Evaluation, and Differential Susceptibility to Rearing Influence: The Case of Mothering and Attachment«, in: *Child Development* 68, Heft 4 (1997), S. 598–600; Belsky, J.: »Differential Susceptibility to Rearing Influences: An Evolutionary Hypothesis and Some Evidence«, in: Ellis, Bruce J. und David F. Bjorklund (Hrsg.): *Origins of the Social Mind: Evolutionary Psychology and Child Development,* New York: Guildford 2005, S. 139–163.

20 Taylor, S. E., B. M. Way, W. T. Welch et al.: »Early Family Environment, Current Adversity, the Serotonin Transporter Promoter Polymorphism, and Depressive Symtomatology«, in: *Biological Psychiatry* 60, Heft 7 (1. Oktober 2006), S. 671–676.

21 Dobbs, David: »The Science of Success«, in: *The Atlantic* (Dezember 2009), https://www.theatlantic.com/magazine/archive/2009/12/the-science-of-success/307761/ (abgerufen am 20. Februar 2015). Stephen Suomi erforscht

Rhesusaffen und leitet mehrere Labors am Laboratory of Comparative Ethology der US-National Institutes of Health. Wie Dobbs in diesem Artikel schreibt, war er der erste Wissenschaftler, der sich mit den drei Formen des Serotonintransportergens beschäftigte und ihre Auswirkungen mithilfe von Studien zur Wechselwirkung von Genen und Umwelt untersuchte. Suomi fand heraus, dass Affen mit der vermeintlich kritischen Variante der beiden kurzen Allele und fürsorglichen Müttern in jungen Jahren leichter Freundschaft schlossen. Wenn sie älter wurden, schmiedeten sie starke Bündnisse, die sie auch zu nutzen wussten, und konnten besser mit Konflikten größerer Gruppen umgehen. Sie stiegen in den jeweiligen Hierarchien weiter auf. Trotz der Variante mit den beiden kurzen Allelen waren sie die erfolgreichsten Affen der Schar. Dies legt den Schluss nahe, dass einige Gehirne besonders plastisch sind und deshalb sowohl die positiven als auch die negativen Auswirkungen einer entwicklungsfördernden oder entwicklungshemmenden Umgebung besonders stark spüren.

22 Keller, A., K. Litzelman, L. E. Wisk et al.: »Does the Perception that Stress Affects Health Matter? The Association with Health and Mortality«, in: *Health Psychology* 31, Heft 5 (2012), S. 677–684.

23 Kelly McGonigals TED-Talk »Wie man Stress zu seinem Freund machen kann« finden Sie hier: McGonigal Kelly, »How to Make Stress Yor Friend«, TEDGlobal 2013 (Juni 2013), http://www.ted.com/talks/kelly_mcgonigal_how_to_make_stress_your_friend (abgerufen am 7. April 2014). Anm. d. Ü.: In deutscher Sprache ist der Vortrag zu finden unter: https://www.ted.com/talks/kelly_mcgonigal_how_to_make_stress_your_friend?language=de.

24 Faber, E. S., A. J. Delaney, J. M. Power et al.: »Modulation of SK Channel Trafficking by Beta Adrenoceptors Enthances Excitatory Synaptic Transmission and Plasticity in the Amygdala«, in: *Journal of Neuroscience* 28, Heft 43 (22. Oktober 2008), S. 10803–10813.

25 Debiec, J., L. Díaz-Mataix, D. E. Bush et al.: »The Amygdala Encodes Specific Sensory Features of an Aversive Reinforcer«, in: *Nature Neuroscience* 13, Heft 5 (Mai 2010), S. 536–537.

26 Diese Erkenntnis beruht auf einer Reihe von Gesprächen mit Ruth Lanius am 1. und 11. November 2013.

27 Schmolck, H., E. A. Buffalo und R. L. Squire: »Memory Distortions Develop over Time: Recollections of the O. J. Simpson Trial Verdict After 15 and 32 Months«, in: *Psychological Science* 11, Heft 1 (Januar 2000), S. 39–45.

28 Michael S. Roth, Autor des Buches *Memory, Trauma, and History: Essays on Living with the Past* und Präsident der Wesleyan University, schrieb dies in seinem Essay über das Buch *Drachen, Doppelgänger und Dämonen: Über Menschen mit Halluzinationen* von Oliver Sacks. Die Buchkritik mit

dem Titel »A Neurologist in the Sky with Diamonds« erschien am 30. Dezember 2012 in der Zeitung *The Washington Post* (abgerufen am 21. Februar 2015).

29 Priscilla Warner zitiert Thich Nhat Hanh in ihrem Buch *Und tausend Atemzüge später: Wie ich meine Angst überwand und inneren Frieden fand,* München: Arkana 2013, S. 109.

30 Die Familientherapeutin Linda Graham sprach darüber erstmals in einer der »Clinical Conversations« am Community Institute for Psychotherapy im Rahmen eines Vortrags mit dem Titel »The Neuroscience of Attachment«, der im Herbst 2008 gehalten wurde. Eine Abschrift finden Sie auf der Internetseite http://lindagraham-mft.net/resources/published-articles/the-neuro science-of-attachment/ (abgerufen am 21. Februar 2015).

Kapitel 4: Belastungen und das weibliche Gehirn: die Verbindung zu Autoimmunerkrankungen, Angst und Depressionen

1 Felitti, V.J. und R.F. Anda: »The Relationship of Adverse Childhood Experiences to Adult Medical Disease, Psychiatric Disorders, and Sexual Behavior: Implications for Healthcare«, in: Lanius, R., E. Vermetten und C. Pain (Hrsg.): *The Impact of Early Life Trauma on Health and Disease: The Hidden Epidemic,* New York: Cambridge University Press 2010, Kapitel 8, S. 77.

2 Dube, S.R., D. Fairweather, W.S. Pearson et al.: »Cumulative Childhood Stress and Autoimmune Diseases in Adults«, in: *Psychosomatic Medicine* 71, Heft 2 (Februar 2009), S. 243–250.

3 Ebenda.

4 Cooper, G.S., M.L. Bynum, E.C. Somers: »Recent Insights in the Epidemiology of Autoimmune Diseases: Improved Prevalence Estimates and Understanding of Clustering of Diseases«, in: *Journal of Autoimmunity* 33, Hefte 3–4 (November–Dezember 2009), S. 197–207.

5 Jacobson, D.L., S.J. Gange, N.R. Rose et al.: »Epidemiology and Estimated Population Burden of Selected Autoimmune Diseases in the United States«, in: *Clinical Immunology Immunopathology* 84, Heft 3 (September 1997), S. 223–243.

6 American Autoimmune Related Diseases Association, Inc., Pressemeldung zum National Autoimmune Disease Awareness Month (dt. etwa »Monat zur Schärfung des Bewusstseins für Autoimmunerkrankungen«), 22. März 2014, http://myemail.constantcontact.com/Spread-the-news-about-autoimmune-disease.html?soid=1115217054950&aid=HHLCBw3ETFs (abgerufen am 9. April 2014).

7 Spitzer, C., M. Bouchain, L.Y. Winkler et al.: »Childhood Trauma in Mul-

tiple Sclerosis: A Case-Control Study«, in: *Psychosomatic Medicine* 74, Heft 3 (April 2012), S. 312–318.

8 American Autoimmune Related Diseases Association, Inc., Pressemeldung zum National Autoimmune Disease Awareness Month (dt. etwa »Monat zur Schärfung des Bewusstseins für Autoimmunerkrankungen«), 22. März 2014, http://myemail.constantcontact.com/Spread-the-news-about-autoimmune-disease.html?soid=1115217054950&aid=HHLCBw3ETFs (abgerufen am 9. April 2014).

9 Hamilton, J. L., J. P. Stange, L. Y. Abrahmson et al.: »Stress and the Development of Cognitive Vulnerabilities to Depression Explain Sex Differences in Depressive Symptoms During Adolescence«, *Clinical Psychological Science* (2. Oktober 2014).

10 van der Kolk, Bessel: *Verkörperter Schrecken: Traumaspuren in Gehirn, Geist und Körper und wie man sie heilen kann,* Lichtenau: G. P. Probst Verlag 2015, S. 155.

11 Herringa, R. J., R. M. Birn, P. L. Ruttle et al.: »Childhood Maltreatment Is Associated with Altered Fear Circuitry and Increased Internalizing Symptoms by Late Adolescence«, in: *Proceedings of the National Academy of Sciences of the United States of America* 110, Heft 41 (November 2014), S. 19119–19124.

12 Edmiston, E. F., F. Wang, C. M. Mazure et al.: »Corticostriatal-limbic Gray Matter Morphology in Adolescents with Self-Reported Exposure to Childhood Maltreatment«, in: *Archives of Pediatrics and Adolescent Medicine* 165, Heft 12 (Dezember 2011), S. 1069–1077.

13 Czerniawski, J. und J. F. Guzowski: »Acute Neuroinflammation Impairs Context Discrimination Memory and Disrupts Pattern Separation Processes in Hippocampus«, in: *Journal of Neuroscience* 34, Heft 37 (10. September 2014), S. 12470–12480.

14 Heim, C., B. Bradley, T. C. Mletzko et al.: »Effect of Childhood Trauma on Adult Depression and Neuroendocrine Function: Sex-Specific Moderation by CRH Receptor 1 Gene«, in: *Frontiers in Behavioral Neuroscience* 3 (6. November 2009), S. 41.

15 DeSantis, S. M., N. L. Baker, S. E. Back et al.: »Gender Differences in the Effect of Early Life Trauma on Hypothalamic-Pituitary-Adrenal Axis Functioning«, in: *Depression and Anxiety* 28, Heft 5 (Mai 2011), S. 383–392.

16 Felitti, V. J. und R. F. Anda: »The Relationship of Adverse Childhood Experiences to Adult Medical Disease, Psychiatric Disorders, and Sexual Behavior: Implications for Healthcare«, in: Lanius, R., E. Vermetten und C. Pain: *The Impact of Early Life Trauma on Health and Disease: The Hidden Epidemic,* New York: Cambridge University Press 2010, Kapitel 8, S. 78.

Kapitel 5: Wann Eltern »gut genug« sind

1 Russel, L.G. und G.E. Schwartz: »Feelings of Parental Caring Predict Health Status in Midlife: A 35-Year Follow-up of the Harvard Mastery of Stress Study«, in: *Journal of Behavioral Medicine* 20, Heft 1 (Februar 1997), S. 1–13.

2 Russel, L.G. und G.E. Schwartz: »Narrative Descriptions of Parental Love and Caring Predict Health Status in Midlife: A 35-Year Follow-up of the Harvard Mastery of Stress Study«, in: *Alternative Therapies in Health and Medicine* 2, Heft 6 (November 1996), S. 55–62.

3 Robin Karr-Morse und Meredith S. Wiley haben zusammen die folgenden Bücher geschrieben: *Sich krank fürchten: Welche Rolle Kindheitstraumata für Erkrankungen im Erwachsenenalter spielen,* Paderborn: Junfermann Verlag 2013; *Ghosts in the Nursery: Tracing the Roots of Violence,* New York: Grove Press 2013.

4 Diese Erkenntnis stammt aus meinem E-Mail-Austausch mit Robin Karr-Morse und dem folgenden Interview: Rogers, Thomas: »How Stress is Really Hurting Our Kids«, in: *Salon* (2. Januar 2012), http://www.salon.com/2012/01/02/how_stress_is_really_hurting_our_kids/ (abgerufen am 15. Mai 2014).

5 Kneeland, R.E. und S.H. Fatemi: »Viral Infection, Inflammation and Schizophrenia«, in: *Progress in Neuropsychopharmacology and Biological Psychiatry* 42 (5. April 2013), S. 35–48.

6 Dominguez-Salas, P., S.E. Moore, M.S. Baker et al.: »Maternal Nutrition at Conception Modulates DNA Methylation of Human Metastable Epialleles«, in: *Nature Communications* 5 (29. April 2014), S. 3746; Meymandi, Assad: »The Science of Epigenetics«, in: *Psychiatry* (Edgmont) 7, Heft 3 (März 2010), S. 40–41.

7 Gaisler-Salomon, Inna: »Inheriting Stress«, in: *The New York Times Sunday Review* (7. März 2014), https://www.nytimes.com/2014/03/09/opinion/sunday/can-children-inherit-stress.html (abgerufen am 22. Februar 2015).

8 Engert, V., F. Plessow, R. Miller et al.: »Cortisol Increase in Empathic Stress Is Modulated by Social Closeness and Observation Modality«, in: *Psychoneuroendocrinology* (16. April 2014).

9 Waters, S.F., T.V. West und W.B. Mendes: »Stress Contagion: Physiological Covariation Between Mothers and Infants«, in: *Psychological Science* 25, Heft 4 (April 2014), S. 934–942.

10 Graham, A.M., P.A. Fisher und J.H. Pfeifer: »What Sleeping Babies Hear: A Functional MRI Study of Interparental Conflict and Infants' Emotion Processing«, in: *Psychological Science* 24, Heft 5 (Mai 2013), S. 782–799.

11 Rask, C.U., E. Ørnbøl, E. M. Olsen et al.: »Infant Behaviors Are Predictive

of Functional Somatic Symptoms at Ages Five to Seven Years: Results from the Copenhagen Child Cohort CCC2000«, in: *Journal of Pediatrics* 162, Heft 2 (Februar 2013), S. 335–342.

12 Dix, T., A. Moed und E. R. Anderson: »Mothers' Depressive Symptoms Predict Both Increased and Reduced Negative Reactivity: Aversion Sensitivity and the Regulation of Emotion«, in: *Psychological Science* 25, Heft 7 (Mai 2014), S. 1353–1361.

13 Anderson, S. E., R. A. Gooze, S. Lemeshow et al.: »Quality of Early Maternal-Child Relationship and Risk of Adolescent Obesity«, in: *Pediatrics* 129, Heft 1 (Januar 2012), S. 132–140.

14 Miller, G. E., M. E. Lachman, E. Chen et al.: »Pathways to Resilience: Maternal Nurturance as a Buffer Against the Effects of Childhood Poverty on Metabolic Syndrome at Midlife«, in: *Psychological Science* 22, Heft 12 (Dezember 2011), S. 1591–1599.

15 Copeland, W. E., D. Wolke, S. T. Lereya et al.: »Childhood Bullying Involvement Predicts Low-Grade Systemic Inflammation in Adulthood«, in: *Proceedings of the National Academy of Sciences in the United States of America* 111, Heft 21 (27. Mai 2014), S. 7570–7575.

16 Copeland, W. E., D. Wolke, A. Angold et al.: »Adult Psychiatric Outcomes of Bullying and Being Bullied by Peers in Childhood and Adolescence«, in: *JAMA Psychiatry* 70, Heft 4 (April 2013), S. 419–426.

17 Novembre, G., M. Zanon, and G. Silani: »Empathy for Social Exclusion Involves the Sensory-Discriminative Component of Pain: A Within-Subject fMRI Study«, in: *Social Cognitive & Affective Neuroscience* 10, Heft 2 (Februar 2015), S. 153–164.

18 Gustafsson, P. E., U. Janlert, T. Theorell et al.: »Do Peer Relations in Adolescence Influence Health in Adulthood? Peer Problems in the School Setting and the Metabolic Syndrome in Middle-Age«, in: *PLoS One* 7, Heft 6 (2012), e39385.

19 Stomp Out Bullying: »About Bullying and Cyber Bullying«, http://www.stompoutbullying.org/index.php/information-and-resources/about-bullying-and-cyberbullying (abgerufen am 14. Januar 2015).

20 Bullying Statistics: »School Bullying Statistics«, http://www.bullyingstatistics.org/content/school-bullying-statistics.html (abgerufen am 4. Januar 2015).

21 Ebenda.

22 Bethell, C. D., P. Newacheck, E. Hawes, et al.: »Adverse Childhood Experiences: Assessing the Impact on Health and School Engagement and the Mitigating Role of Resilience«, in: *Health Affairs* 33, Heft 12 (Dezember 2014), S. 2106–2115.

23 Burke, N. J., J. L. Hellman, B. G. Scott, et al.: »The Impact of Adverse Childhood Experiences on an Urban Pediatric Population«, in: *Child abuse & neglect* 35, Heft 6 (Juni 2011), S. 408–413.
24 Kerr, Laura K.: »ADHD Symptoms? Psychologists, Psychiatrists Should Consider Child Maltreatment as the Cause Before Prescribing Meds« (6. März 2013), ACEsTooHigh.Org, https://acestoohigh.com/2013/03/06/adhd-symptoms-psychologists-psychiatrists-should-consider-child-mal treatment-as-the-cause-before-prescribing-meds/ (abgerufen am 14. Januar 2015).
25 American Psychological Association: »American Psychological Association Survey Shows Teen Stress Rivals That of Adults«, (11. Februar 2014), http://www.apa.org/news/press/releases/2014/02/teen-stress.aspx (abgerufen am 19. Mai 2014).
26 Von der Embse, N., J. Barterian und N. Segool: »Test Anxiety Interventions for Children and Adolescents: A Systematic Review of Treatment Studies from 2000–2010«, in: *Psychology in the Schools*, Bd. 50, Heft 1, S. 57–71. Die Autoren schreiben: »Prüfungen, deren Ergebnisse weitreichende Konsequenzen haben, spielen eine immer wichtigere Rolle, wenn es darum geht, die Leistungen der Schüler und die Effektivität der Schulen zu messen. Die Prüfungsangst hat mit dem Einfluss von Prüfungen auf Bildungsentscheidungen zugenommen.« King, S., C. T. Chambers, A. Huguet et al.: »The Epidemiology of Chronic Pain in Children and Adolescents Revisited: A Systematic Review«, in: *Pain* 152, Heft 12 (Dezember 2011), S. 2729–2738.
27 Ruth Lanius ist auch Mitherausgeberin des Buches: *The Impact of Early Life Trauma on Health and Disease: The Hidden Epidemic*, New York: Cambridge University Press 2010.
28 Bunce, S. C. et al.: »When Positive Becomes Negative – ERP Evidence for Differential Processing of Affective Stimuli in Subjects with Parental Loss«, in: *Psychophysiology* 33 (1996), S. 26. Pressemitteilung: »Unconscious Fear of Intimacy Linked to Early Parental Loss«, in: Michigan News (21. Mai 1997), https://news.umich.edu/unconscious-fear-of-intimacy-linked-to-early-parental-loss/ (abgerufen am 10. August 2014).
29 Ellis, J., C. Dowrick und M. Lloyd-Williams: »The Long-Term Impact of Early Parental Death: Lessons from a Narrative Study«, in: *Journal of the Royal Society of Medicine* 106, Heft 2 (Februar 2013), S. 57–67.
30 Die Familientherapeutin Linda Graham sprach darüber erstmals in einer der »Clinical Conversations« am Community Institute for Psychotherapy im Rahmen eines Vortrags mit dem Titel »The Neuroscience of Attachment«, der im Herbst 2008 gehalten wurde. Eine Abschrift finden Sie auf der Inter-

netseite: http://lindagraham-mft.net/resources/published-articles/the-neuroscience-of-attachment/ (abgerufen am 21. Februar 2015).

31 Bei dieser Studie beurteilten die Forscher zunächst, wie Eltern mit ihren Kindern umgingen, als diese noch ganz klein waren. Anschließend begleiteten sie sowohl die Kinder, die eine sichere Bindung an ihre Mütter gezeigt hatten, als auch die Kinder mit weniger starker Bindung über 20 Jahre hinweg. Als junge Erwachsene wurden sie gebeten, mit ihrem Lebenspartner ins Labor zu kommen und über ein Thema zu sprechen, das sie des Öfteren heiß diskutierten. Die Paare setzten sich zehn Minuten lang auseinander. In den vier Minuten danach beurteilten die Forscher, wie gut es den Probandinnen und Probanden gelang, sich von ihren negativen Gefühlen zu erholen und die Meinungsverschiedenheit hinter sich zu lassen. Salvatore, J.E., S.I. Kuo, R.D. Steele et al.: »Recovering from Conflict in Romantic Relationships: A Developmental Perspective«, in: *Psychological Science* 22, Heft 3 (März 2011), S. 376–383.

32 Kerr, D.C., D.M. Capaldi, K.C. Pears et al.: »Prospective Three Generational Study of Fathers' Constructive Parenting: Influences from Family of Origin, Adolescent Adjustment, and Offspring Temperament«, in: *Developmental Psychology* 45, Heft 5 (September 2009), S. 1257–1275.

33 Mallers, M.H., S.T. Charles, S.D. Neupert et al.: »Perceptions of Childhood Relationships with Mother and Father: Daily Emotional and Stressor Experiences in Adulthood«, in: *Developmental Psychology* 46, Heft 6 (November 2010), S. 1651–1661.

34 Kerr, D.C., D.M. Capaldi, K.C. Pears et al.: »Prospective Three Generational Study of Fathers' Constructive Parenting: Influences from Family of Origin, Adolescent Adjustment, and Offspring Temperament«, in: *Developmental Psychology* 45, Heft 5 (September 2009), S. 1257–1275.

35 Cozolino, Louis J.: *Die Neurobiologie menschlicher Beziehungen,* Kirchzarten bei Freiburg: VAK Verlags GmbH 2007, S. 26.

Kapitel 6: Der Beginn Ihres Genesungswegs

1 Dieses Verständnis beruht auf Gesprächen mit Ruth Lanius am 1. und 11. November 2013.

2 Dieser Fragebogen wurde im Jahr 2006 von Dienstleistern aus dem Bereich der frühkindlichen Betreuung, Kinderärzten, Psychologen und Gesundheitsberatern von Southern Kennebec Healthy Start in Augusta im US-Bundesstaat Maine zusammengestellt und im Februar 2013 überarbeitet. Mark Rains und Kate McClinn, zwei Psychologen aus der Gruppe, erarbeiteten die 14 Punkte. Andere Mitglieder gaben Anregungen zur Überarbeitung. Das Punktesystem ist an die Fragen der ACE-Studie angelehnt. Der Inhalt der einzelnen Aussagen beruht auf verschiedenen wissenschaftlichen Studien

der letzten 40 Jahre, unter anderem von Emmy Werner und anderen. Sie dienen ausschließlich der Aufklärung der Eltern und wurden nicht zu Forschungszwecken entwickelt. ACEsTooHigh News: »Got Your ACE Score?« (und weiter unten: »What's Your Resilience Score?«), http://acestoohigh.com/got-your-ace-score/.

3 Jane Stevens ist gerade dabei, ein Buch fertigzustellen. Darin zeigt sie, wie Menschen, Organisationen, Agenturen und Gemeinden die ACE-Forschung nutzen, um besonders hartnäckige Probleme zu lösen – beispielsweise Ausschluss vom Unterricht und Schulverweis überflüssig zu machen, häusliche Gewalt zu beenden, Obdachlosen wieder auf die Beine zu helfen – und es uns zu ermöglichen, Gelder anders zu verteilen.

4 Smyth, J.M., A.A. Stone, A. Hurewitz et al.: »Effects of Writing About Stressful Experiences on Symptom Reduction in Patients with Asthma or Rheumatoid Arthritis: A Randomized Trial«, in: *JAMA* 281, Heft 14 (April 1999), S. 1304–1309.

5 James W. Pennebaker ist Regents Centennial Professor für Psychologie an der University of Texas at Austin und Autor mehrerer Bücher, unter anderem *Heilung durch Schreiben: Ein Arbeitsbuch zur Selbsthilfe*, Bern: Huber 2010.

6 Smyth, J.M., J.R. Hockemeyer, K.E. Heron et al.: »Prevalence, Type, Disclosure, and Severity of Adverse Life Events in College Students«, in: *Journal of the American College of Health* 57, Heft 1 (Juli–August 2008), S. 69–76; J.W. Pennebaker, S.D. Gosling und J.D. Ferrell: »Daily Online Testing in Large Classes: Boosting College Performance While Reducing Achievement Gaps«, in: *PLoS One 8*, Heft 11 (November 2013), e79774.

7 Pennebaker, J.W., J.K. Kiecolt-Glaser und R. Glaser: »Disclosure of Traumas and Immune Function: Health Implications for Psychotherapy«, in: *Journal of Consulting and Clinical Psychology* 56, Heft 2 (April 1988), S. 239–245.

8 Kassam, K.S. und W.B. Mendes: »The Effects of Measuring Emotion: Physiological Reactions to Emotional Situations Depend on Whether Someone Is Asking«, in: *PLoS One* 8, Heft 7 (5. Juni 2013), e64959. Karim Kassam ist Juniorprofessor für Sozial- und Entscheidungswissenschaften an der Carnegie Mellon University. Er sagt, am beeindruckendsten sei gewesen, dass »eine winzige Veränderung die physiologische Reaktion der Menschen stark beeinflusste. Im Grunde fragen wir sie, wie sie sich fühlen, und wir stellen fest, dass dies einen erheblichen Einfluss auf ihre Herz-Kreislauf-Reaktion hat.«

9 Die Zitate von Bernie Siegel in diesem Buch stammen aus einem Telefongespräch und dem E-Mail-Austausch mit ihm.

10 Kaliman, P., M. J. Alvarez-López, M. Cosín-Tomás: »Rapid Changes in Histone Deacetylases and Inflammatory Gene Expression in Expert Meditators«, in: *Psychoneuroendocrinology* 40 (Februar 2014), S. 96–107; der Wissenschaftler Richard Davidson, Professor für Psychologie und Psychiatrie an der University of Wisconsin-Madison und Autor des Buches *Warum regst du dich so auf? Wie die Gehirnstruktur unsere Emotionen bestimmt,* München: Goldmann 2016, bezeichnet die Achtsamkeit als »neuronal inspirierte Verhaltenstherapie«, die Veränderungen des Gehirns unterstützt.
11 Ryan Herringa ist Juniorprofessor für Kinder- und Jugendpsychiatrie an der University of Wisconsin-Madison und leitet das Herringa Lab.
12 Kerr, C. E., M. D. Sacchet, S. W. Lazar et al.: »Mindfulness Starts with the Body: Somatosensory Attention and Top-Down Modulation of Cortical Alpha Rhythms in Mindfulness Meditation«, in: *Frontiers in Human Neuroscience* 7 (13. Februar 2013), S. 12.
13 Magyari, T.: »Teaching mindfulness to women with complex trauma«, in: Follette, Victoria M., John Briere, Deborah Rozelle, James W. Hopper, David I. Rome (Hrsg.): *Mindfulness-Oriented Interventions for Trauma: Integrating Contemplative Practices,* New York: Guildford Press 2015, S. 143.
14 Hölzel, B. K., J. Carmody, M. Vangel et al.: »Mindfulness Practice Leads to Increases in Regional Brain Gray Matter Density«, in: *Psychiatry Research* 191, Heft 1 (30. Januar 2011), S. 36–43.
15 Singleton, O., B. K. Hölzel und M. Vangel: »Change in Brainstem Gray Matter Concentration Following a Mindfulness-Based Intervention Is Correlated with Improvement in Psychological Well-Being«, in: *Frontiers in Human Neuroscience* 8 (18. Februar 2014), S. 33.
16 Von Tara Brach sind auch die folgenden Bücher erschienen: *Nach Hause kommen zu sich selbst: Im erwachten Herzen Zuflucht und Geborgenheit finden,* Burgrain: Koha Verlag 2014; *Mit dem Herzen eines Buddha: Heilende Wege zu Selbstakzeptanz und Lebensfreude,* München: Knaur 2005.
17 Weitere Informationen über Tara Brach sowie eine Anleitung zur Meditation finden Sie auf der Internetseite http://www.tarabrach.com/howtomeditate.html (abgerufen am 17. Januar 2015). Anm. d. Ü.: Das PDF-Booklet von Tara Brachs Homepage ist in leicht bearbeiteter Version als deutsches Buch erschienen: *Einführung in die Meditation,* Burgrain: Koha Verlag 2014.
18 Diese Erkenntnis stammt aus einem Interview mit Daniel J. Siegel vom 16. Oktober 2015, einem E-Mail-Austausch sowie seinem Buch *Aufruhr im Kopf: Was während der Pubertät im Gehirn unserer Kinder passiert,* München: mvg Verlag 2015, S. 48, 113.
19 Vgl. ebenda, S. 49.
20 Ebenda, S. 51.

21 Ebenda, S. 54/55.
22 Vgl. Ebenda, S. 54.
23 Pace, T.W., L.T. Negi, B. Dodson-Lavelle et al.: »Engagement with Cognitively Based Compassion Training Is Associated with Reduced Salivary C-Reactive Protein from Before to After Training in Foster Care Program Adolescents«, in: *Psychoneuroendocrinology* 38, Heft 2 (Februar 2013), S. 294–299.
24 NPR: »At End-of-the Line Prison, an Unlikely Escape«, (8. Februar 2011), http://www.npr.org/2011/02/08/133505880/at-end-of-the-line-prison-an-unlikely-escape (abgerufen am 23. Februar 2015).
25 Die Zitate stammen aus einem Vortrag mit dem Titel »The Ancient Heart of Forgiveness«, in dem Jack Kornfield erklärt, wie wir uns die menschliche Fähigkeit zur Vergebung zunutze machen können: https://www.youtube.com/watch?v=yiRP-Q4mMtk (abgerufen am 28. August 2014).
26 Dies ist eine Kurzfassung der »Vergebungsmeditation«, der Abdruck erfolgt mit Genehmigung des Autors. Die ausführliche Fassung finden Sie in Gordons Buch *Unstuck: Your Guide to the Seven-Stage Journey Out of Depression,* New York: Penguin 2008, S. 296–298.
27 Cohen, D.L., N. Wintering, V. Tolles et al.: »Cerebral Blood Flow Effects of Yoga Training: Preliminary Evaluation of Four Cases«, in: *Journal of Alternative and Complementary Medicine* 15, Heft 1 (Januar 2009), S. 9–14.
28 Streeter, C.C., J.E. Jensen, R.M. Perlmutter et al.: »Yoga Asana Sessions Increase Brain GABA Levels: A Pilot Study«, in: *Journal of Alternative and Complementary Medicine* 13, Heft 4 (Mai 2007), S. 419–426.
29 http://www.apa.org/monitor/2012/09/gut-feeling.aspx (abgerufen am 28. August 2014).
30 Bravo, J.A., P. Forsythe, M.V. Chew et al.: »Ingestion of Lactobacillus Strain Regulates Emotional Behavior and Central GABA Receptor Expression in a Mouse via the Vagus Nerve«, in: *Proceedings of the National Academy of Sciences United States of America* 108, Heft 38 (20. September 2011), S. 16050–16055.
31 Weitere Informationen finden Sie in folgenden Studien: Fleshner, M.: »The Gut Microbiota: A New Player in the Innate Immune Stress Response?« in: *Brain, Behavior, and Immunity* 25, Heft 3 (März 2011), S. 395–396; Bailey, M.T., S.E. Dowd, J.D. Galley et al.: »Exposure to a Social Stressor Alters the Structure of the Intestinal Microbiota: Implications for Stressor-Induced Immunomodulation«, in: *Brain, Behavior, and Immunity* 25, Heft 3 (März 2011), S. 397–407.
32 Epplein, M., Y. Zheng, W. Zheng et al.: »Quality of Life After Breast Cancer Diagnosis and Survival«, in: *Journal of Clinical Oncology* 29, Heft 4 (1.

February 2011), S. 406–412; Brown, R.F., C.C. Tennant, M. Sharrock et. al.: »Relationship Between Stress and Relapse in Multiple Sclerosis: Part II. Direct and Indirect Relationships«, in: *Multiple Sclerosis Journal* 12, Heft 4 (August 2006), S. 465–475.

33 Gouin, J.P., C.S. Carter, H. Pournajafi-Nazarloo et al.: »Marital Behavior, Oxytocin, Vasopressin and Wound Healing«, in: *Psychoneuroendocrinology* 35, Heft 7 (August 2010), S. 1082–1090.

Kapitel 7: Professionelle Hilfe bei der Überwindung des »Post Childhood Adversity Syndrome«

1 Die Verwendung dieser Zitate erfolgt mit freundlicher Genehmigung von Jack Kornfield. Jack Kornfield: »Psychotherapy/Meditation: Even the Best Meditators Have Old Wounds to Heal«, http://buddhanet.net/psymed1.htm (abgerufen am 12. August 2014).

2 Die Familientherapeutin Linda Graham sprach darüber im Herbst 2008 erstmals in einer der »Clinical Conversations« am Community Institute for Psychotherapy im Rahmen eines Vortrags mit dem Titel »The Neuroscience of Attachment«. Eine Abschrift finden Sie auf der Internetseite http://lindagraham-mft.net/resources/published-articles/the-neuroscience-of-attachment/ (abgerufen am 21. Februar 2015).

3 Morath, J., M. Moreno-Villanueva et al.: »Effects of Psychotherapy on DNA Strand Break Accumulation Originating from Traumatic Stress«, in: *Psychotherapy and Psychosomatics* 83, Heft 5 (2014), S. 289–297.

4 Diese Zitate stammen aus einem Patientenbrief mit dem Titel: »Dear Doctor: A Patient's Personal Case Study of Adverse Childhood Experiences«, der anonym in der Zeitschrift *The Permanente Journal* 6, Heft 1 (Winter 2002) erschien. Der Brief veranschaulicht, dass den Angehörigen von Gesundheitsberufen oft die wahre Ursache der Probleme entgeht, die sie vor sich haben, und wie wichtig der therapeutische Prozess für die körperliche Heilung ist. Der ganze Brief ist auf der folgenden Internetseite nachzulesen: https://chronicillnesstraumastudies.com/ace-fact-sheet/#Anonymous_Dear_Doctor_Letter.

5 Peter A. Levine hat folgende Bücher verfasst: Levine, Peter A. und Maggie Kline: *Kinder vor seelischen Verletzungen schützen: Wie wir sie vor traumatischen Erfahrungen bewahren und im Ernstfall unterstützen können*, München: Kösel 2010; Levine, Peter A. und Maggie Phillips: *Vom Schmerz befreit: Entdecken Sie die Kraft Ihres Körpers, Schmerzen zu überwinden*, München: Kösel 2015; sowie Peter A. Levine: *Sprache ohne Worte. Wie unser Körper Trauma verarbeitet und uns in die innere Balance zurückführt*, München: Kösel 2011.

6 Diese Erkenntnis stammt aus meinem Interview mit Bernie Siegel am 13. November 2013, unserem E-Mail-Austausch und seinem Buch *The Art of Healing: Uncovering Your Inner Wisdom and Potential for Self-Healing,* Novato, CA: New World Library 2013, S. 33. Siegel ist auch Autor des Buches: *Prognose Hoffnung: Liebe, Medizin und Wunder,* Berlin: Ullstein 2015.

7 Pascual-Leone, A., D. Nguyet, L. G. Cohen et al.: »Modulation of Muscle Responses Evoked by Transcranial Magnetic Stimulation During the Acquisition of New Fine Motor Skills«, in: *Journal of Neurophysiology* 74, Heft 3 (September 1995), S. 1037–1045.

8 Kam-Hansen, S., M. Jakubowski, J. M. Kelley et al.: »Altered Placebo and Drug Labeling Changes the Outcome of Episodic Migraine Attacks«, in: *Science Translational Medicine* 6, Heft 218 (8. Januar 2014), 218ra5.

9 Rosenthal, Michele: *Before the World Intruded: Conquering the Past and Creating the Future,* Palm Beach Gardens, FL: Your Life After Trauma, LLC, 2012, S. 193–202.

10 In einer neueren Studie bekamen die Probandinnen und Probanden von Lanius und ihren Kollegen eine einzige Neurofeedback-Sitzung von 30 Minuten. Dabei konnten die Wissenschaftler den Patienten helfen, spezielle Gehirnwellen zu verstärken, die ein Gefühl von Ruhe steigerten. Lanius warnt jedoch, dass das Neurofeedback immer noch ein neues Verfahren sei. »Aber es ist eine weitere potenzielle Maßnahme, die Sie in Ihre Trickkiste packen können.« Kluetsch, R. C., T. Ros, J. Théberge, P. A. Frewen et al.: »Plastic Modulation of PTSD Resting-State Networks and Subjective Wellbeing by EEG Neurofeedback«, *ACTA Psychiatrica Scandinavica* 130, Heft 2 (August 2014), S. 123–136, doi: 10.1111/acps.12229.

11 Weitere Informationen finden Sie bei: Specter, Michael: »Partial Recall: Can Neuroscience Help Us Rewrite Our Most Traumatic Memories?«, in: *The New Yorker* Dept. of Psychiatry, S. 46–47.

12 Wissenschaftler untersuchen, wie sie in diesen »Update«-Prozess eingreifen und unsere Erinnerung von der damit verbundenen Angst entkoppeln können. Den Wissenschaftlern ist zwar seit Langem bekannt, wie sie Angst erzeugen können, aber sie wissen erheblich weniger darüber, wie man die Verknüpfung zwischen einem Reiz und einer Angstreaktion löst. Daniela Schiller erforscht Möglichkeiten, um schmerzliche Gefühle und Erinnerungen zu entwirren. Wenn Menschen angesichts eines Objektes, das man ihnen zeigt, tiefe Angst empfinden, kann sie ihnen helfen, keinerlei negative Emotionen mehr mit diesem Objekt zu verbinden. Schiller konditionierte Studienteilnehmer darauf, beim Anblick eines bunten Quadrats Angst zu empfinden, indem sie ihnen dabei jedes Mal einen elektrischen Schock

verabreichte. Am nächsten Tag zeigte sie den Probanden das Quadrat erneut. Bereits beim Anblick des bunten Quadrats bekamen sie Angst. Zehn Minuten später zeigte Schiller einem Drittel der Probanden die Quadrate noch viele weitere Male – ohne dass sie einen Schock bekamen. Einer weiteren Gruppe zeigte sie die Quadrate mehrere *Stunden* später erneut, ohne dass sie einen Schock bekamen. Diejenigen, die das Quadrat zehn Minuten später wiedergesehen und keine Schocks bekommen hatten, vergaßen ihre Angst vollkommen. Die andere Gruppe, die das Quadrat erst Stunden später wieder zu sehen bekam, reagierte auf dessen erneuten Anblick weiterhin gestresst und ängstlich. Weitere Informationen über die Arbeit von Daniela Schiller finden Sie im folgenden Artikel: Specter, Michael: »Partial Recall: Can Neuroscience Help Us Rewrite Our Most Traumatic Memories?«, in: *The New Yorker* Dept. of Psychiatry, S. 46–47. Siehe auch Schiller, D., M. H. Monfils, C. M. Raio et al.: »Preventing the Return of Fear in Humans Using Reconsolidation Update Mechanisms«, *Nature* 463, Heft 7277 (7. Januar 2010), S. 49–53.

13 Mein Verständnis der EMDR-Therapie beruht auf einem Interview, das ich am 15. November 2013 mit Francine Shapiro geführt habe, sowie auf dem darauffolgenden E-Mail-Austausch. Weitere Informationen über die EMDR-Therapie finden Sie im folgenden Buch: Shapiro, Francine: *Frei werden von der Vergangenheit: Trauma-Selbsthilfe nach der EMDR-Methode,* München: Kösel 2018.

14 Shapiro weist darauf hin, dass EMDR aus acht Schritten besteht und Patienten hilft, Zugang zu ihren negativen Gefühlen zu bekommen und frühkindliche Erinnerungen zu verarbeiten. Weitere Informationen über die acht Schritte finden Sie in: Shapiro, Francine: *Frei werden von der Vergangenheit: Trauma-Selbsthilfe nach der EMDR-Methode,* München: Kösel 2018.

15 Vor Kurzem konnten Wissenschaftler an der University of Rochester nachweisen, dass im Schlaf eine »Gehirnwäsche« stattfindet. Während wir schlafen, wird das Gehirn mit Gehirn-Rückenmarks-Flüssigkeit gespült. Dies dient buchstäblich dazu, es durchzuputzen und von schädlichen Giftstoffen und Abfallproteinen zu befreien, die sich im Wachzustand zwischen den Gehirnzellen anhäufen – vor allem, wenn wir belastende Erfahrungen machen. Tatsächlich dringt die Gehirn-Rückenmarks-Flüssigkeit nur im Schlaf tiefer ins Hirngewebe ein und entfernt Giftstoffe. Forscher vergleichen diesen Vorgang mit einem »Geschirrspüler« im Gehirn. Sie entdeckten, dass das System, das die Gehirn-Rückenmarks-Flüssigkeit im Gehirn und im Nervensystem zirkulieren lässt, die Flüssigkeit im Schlaf besonders schnell ins Gehirn hinein- und wieder abpumpt. Aber sobald wir wach sind, wird aus dem Flüssigkeitsstrom zwischen den Zellen ein leises Tröpfeln, als würde man »einen

Wasserhahn zudrehen«. Im Rahmen dieser Aufräumarbeiten im Gehirn werden offenbar auch die Beta-Amyloid-Konzentrationen verringert, die sich im Wachzustand ebenfalls erhöhen und im Schlaf zurückgehen. Sie können zur Bildung von amyloiden Plaques führen, die zur Alzheimer-Krankheit beitragen.
Weitere Forschungen zeigen: Wenn wir nicht ausreichend oder nicht tief genug schlafen, funktionieren die Neuronen in einem bestimmten Hirnareal nicht mehr richtig – dem Locus caeruleus, der Einfluss auf die Vermittlung der Stressreaktion hat.
Xie, L., H. Kang, Q. Xu et al.: »Sleep Drives Metabolite Clearance from the Adult Brain«, in: *Science* 342, Heft 6156 (18. Oktober 2013), S. 373–377. Weitere Informationen über diese Forschungen finden Sie auf den Internetseiten http://www.npr.org/blogs/health/2013/10/18/236211811/brains-sweep-themselves-clean-of-toxins-during-sleep (abgerufen am 22. August 2014) und http://thekojonnamdishow.org/shows/2014-08-18/science-sleep/transcript (abgerufen am 26. August 2014).

16 Dies ist eine Studie von Robert Stickgold von der Harvard Medical School, Abteilung für Psychiatrie. Stickgold, R.: »EMDR: A Putative Neurobiological Mechanism of Action«, in: *Journal of Clinical Psychology* 58, Heft 1 (Januar 2002), S. 61–75.

17 Priscillas Zitate stammen aus einer Reihe von Telefoninterviews, die ich mit ihr führte. Vgl. in diesem Zusammenhang auch ihr Buch *Und tausend Atemzüge später: Wie ich meine Angst überwand und inneren Frieden fand,* München: Arkana 2013.

Kapitel 8: Wie man gut mit Kindern umgeht, wenn man selbst keine guten Eltern hatte: 14 Strategien, die Kindern helfen

1 Robin Karr-Morse, Mitautorin des Buches *Sich krank fürchten: Welche Rolle Kindheitstraumata für Erkrankungen im Erwachsenenalter spielen,* erwähnte dies in unserem E-Mail-Austausch zwischen dem 26. und 28. Januar 2015 sowie im folgenden Interview: Rogers, Thomas: »How Stress is Really Hurting Our Kids«, in: *Salon* (2. Januar 2012), http://www.salon.com/2012/01/02/how_stress_is_really_hurting_our_kids/ (abgerufen am 22. Februar 2015).

2 Gaisler-Salomon, Inna: »Inheriting Stress«, in: *The New York Times* (7. März 2014), http://www.nytimes.com/2014/03/09/opinion/sunday/can-children-inherit-stress.html?_r=0 (abgerufen am 26. April 2014).

3 Johnson, J. G., P. Cohen, S. Kasen et al.: »Association of Maladaptive Parental Behavior with Psychiatric Disorder Among Parents and Their Offspring«, in: *Archives of General Psychiatry* 58, Heft 5 (Mai 2001), S. 453–460.

4 Siegel, Daniel J.: *Aufruhr im Kopf: Was während der Pubertät im Gehirn unserer Kinder passiert,* München: mvg Verlag 2015, S. 45.
5 Vgl. Tough, Paul: *Die Chancen unserer Kinder: Warum Charakter wichtiger ist als Intelligenz,* Stuttgart: Klett-Cotta 2013, S. 271/272.
6 Diese Erkenntnis folgt aus einem Interview mit Daniel J. Siegel vom 16. Oktober 2015, unserem E-Mail-Austausch sowie Material aus seinem Buch *Aufruhr im Kopf,* S. 42.
7 Einige Anregungen in diesem Kapitel, wie man mit Kindern sprechen kann, um ein Gefühl von Resilienz zu fördern, frei nach dem Buch: Moorman, Chick: *Parent Talk: How to Talk to Your Children in Language that Builds Self-Esteem and Encourages Responsibility,* New York: Simon & Schuster 1998.
8 Vgl. Siegel: *Aufruhr im Kopf,* S. 42.
9 Porges, Stephen W.: *Die Polyvagal-Theorie: neurophysiologische Grundlagen der Therapie; Emotionen, Bindung, Kommunikation und ihre Entstehung,* Paderborn: Junfermann 2010.
10 Stephen W. Porges erklärte in einem Vortrag an der Saybrook University im kalifornischen Oakland https://www. saybrook.edu/forum/mbm/dr-stephen-porges-expert-heart-rate-variability-provides-address-venice-italy-evoluti onary-and-p (abgerufen am 24. Februar 2015): »In Ihren Augen liegt ein Ausdruck der Liebe. Ein Ausdruck, den Ihr Herz nicht verbergen kann. Dieser Ausdruck der Liebe sagt so viel mehr, als Worte jemals sagen können.« Diese Begegnung von Angesicht zu Angesicht, dieser Ausdruck von Liebe ermöglicht sozialen Kontakt und Kommunikation im Sinne eines Aufeinander-eingestimmt-Seins und hilft Menschen, Traumata zu heilen.
11 Die Familientherapeutin Linda Graham trug viel zu meinem Verständnis für die Neurobiologie der Bindung und die Rolle des Vagusnervs bei. Sie sprach darüber erstmals im Herbst 2008 in einer der »Clinical Conversations« am Community Institute for Psychotherapy. Ihr Vortrag trug den Titel »The Neuroscience of Attachment«. Eine Abschrift finden Sie auf der Internetseite http://lindagraham-mft.net/resources/published-articles/the-neuro science-of-attachment/ (abgerufen am 21. Februar 2015).
12 Schiller, D., M. H. Monfils, C. M. Raio et al.: »Preventing the Return of Fear in Humans Using Reconsolidation Update Mechanisms«, in: *Nature* 63, Heft 7277 (7. Januar 2010), S. 49–53.
13 Die klinische Sozialarbeiterin Krissy Pozatek behandelt dieses Thema in ihrem Artikel: »How to Raise a Resilient Child« (12. Dezember 2014), http://www.mindbodygreen.com/0-16635/how-to-raise-a-resilient-child. html. Sie ist Autorin des Buches: *Mokassinkinder: Mutig. Neugierig. Selbstbewusst,* Weinheim: Beltz 2014.

14 Ebenda.
15 John Gottman spricht über das Verhältnis von 5:1 in diesem Vortrag, den man sich auf YouTube ansehen kann: »The Magic Relationship Ratio«, https://www.youtube.com/watch?v=TgUixRhiF8A
16 Der Benediktinermönch Bruder David Steindl-Rast spricht in diesem TED-Talk über die »sanfte Kraft« der Dankbarkeit: https://www.ted.com/talks/david_steindl_rast_want_to_be_happy_be_grateful (abgerufen am 19. August 2014). Anm. d. Ü.: In deutscher Sprache ist der Vortrag zugänglich unter https://www.ted.com/talks/david_steindl_rast_want_to_be_happy_be_grateful/transcript?language=de.
17 Creswell, J.D., B.M. Way, M.D. Lieberman et al.: »Neural Correlates of Dispositional Mindfulness During Affect Labeling«, in: *Psychosomatic Medicine* 69, Heft 6 (Juli–August 2007), S. 560–565; Burklund, L.J., J.D. Creswell, M.D. Lieberman et al.: »The Common and Distinct Neural Bases of Affect Labeling and Reappraisal in Healthy Adults«, in: *Frontiers in Psychology* 5 (24. März 2014), S. 221.
18 Diese Zitate stammen aus der Mitschrift einer Veranstaltung aus der Internetreihe The Forum at Harvard School of Public Health mit dem Thema: »The Toxic Stress of Early Childhood Adversity: Rethinking Health and Education Policy« (7. Februar 2012), http://developingchild.harvard.edu/resources/multimedia/lectures_and_presentations/hsph-forum/ (abgerufen am 20. Februar 2015).
19 Daniel J. Siegel sprach darüber bei seinem Auftritt in der *Diane Rehm Show* am 6. Januar 2014, https://dianerehm.org/shows/2014-01-06/daniel-siegel-brainstorm-power-and-purpose-teenage-brain (abgerufen am 10. August 2014).
20 Search Institute: »40 Developmental Assets for Adolescents«, http://www.search-institute.org/content/40-developmental-assets-adolescents-ages-12-18 (abgerufen am 24. Februar 2015).
21 Weitere Informationen finden Sie im folgenden Pressetext: »American Psychological Association Survey Shows Teen Stress Rivals That of Adults« (11. Februar 2014), http://www.apa.org/news/press/releases/2014/02/teen-stress.aspx (abgerufen am 19. Mai 2014).
22 Die Konferenz »Mindfulness in Education: Bringing Mindfulness Practice to Children Grades K–12« fand vom 25. bis 27. Juli 2014 am OMEGA Institute in Rhinebeck im US-Bundesstaat New York statt.
23 Lehrer, Jonah: »Under Pressure: The Search for a Stress Vaccine«, in: *Wired* (28. Juli 2010), http://www.wired.com/magazine/2010/07/ff_stress_cure/all/1 (abgerufen am 9. August 2014). In seinem Artikel berichtet Lehrer über eine Studie aus dem Jahr 2010 unter der Leitung von Sian Beilock, Psycho-

login an der University of Chicago. Sie fand heraus, dass eine zehnminütige Anleitung in Achtsamkeitsmeditation offenbar den Stress der Prüflinge vor einer wichtigen Mathematikprüfung mindern konnte, was ihre Leistung im Durchschnitt um fünf Punkte verbesserte.

24 Prakash, R., I. Dubey, P. Abhishek et al.: »Long-term Vihangam Yoga Meditation and Scores on Tests of Attention«, in: *Perceptual Motor Skills* 110, Heft 3, Teil 2 (Juni 2010), S. 1139–1148; Huppert, F.A. und D.M. Johnson: »A Controlled Trial of Mindfulness Training in Schools; The Importance of Practice for an Impact on Well-being«, in: *Journal of Positive Psychology* 5, Heft 4 (Juli 2010), S. 264–274. Weitere Informationen finden Sie auf der Internetseite http://mindfulnessinschools.org (abgerufen am 9. August 2014).

25 Kuyken, W., K. Weare, O.C. Ukoumunne et al.: »Effectiveness of the Mindfulness in Schools Programme: Non-Randomised Controlled Feasibility Study«, in: *British Journal of Psychiatry* 203, Heft 2 (August 2013), S. 126–131.

26 Bethell, C.D., P. Newacheck, E. Hawes et al.: »Adverse Childhood Experiences: Assessing the Impact on Health and School Engagement and the Mitigating Role of Resilience«, in: *Health Affairs* 33, Heft 12 (Dezember 2014), S. 2106–2115.

27 Whitaker, R.C., T. Dearth-Wesley, R.A. Gooze et al.: »Adverse Childhood Experiences, Dispositional Mindfulness, and Adult Health«, in: *Preventive Medicine* 67 (Oktober 2014), S. 147–153.

Fazit

1 Diese Zitate stammen aus dem TED-Talk des Autors Andrew Salomon: »How the Worst Moments in Our Lives Make Us Who We Are« (aufgezeichnet im März 2014). Ihren Feinschliff bekamen sie im E-Mail-Austausch mit Solomon. Den TED-Talk finden Sie unter http://www.ted.com/talks/andrew_solomon_how_the_worst_moments_in_our_lives_make_us_who_we_are?language=en (abgerufen am 24. Februar 2015). Anm. d. Ü.: Vgl. dazu auch die Abschrift des TED-Talks von Andrew Solomon in dt. Übersetzung auf der Internetseite von TED: https://www.ted.com/talks/andrew_solomon_how_the_worst_moments_in_our_lives_make_us_who_we_are/transcript?language=de.

2 Lee, Chioun: »Childhood Abuse and Elevated Markers of Inflammation in Adulthood: Do the Effects Differ Across Life Course Stages?«, in: http://paa2013.princeton.edu/papers/130463 (abgerufen am 24. Februar 2015); Lee, Chioun: »Childhood Abuse and Physiological Dysregulation in Midlife and Old Age«, http://dx.doi.org/doi:10.7282/T39W0D8D (abgerufen am 24. Februar 2015).

3 Croft, A., E. W. Dunn und J. Quoidbach: »From Tribulations to Appreciation: Experiencing Adversity in the Past Predicts Greater Savoring in the Present«, in: *Social Psychological and Personality Science* (25. November 2013).

4 Dieses Zitat wird dem Psychologen John Briere zugeschrieben. Er sagte, wenn die Misshandlung, der Missbrauch und die Vernachlässigung von Kindern verschwänden, würde das *Diagnostische und Statistische Handbuch Psychischer Störungen* – ein 886 Seiten dicker Wälzer, in dem rund 300 psychische Störungen aufgelistet sind – auf die Größe einer Broschüre zusammenschrumpfen und sich die Gefängnisse innerhalb von zwei Generationen leeren. Claudia Rowe: »Fostering Resilience«, in: *Crosscut* (24. Juli 2013), http://crosscut.com/2013/07/resilience-in-foster-kids/ (abgerufen am 24. Februar 2015).

5 Felitti, V. J. und R. F. Anda: »The Lifelong Effects of Adverse Childhood Experiences«, in: Chadwick, David L., Angelo P. Giardino, Randell Alexander et al. (Hrsg.). *Chadwick's Child Maltreatment: Sexual Abuse and Psychological Maltreatment*, Bd. 2. St. Louis, MO: STM Learning 2014, S. 211–212.

6 Rabin, Roni Caryn: »15-Minute Visits Take a Toll on the Doctor-Patient Relationship«, in: *Kaiser Health News* (21. April 2014), https://khn.org/news/15-minute-doctor-visits/

7 Centers for Disease Control and Prevention: »Child Abuse and Neglect Cost the United States $124 Billion«, http://www.cdc. gov/media/releases/2012/p0201_child_abuse.html (abgerufen am 29. August 2014).

8 Ebenda.

9 Jeffrey Brenner ist Gründer und geschäftsführender Direktor der Camden Coalition of Healthcare Providers und wurde im Jahr 2013 mit dem MacArthur Fellowship – dem sogenannten Genie-Preis der MacArthur Foundation – ausgezeichnet. Im Rahmen seiner bahnbrechenden Arbeit in Camden im US-Bundesstaat New Jersey identifiziert er anhand der Daten die Patienten, die am häufigsten in die Notaufnahme kommen. Oft handelt es sich dabei um Personen, die auch belastende Kindheitserfahrungen gemacht haben. Brenner ist der ärztliche Direktor des Urban Health Institute, das zu den medizinischen Abteilungen der Cooper University gehört. Seinen Artikel zu belastenden Kindheitserfahrungen finden Sie hier: Brenner, Jeffrey: »The Secret to Better Care: It Really Is All in Your Head«, Philly.com (29. Januar 2014), http://www.philly.com/philly/blogs/fieldclinic/The-Secret-to-Better-Care-It-Really-Is-All-in-Your-Head.html (abgerufen am 24. Februar 2015).

10 Adler, Iris: »How Childhood Neglect Harms the Brain«, in: *CommonHealth* (6. Juni 2014), http://www.wbur.org/commonhealth/2014/06/26/trauma-abuse-brain-matters (abgerufen am 7. August 2014).

11 Diese Fokusgruppe präsentierte die Vorträge einer Gruppe von führenden Experten einschließlich Robert W. Block. Die Veranstaltung trug den Titel: »The Toxic Stress of Early Childhood Adversity: Rethinking Health and Education« (7. Februar 2012), http://developingchild.harvard.edu/resources/multimedia/lectures_and_presentations/hsph-forum/ (abgerufen am 20. Mai 2014). Siehe auch Kühn, B. M.: »AAP: Toxic Stress Threatens Kids' Long-term Health«, in: *JAMA* 312, Heft 6 (August 2014), S. 585–586.

12 Diese Erkenntnis stammt aus meinem E-Mail-Austausch mit Robin Karr-Morse und aus diesem Interview: Rogers, Thomas: »How Stress is Really Hurting Our Kids«, in: *Salon* (2. Januar 2012), http://www.salon.com/2012/01/02/how_stress_is_really_hurting_our_kids/ (abgerufen am 15. Mai 2014).

Verwendete und weiterführende Literatur

Brach, Tara: *Nach Hause kommen zu sich selbst: Im erwachten Herzen Zuflucht und Geborgenheit finden,* Burgrain: Koha Verlag 2014.

Brach, Tara: *Mit dem Herzen eines Buddha: Heilende Wege zu Selbstakzeptanz und Lebensfreude,* München: Knaur 2005.

Davidson, Richard und Sharon Begley: *Warum regst du dich so auf? Wie die Gehirnstruktur unsere Emotionen bestimmt,* München: Goldmann 2016.

Gordon, James S.: *Unstuck: Your Guide to the Seven-Stage Journey Out of Depression,* New York: Penguin 2008.

Hanson, Rick: *Denken wie ein Buddha: Gelassenheit und innere Stärke durch Achtsamkeit,* München: Irisiana 2013.

Hanson, Rick: *Just 1 Thing: So entwickeln Sie das Gehirn eines Buddha,* Freiburg: Arbor-Verlag 2012.

Hanson, Rick: *Das Gehirn eines Buddha: Die angewandte Neurowissenschaft von Glück, Liebe und Weisheit,* Freiburg: Arbor-Verlag 2010.

Karr-Morse, Robin und Meredith S. Wiley: *Ghosts in the Nursery: Tracing the Roots of Violence,* New York: Grove Press 2013.

Karr-Morse, Robin und Meredith S. Wiley: *Sich krank fürchten: Welche Rolle Kindheitstraumata für Erkrankungen im Erwachsenenalter spielen,* Paderborn: Junfermann Verlag 2013.

Kornfield, Jack: *Das innere Licht entdecken: Heilende Meditationen für schwierige Lebensphasen,* München: Kösel 2012.

Kornfield, Jack: *Das weise Herz: Die universellen Prinzipien buddhistischer Psychologie,* München: Arkana 2008.

Kornfield, Jack und Daniel J. Siegel: *Bringing Home the Dharma: Awakening Right Where You Are,* Boston, MA: Shambhala 2012.

Levine, Peter A. und Maggie Kline: *Kinder vor seelischen Verletzungen schützen: Wie wir sie vor traumatischen Erfahrungen bewahren und im Ernstfall unterstützen können,* München: Kösel 2010.

Levine, Peter A. und Gabor Mate: *Sprache ohne Worte. Wie unser Körper Trauma verarbeitet und in die innere Balance zurückfindet,* München: Kösel 2011.

Levine, Peter A. und Maggie Phillips: *Vom Schmerz befreit: Entdecken Sie die Kraft Ihres Körpers, Schmerzen zu überwinden,* München: Kösel 2015.

McGonigal, Kelly: *Glücksfaktor Stress: Warum Stress uns erfolgreich und gesund macht,* Stuttgart: Trias 2018.

McGonigal, Kelly: *Bergauf mit Rückenwind: Willenskraft effizient einsetzen,* München: Goldmann 2012.

Pennebaker, James W.: *Heilung durch Schreiben: Ein Arbeitsbuch zur Selbsthilfe,* Bern: Huber 2010.

Porges, Stephen W.: *Die Polyvagal-Theorie: neurophysiologische Grundlagen der Therapie; Emotionen, Bindung, Kommunikation und ihre Entstehung*, Paderborn: Junfermann 2010.

Pozatek, Krissy: *Mokassinkinder: Mutig. Neugierig. Selbstbewusst,* Weinheim: Beltz 2014.

Shapiro, Francine: *Frei werden von der Vergangenheit: Trauma-Selbsthilfe nach der EMDR-Methode,* München: Kösel 2018.

Siegel, Bernie S.: *The Art of Healing: Uncovering Your Inner*

Wisdom and Potential for Self-Healing, Novato, CA: New World Library 2013.

Siegel, Bernie S.: *Prognose Hoffnung: Liebe, Medizin und Wunder,* Berlin: Ullstein 2015.

Siegel, Daniel J.: *Aufruhr im Kopf: Was während der Pubertät im Gehirn unserer Kinder passiert,* München: mvg Verlag 2015.

Siegel, Daniel J.: *Mindsight: Die neue Wissenschaft der persönlichen Transformation,* München: Goldmann 2012.

Siegel, Daniel J. und Tina Payne Bryson: *Disziplin ohne Drama: Achtsame Kommunikation mit Kindern,* Freiburg: Arbor-Verlag 2016.

Siegel, Daniel J. und Tina Payne Bryson: *Achtsame Kommunikation mit Kindern: Zwölf revolutionäre Strategien aus der Hirnforschung für die gesunde Entwicklung Ihres Kindes,* Freiburg: Arbor-Verlag 2016.

Solomon, Andrew: *Weit vom Stamm: Wenn Kinder ganz anders als ihre Eltern sind,* Frankfurt am Main: Fischer 2013.

Solomon, Andrew: *Saturns Schatten: Die dunklen Welten der Depression,* Frankfurt am Main: Fischer 2001.

Tough, Paul: *Die Chancen unserer Kinder: Warum Charakter wichtiger ist als Intelligenz,* Stuttgart: Klett-Cotta 2013.

van der Kolk, Bessel: *Verkörperter Schrecken: Traumaspuren in Gehirn, Geist und Körper und wie man sie heilen kann,* Lichtenau: G. P. Probst Verlag 2015.

Warner, Priscilla: *Und tausend Atemzüge später: Wie ich meine Angst überwand und inneren Frieden fand,* München: Arkana 2013.

Register